わかりやすい食品機能栄養学

吉 田　　　勉 監修

佐 藤　隆一郎
長 澤　孝　志 編著

五十嵐　喜　治
上 原　万里子
長 田　恭　一
駒 井　三千夫
八 村　敏　志
福 島　道　広 共著

三共出版

監修の言葉

　本書を出版した三共出版からは，すでに栄養学の教科書として管理栄養士(栄養士を含む)向けに書かれた『わかりやすい栄養学』が上梓されている。しかしながら，その教科書は管理栄養士養成課程のカリキュラムに縛られているため，続々と発表される最新の栄養学研究の中で，客観性があり，しかも価値が高いと判断される興味ある問題を取り上げる事が難しいという宿命を負っていた。その点を克服するには，管理栄養士養成課程にとらわれない立場の教科書を出すほかはないと考えていたので，その認識を生かして作られたのが本書である。そのため，類書とは違った理論・視点・内容が数多く認められるはずで，学生のみならず多方面の立場の方々に，幅広く関心を持って読まれるであろうことを願っている。

　この本の編者お二人は監修者とは同じ研究室出身であり，両先生はその学生時代から年代の差がある監修者とも交流を重ねていた間柄である。したがって，現在はそれぞれの大学の中核教授としてお忙しいにも拘らず，上記のような面倒な条件の教科書作成の重要さを理解されると考えて，本書の編者をお願いしたところである。そのような煩わしい依頼を心よく承諾された両編者は，公務ご多忙中の貴重な時間を割かれ，慎重に本書の企画立案作業を進められた。その結果，幸いにも，各専門分野で積極的に活躍され，しかも二編者に負けず劣らぬ独創性溢れた気鋭の研究・教育者の方々が，本書の執筆陣に参加され協力される運びとなったのである。編者に加えて優れた執筆者の先生方の努力と連携とがここに結実して，極めて内容の濃い教科書の誕生を見ることができた。本書が，今後の栄養学の研究そして教育に一石を投ずるであろうことを大いに期待するものである。

2010年3月

監修者記す

まえがき

　第二次世界大戦以降，日本人の食生活は欧米化が進み，栄養摂取状況は短期間にめまぐるしい変化を遂げた。脂質の摂取量は劇的に増えたものの，米食中心の食事内容は依然として栄養バランスに富み，日本型食生活として世界的に評価は高い。

　このように毎日摂取する食事の内容をそこに含まれるタンパク質，脂質，糖質という栄養素について，そのバランス，代謝などについて学ぶ「栄養学」，「栄養化学」という学問領域がある。1990年代に入り，食品の三次機能という新たな概念が日本の食品科学研究者から発信され，今日「機能性食品」という言葉は世界的にも定着し，「食品機能学」という食品科学領域も誕生した。栄養学を学ぶ際に，実際の食品から遊離した形でそこに含まれる栄養素を概念的に理解するのではなく，食品という実体の機能と直結させ栄養学を学ぶ姿勢がこれからは求められるのではないかという編者の意図に基づき，本書のタイトルは「食品機能栄養学」とした。

　本書は，農学部を中心に生命科学分野で学ぶ学部学生を主対象としてまとめたものであるが，学部・学科を越え，広く食品科学を学ぶ学部生，大学院生にも興味ある内容となっている。各章ごと，その栄養素に関する研究を専門とする研究者にご執筆をお願いした。時に，やや高度な解説も含まれているが，最新の情報に基づき書かれた内容は学習するに値するものである。随所にコラム，word解説などを挿入し，また各ページ横に余白を設けている。必要事項を書き込み，より充実した教科書へと格上げしていただきたい。

　現在，日本人の5人に1人以上が65歳以上の高齢者で，数年後には4人に1人の割合になる。高齢社会において，健全な食生活を介して健康な高齢者を増やさない限り，医療費の益々の膨大化は避けられない。まさしく食品の機能，栄養学を正しく理解することが国民全員に求められる時代になったと言っても過言でない。大いに「食品機能栄養学」を学んでいただきたい。

2010年2月

編著者一同

目　次

1　炭水化物
- 1-1　炭水化物とは ……………………………………………………………1
- 1-2　代　　謝 ………………………………………………………………2
  糖質の消化／糖質の吸収／食後，食間期の糖質代謝／肝臓における糖質代謝／骨格筋における糖質代謝／心筋における糖質代謝／脳における糖質代謝／赤血球における糖質代謝／脂肪組織における糖質代謝
- 1-3　栄　　養 ………………………………………………………………9
  糖質エネルギー比率／タンパク質節約作用
- 1-4　病　　態 ………………………………………………………………11
  糖尿病／糖尿病が起こす3大合併症／乳糖不耐症／腎性糖尿／う触
- 1-5　食品の機能 ……………………………………………………………15
  レジスタントスターチ（難消化性デンプン）／食物繊維／難消化性オリゴ糖／レジスタントスターチ，食物繊維および難消化性オリゴ糖の機能性
- コラム　シンバイオティクス ……………………………………………18
  　　　　倹約（節約）遺伝子 ……………………………………………22

2　脂　質
- 2-1　脂質とは ………………………………………………………………26
  単純脂質／複合脂質
- 2-2　代　　謝 ………………………………………………………………27
  食事脂肪の吸収／リポタンパク質代謝／脂肪酸の生合成／脂肪酸の酸化／ケトン体の合成／コレステロールの生合成／コレステロール異化
- 2-3　栄　　養 ………………………………………………………………33
  脂質摂取量の基準値／脂質摂取の質的問題／必須脂肪酸／脂質の生理機能
- 2-4　病　　態 ………………………………………………………………38
  脂質異常症／肥満症とメタボリックシンドローム／胆石症
- 2-5　食品の機能 ……………………………………………………………44

中鎖脂肪酸／ジアシルグリセロール／魚油／共役リノール酸／大豆タンパク質／トランス酸

> コラム　エゼチミブ ……………………………………………… 30
> 　　　　MCP-1 …………………………………………………… 43

3　タンパク質

3-1　タンパク質とは ……………………………………………… 53
3-2　代　　謝 ……………………………………………………… 54
タンパク質の消化／ペプチド，アミノ酸の吸収／タンパク質の代謝回転／タンパク質の合成／タンパク質の分解／タンパク質代謝の調節／摂食とタンパク質代謝／アミノ酸の代謝

3-3　栄　　養 ……………………………………………………… 70
不可欠アミノ酸／タンパク質の栄養価／タンパク質の必要量

3-4　病　　態 ……………………………………………………… 73
タンパク質代謝に関わる病態／アミノ酸代謝に関わる病態

3-5　食品の機能 …………………………………………………… 76
機能性タンパク質素材／ペプチドの機能性／アミノ酸の機能性

> コラム　タンパク質の代謝回転速度 ……………………………… 56
> 　　　　タンパク質分解酵素 ……………………………………… 62
> 　　　　GOT と GPT ……………………………………………… 69

4　ビタミン

4-1　ビタミンとは ………………………………………………… 79
4-2　機　　能 ……………………………………………………… 80
水溶性ビタミン（それぞれの欠乏と過剰）／脂溶性ビタミン（それぞれの欠乏と過剰）／その他（ビタミン用物質の例，ビタミン類含有飲料）

> コラム　ビタミン類の有効利用 …………………………………… 95

5　ミネラル

5-1　ミネラルとは ………………………………………………… 98
5-2　代謝・栄養 …………………………………………………… 98
ミネラルの吸収に影響する要因／ミネラルの輸送機構／各ミネラルの吸収・代謝，生理機能および欠乏・過剰症／体液中の電解質としてのミネラル

5-3 病　態 ··111
　　　骨粗鬆症／貧　血／高血圧／その他
5-4 食品の機能 ··113
　　　含有食品／吸収促進食品

> **コラム**　カルシウム摂取は肥満予防をする？　しかし，摂り過ぎは
> 　　　　　　貧血に？ ···103
> 　　　　　　ピロリ菌は鉄欠乏性貧血を助長する ······························107

6　機能性非栄養素

6-1 機能性非栄養素とは ··120
6-2 フラボノイド，カロテノイド，ポリフェノール，
　　カテキンなど ··121
　6-2-1 フラボノイドと抗酸化・ラジカル消去 ···························121
　6-2-2 カテキン類と構造・機能 ··123
　6-2-3 イソフラボンと生理作用 ··124
　6-2-4 ポリフェノールの体内利用 ···126
　6-2-5 ポリフェノール受容体 ··128
　6-2-6 ポリフェノールとアリール炭化水素受容体との
　　　　相互作用 ··129
　6-2-7 イソフラボンとエストロゲン受容体との相互作用 ··········130
　6-2-8 カテキン受容体 ··131
　6-2-9 カロテノイドと機能 ···131
　6-2-10 核内転写因子 Nrf 2 を活性化する非栄養素 ···················135
6-3 特定保健用食品と機能性非栄養素 ···137
　6-3-1 特定保健用食品とは ···137
　6-3-2 特定保健用食品の表示内容，関与成分と許可マーク ·······141
　6-3-3 特定保健用食品の種類と関与成分としての
　　　　機能性非栄養素 ··142

> **コラム**　フィトケミカルとしてのアントシアニン，シアジニン
> 　　　　　　3-O-グルコシドは肝臓 X 受容体 a を活性化する ············138

7　腸管のはたらきと腸管免疫

7-1 栄養における腸管機能の重要性 ··153
7-2 腸管の構造と機能 ··153
7-3 栄養素の消化吸収 ··154
　　　トランスポーターを介した経路／トランスサイトーシスによ

る経路／細胞間輸送経路／結合タンパク質などによる細胞内輸送経路

7-4 腸管免疫 ……………………………………………………………156
腸管リンパ装置とIgA抗体産生応答／経口免疫寛容／腸内細菌と腸管免疫応答／プロバイオティクス／プレバイオティクス

コラム 「経口免疫寛容」食物に対しての免疫抑制機構は必然？………160

索　引…………………………………………………………………163

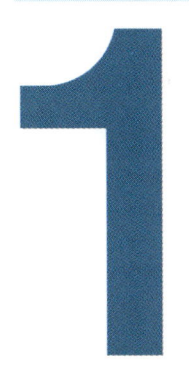

1 炭水化物

1-1 炭水化物とは

　炭水化物は自然界に広く，多量に存在する有機化合物であり，植物の葉緑体で光合成によって作られ，脂質，タンパク質，核酸，配糖体の構成成分や各種の生体成分を生合成する際の素材となる。さらに炭水化物は日本人が摂取する食物中で最も多い栄養成分であり，消化吸収されるものを糖質，消化されにくいものを食物繊維として分類している。糖質は脂質とともに生体にとって重要なエネルギー源であり，とくに，脳，神経系，赤血球などの通常はグルコース（ブドウ糖）のみをエネルギー源としている組織にグルコースを供給する重要な働きをしている。

> **word　配糖体**
> 糖のアノマーヒドロキシ基がほかの原子あるいは反応基で置換した誘導体

　糖質は，単糖類，二糖類，オリゴ糖（少糖類），多糖類（デンプン，食物繊維やグリコーゲンなど）に大別される。これらのうち，単糖類や二糖類の大部分は甘味を呈し，一方，高分子のペクチンやガム質などは粘性やゲル形成能を有する。デンプンも水とともに加熱するとゲル状になり，高い粘性を示す。また，単糖類，二糖類やオリゴ糖の大部分は水によく溶けるが，重合度が高くなるにつれて水に難溶になる。

　植物は細胞質中に不溶性のデンプン粒としてデンプンを蓄積している。一方，動物はデンプンの代わりにグリコーゲンをエネルギー源として蓄積している。

　デンプンはアミロースとアミロペクチンからなる。アミロースは数百から数千個のグルコースがα-1,4結合した高分子の直鎖状ポリマーである。アミロース分子は反応性の高い還元末端を1個しか持たないので，細胞に傷害をほとんど与えず，貯蔵に適している。アミロペクチンは分枝鎖デンプンとも呼ばれ，α-1,4結合のグルコース残基約30個に1個の割合で多数の小型アミロースがα-1,6結合した樹状構造を持つ巨大な分子である。

　グリコーゲンは，デンプンと同様に多数のグルコースが結合した高分

子で，その構造はアミロペクチンに似ている。動物の細胞にグリコーゲン顆粒として広く存在し，とくに肝臓と骨格筋の細胞に多量に含まれている。体内の脂質やタンパク質と比較して，グリコーゲンは生命活動にもっとも利用しやすい貯蔵エネルギーであり，骨格筋のグリコーゲンは骨格筋の収縮に，肝臓のグリコーゲンは他の組織への糖の供給に利用されている。

1-2 代　　謝

(1) 糖質の消化

食物として摂取された糖質は最終的に単糖類にまで完全消化された後，腸管から吸収される。その消化の過程には管腔内で起こる管腔内消化と，小腸微絨毛表面で起こる膜消化の2段階がある（図1-1）。糖質の管腔内消化に関与する消化酵素は唾液および膵液のα-アミラーゼ（α-amylase）であり，多糖類はα-アミラーゼの消化作用を受けて少糖類や二糖類まで分解される。そして小腸の微絨毛膜上にあるα-グル

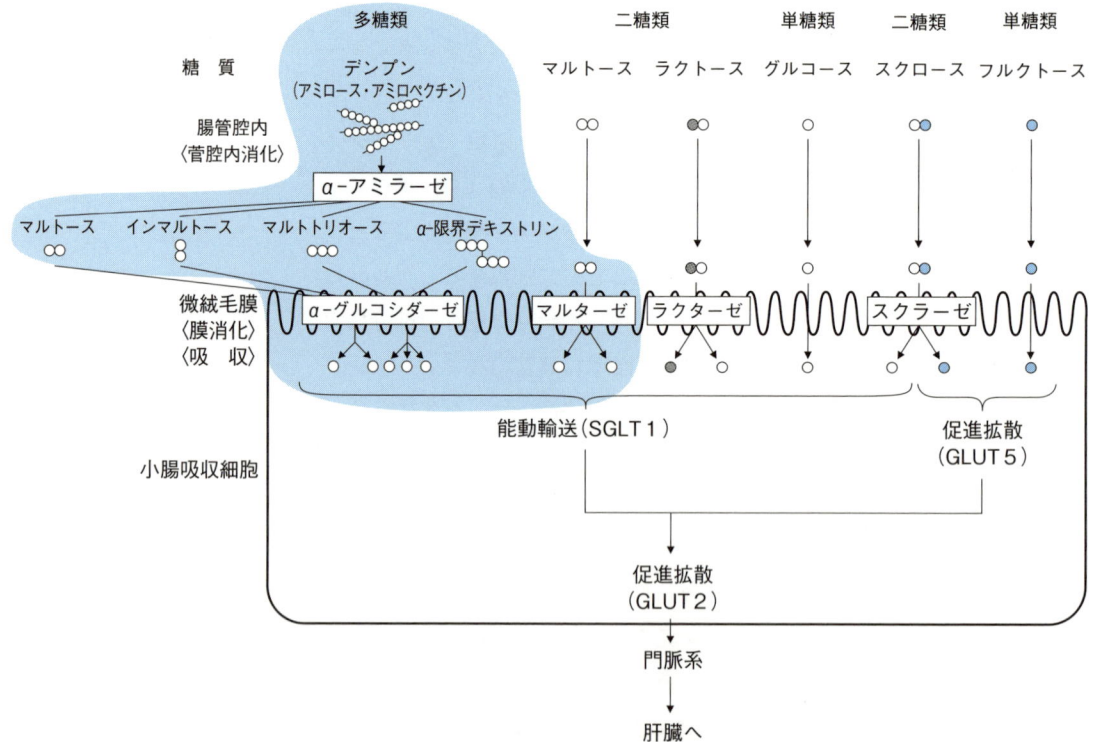

図1-1　糖質の消化・吸収過程の概要
○グルコース，●ガラクトース，○フルクトース，SGLT1：sodium dependent glucose transporter 1，GLUT2：glucose transporter 2，GLUT5：glucose transporter 5
（武藤泰敏 編著，『消化・吸収―基礎と臨床』，細谷憲政 監，第一出版（2003）を一部改変）

コシダーゼ（α-glucosidase）などの二糖類分解酵素によって単糖まで完全に消化される。膜消化は最終消化のことであり，膜消化を受けると同時に単糖は小腸細胞内に取り込まれる。

(2) 糖質の吸収

小腸で単糖まで消化された糖質は水溶性であるため，そのままではリン脂質を主成分とする細胞膜を通過することはできない。そこで，小腸吸収細胞の細胞膜に存在する輸送体ファミリーによって細胞内へと取り込まれる（図1-1）。単糖のうち，グルコースとガラクトースは能動輸送型のNa^+-グルコース共輸送体1（SGLT1；sodium-dependent glucose transporter）を介して，Na^+イオンの細胞内への駆動力を利用して細胞内へと共輸送される（図1-2）。フルクトースは促進拡散型の輸送体であるGLUT5（糖輸送体，glucose transporter 5）を介して濃度勾配に従って輸送され細胞内に入る。小腸吸収細胞内の濃度が上昇すると，単糖は基底膜側に局在する促進拡散型グルコース輸送体であるGLUT2（glucose transporter 2）を通って細胞外へと出て行き，毛細血管から門脈を経て肝臓に流入する。肝臓ではその大半がグリコーゲンあるいはトリアシルグリセロール（中性脂肪）へと代謝されるが，残りは再び血中に放出され体循環へと入っていく。

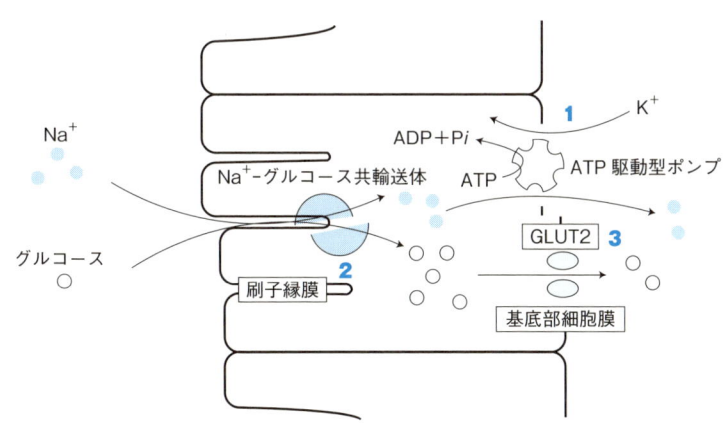

図1-2　小腸吸収細胞と尿細管細胞におけるグルコースの吸収機構*
（田川邦夫，「からだの生化学（第2版）」，タカラバイオ（2004）を一部改変）

小腸と同様の過程で糖の吸収を行う臓器には，ほかに腎臓がある。尿細管の管腔側表面には微絨毛をもった細胞で覆われていて，刷子縁膜を形成している。この膜上にNa^+-グルコース共輸送体が存在し，尿細管腔側から細胞内へNa^+との共輸送で，グルコースを再吸収している。尿細管細胞に吸収されたグルコースは，やはりGLUT2を介して細胞外へと輸送される。

*　毛細血管にグルコースを送り込むには，グルコースの細胞内濃度を血管内濃度より高く維持する必要がある。一方，細胞は内側のNa^+濃度が低く，K^+濃度が高い負の電気ポテンシャルを示す。このような勾配は細胞の血管側に存在するATP駆動型ポンプ（Na^+，K^+-ATPアーゼ）によって維持されており，細胞内へ輸送されたNa^+を絶えず細胞内から血管に能動輸送している。このNa^+の濃度勾配を駆動力に，糖をはじめ，さまざまな物質が輸送されている。**1** Na^+，K^+-ATPアーゼによるNa^+の細胞外への能動輸送，**2** Na^+濃度勾配を駆動力にグルコースがNa^+との共輸送担体SGLT1を介して共輸送される，**3** 細胞内のグルコース濃度が高くなると，GLUT2を介して促進拡散でグルコースが毛細血管へ流れ出る。

(3) 食後，食間期の糖質代謝

食事により摂取されたグルコースは，小腸から門脈内に流入し，インスリンの作用により肝臓でグリコーゲンに合成され貯蔵される。食事摂取により吸収されたグルコースの約50％を肝臓が取り込むが，肝臓を通り抜けたグルコースは大循環に入り，インスリンの働きで主に骨格筋と脂肪組織に取り込まれ，骨格筋ではエネルギーとして利用されたり，グリコーゲンとして貯蔵されたりする。脂肪組織へ取り込まれたグルコースは，トリアシルグリセロールに変換され蓄積される。このグリコーゲン合成の亢進は，おおよそ2時間後には正常レベルにもどる。食後3～4時間は，消化管から吸収されたグルコースが脳やその他の臓器へ代謝状態に応じて供給される。一方，食間期には血液中のグルコースが消費され減少してくると，インスリンの分泌は低下し，肝臓においてグリコーゲンの分解が起こり血中にグルコースを放出することで血糖値を一定に保つ。グルコースを過剰に摂取した状態では，脂肪に変換されて貯蔵される。トリアシルグリセロールを構成するグリセロールからグルコースは合成されるが，脂肪酸からグルコースは合成されない。さらに，必要に応じて非必須アミノ酸に変換されて一部はタンパク質に取り込まれる。不足する状態になると，糖新生に切り替わる。このような糖代謝の切り替えは，血糖値の変化やインスリンやインスリン拮抗ホルモン（グルカゴン，成長ホルモン，コルチゾール，アドレナリン）を介して調節されている（表1-1）。三大栄養素の生体内における代謝の相互関係は図1-3のようになる。

> **word　インスリン**
>
> 膵臓ランゲルハンス島β細胞で産生され，血糖値が上昇すると血液中に分泌されるホルモン。糖質や脂肪などの貯蔵や，インスリン受容体と結合して血糖を細胞内に取り込み，エネルギーにする働きをしている。インスリンが産生されない1型糖尿病患者では，インスリン注射が不可欠である。

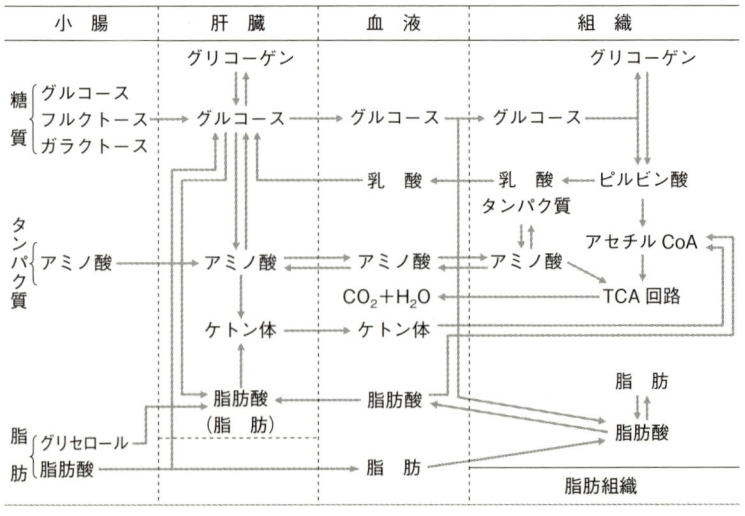

図1-3　体内代謝における糖質，脂肪，タンパク質の相互関係

表1-1 食後，食間期の糖質代謝

	食　後	食間期
主たるホルモン	インスリン	アドレナリン，グルカゴン
グリコーゲン合成（肝，筋）	促　進	抑　制
グリコーゲン分解（肝）	抑　制	促　進
糖新生（肝，腎）	抑　制	促　進
脂肪合成	促　進	抑　制
脂肪分解	抑　制	促　進

(中屋　豊，宮本賢一編著，『基礎栄養学』，医歯薬出版（2005））

（4）肝臓における糖質代謝

　グリコーゲンが貯蔵される代表的な臓器は肝臓と骨格筋であるが，もっとも高濃度に貯蔵されるのが肝臓である。空腹時（肝グリコーゲンが枯渇している時）に糖質を摂取すると，血糖値は30～60分後に最大値に達し，2時間後にはもとのレベルにもどる。肝臓に貯蔵されたグリコーゲンは必要に応じてゆっくりとグルコースに分解されて血液中へ放出され，血糖値の維持に利用される（図1-4）。これに対して，骨格筋グリコーゲンは血糖維持には利用されない。同じ貯蔵グリコーゲンでありながら肝臓と骨格筋での利用はまったく異なる。グリコーゲンの分解によって生じたグルコース6-リン酸をグルコースに変換するグルコース6-ホスファターゼが肝臓には存在するが，骨格筋には存在しないことに関係している。先天的にこの酵素が欠損していると，肝臓にグリ

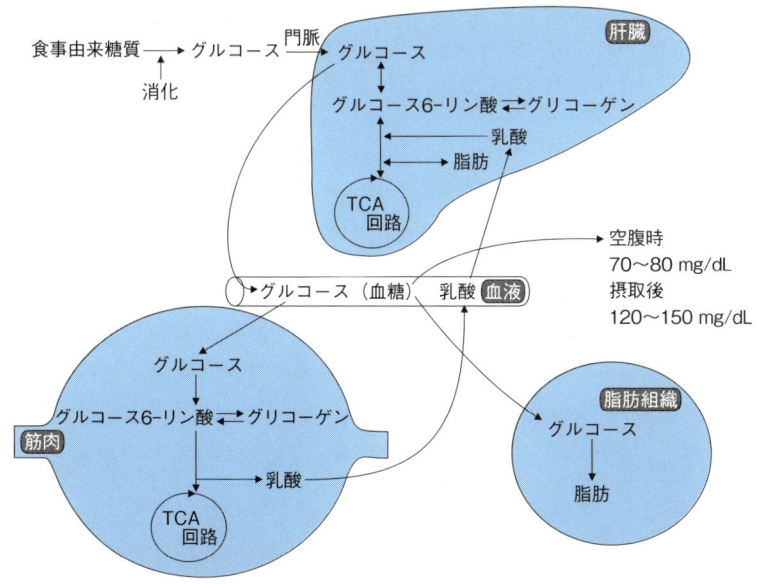

図1-4　グルコースの体内代謝の概要
(柳田晃良，福田亘博，池田郁男編著，『現代の栄養化学』，三共出版（2006））

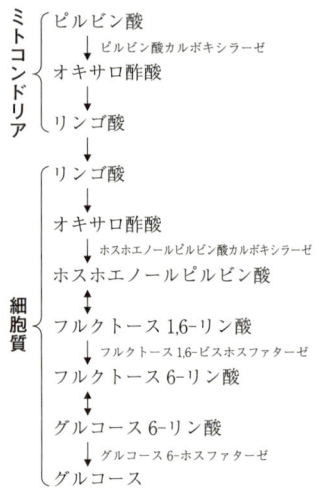

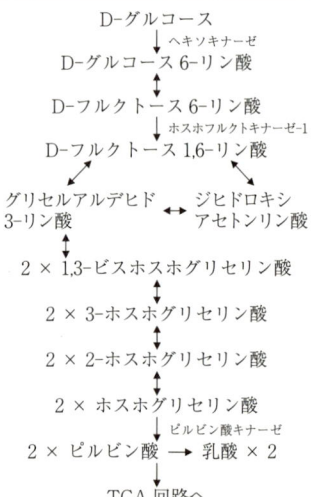

コーゲンが過剰に貯蔵されグリコーゲン蓄積症（Von Gierke）になる。

グルコースを唯一のエネルギー源とする組織に滞りなくグルコースを供給するためには，1日160g以上必要である。肝臓に貯蔵されるグリコーゲン量は50～60g程度に過ぎないので，朝食を欠食するなどして長時間食べ物を補給しないと肝グリコーゲンが枯渇して血糖値が低くなり，生体機能が十分に発揮できなくなる。

肝臓では糖質以外の物質である乳酸，ピルビン酸，グリセロール，コハク酸，クエン酸などからグルコースが合成される。また，タンパク質の分解物であるグルタミン酸，アスパラギン酸，アラニン，セリンなどのアミノ酸からもグルコースが合成される。これが糖新生である。糖新生の90％は肝臓で行われ，10％は腎臓で行われる。糖質の摂取が制限された場合，血糖を維持するためには主に貯蔵されているグリコーゲンの分解が行われ，異化状態が24時間以上続くと糖新生によるグルコースの供給がなされる。糖新生の大部分は解糖系とTCA回路の中間代謝物を経由して行われるが，解糖系の3反応（ヘキソキナーゼ，ホスホフルクトキナーゼ-1，ピルビン酸キナーゼが触媒する反応）は不可逆である。急激な運動時は酸素不足となるために骨格筋では乳酸が生じ，また赤血球はミトコンドリアをもっていないので解糖系で生じたピルビン酸はTCA回路へ入らずに乳酸として蓄積する。乳酸は血流にのって肝臓へ運ばれ，糖新生系でグルコースに再合成される。新生されたグルコースは再び血流にのって骨格筋や赤血球へもどって利用される。これをコリ回路という（図1-5）。また，飢餓時には筋肉タンパク質が分解して生じたアミノ酸（主にアラニン）が血流にのって肝臓へ運ばれ，ピルビン酸を経てグルコースの合成に用いられる。これをグルコース-アラニン回路という（図1-5）。

(5) 骨格筋における糖質代謝

骨格筋のグリコーゲン貯蔵量は湿重量の0.5～1％で肝臓中の貯蔵量5～8％と比べ低いが，骨格筋の対体重比が約25％であり，肝臓の対体重比約2.8％と比較すると全体のグリコーゲン貯蔵量としては骨格筋がもっとも多い。骨格筋は常に血液中からグルコースを取り込み，グリコーゲンの合成や骨格筋活動のエネルギー源として利用している。骨格筋グリコーゲンはもっぱら骨格筋収縮のエネルギー源として消費され，血糖値維持のためには使われない（図1-4）。骨格筋は肝臓と異なってグルコース6-ホスファターゼを発現してないのでグルコース6-リン酸からグルコースを生成することができない。

骨格筋には，心筋のように持続的にゆっくりと収縮する赤筋と，必要

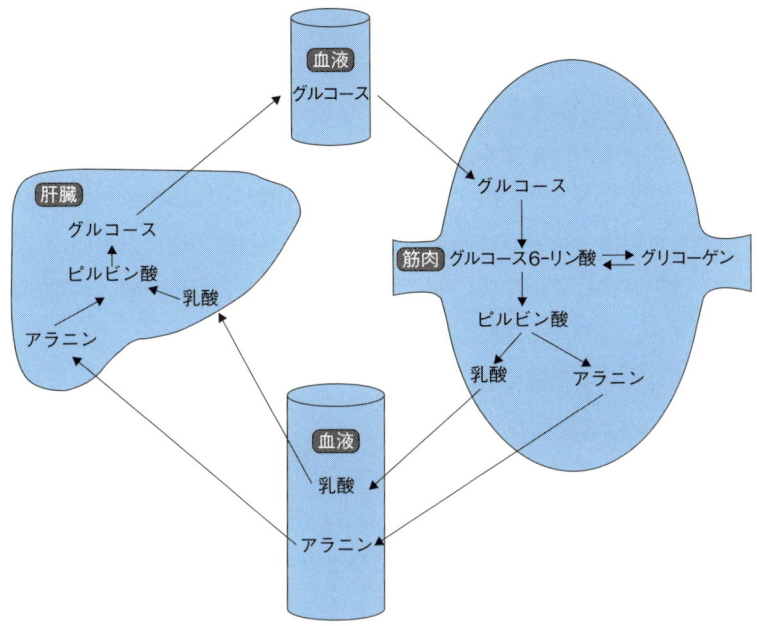

図 1-5　コリ回路とグルコース-アラニン回路
（柳田晃良，福田亘博，池田郁男編著，『現代の栄養化学』，三共出版 (2006)）

に応じて急激な収縮を行う白筋，さらにその中間の性質のものがある。赤筋のエネルギー供給系は酸化的リン酸化（有酸素過程）で，白筋におけるそれは解糖系（嫌気的過程）である。このため，骨格筋におけるグリコーゲンからエネルギーを生産する過程に，嫌気的過程で行われる解糖系と好気的過程で行われる完全酸化とがある。骨格筋活動の初期は骨格筋への酸素供給が不十分であるために，グルコースは種々のリン酸エステルを経た後ピルビン酸を生成し，これが還元されて乳酸が生成される。このような現象は激しい運動時にもみられる。静脈血の乳酸濃度は安静時では 6〜20 mg/dL 程度であるが，激しい運動後には 100 mg/dL 以上になることもある。この一連の反応は細胞質で行われる。

　好気的過程のエネルギー産生はピルビン酸生成までは嫌気的過程と同じであるが，それから先は酸素の存在下でミトコンドリアにおいて TCA 回路を経て炭酸ガスと水とになる。骨格筋の活動が持続すると血流が盛んになり，酸素の供給が十分になってグルコースは好気条件下で完全に酸化されるようになる。

　酸素の供給によって解糖系が抑制されることをパスツール効果といい，腫瘍細胞などでみられる。一方，グルコースを与えたために解糖系が高まって呼吸が抑制されることをクラブトリー効果という。

(6) 心筋における糖質代謝

心筋は持続的に活動するために赤筋に属し，ミトコンドリアが多く，酸素要求性が高い。心筋はグルコースよりも脂質を主要なエネルギー源として利用するだけでなく，急激な運動によって白筋から放出される乳酸やピルビン酸も完全に酸化してエネルギー源としている。心筋は絶えず活動しているので安静時と運動時の代謝の差異は白筋ほど著明ではないが，運動時には運動負荷によって生じた乳酸やピルビン酸の利用が数倍に亢進し，代わりに脂肪酸の利用が低下する。

(7) 脳における糖質代謝

脳は体重の2％程度の重量に過ぎないが，エネルギー消費量は身体が消費する約20％にもなる（1日400〜500 kcal）。特別な場合を除いて，脳は脳血液関門によってエネルギー源としてグルコースしか利用できないので，1日100〜125 gの糖質が必要となる。脳はグリコーゲンをわずかしか含まず（1 g以下），糖新生も起こらないので血糖値が低下すると障害が起こりやすい。それゆえ，血糖は空腹時においても一定の濃度（若年正常者70〜80 mg/dL）が維持されている（図1-6）。そのため，脳が1日に必要とするエネルギーを供給するためには1日数回食事をして糖質を補給する必要がある。脳には解糖系の酵素が多く含まれており，糖代謝はグルコースからピルビン酸が生成されるまでの嫌気的解糖系と，ミトコンドリア内におけるTCA回路と酸化的リン酸化の好気的解糖系から成り立っている。絶食あるいは飢餓の状態が続くと，脳のエネルギー源はグルコースからケトン体へ切り替わる。

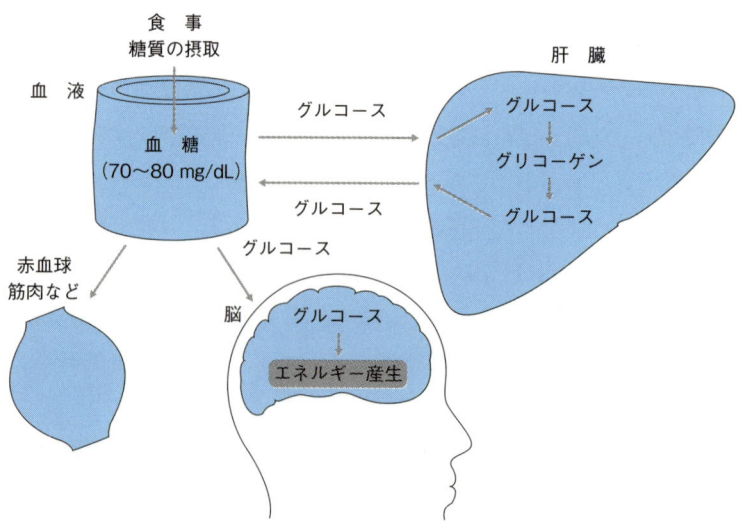

図1-6 脳へのグルコース供給システム
（奥恒行，柴田克己編，『健康・栄養科学シリーズ基礎栄養学』，南江堂（2004））

(8) 赤血球における糖質代謝

　赤血球はミトコンドリアを持っていないのでTCA回路でエネルギーを産生することができず，解糖系に依存する。解糖系の基質になるのはグルコースのみであるので，グルコースを貯蔵できない赤血球にとって血糖は重要なグルコース供給源である。血糖の供給は，食事によってもたらされるもの，肝グリコーゲンの分解によるもの，肝臓における糖新生によるものの3通りがある。赤血球の解糖系で生じた乳酸は血流にのって肝臓に運ばれ，糖新生系でグルコースに再合成される。

(9) 脂肪組織における糖質代謝

　脂肪組織は脂肪細胞の集団で，体内に広く分布しており，皮下，腹腔内，骨格筋や血管の周囲，乳腺に多くみられる。摂取したグルコースはグリコーゲンとして貯蔵されるが，余剰のグルコースは主に脂肪組織や肝臓に取り込まれて脂肪酸合成に使われる。脂肪酸合成酵素をはじめとしたトリアシルグリセロール合成系の諸酵素はインスリンにより発現が増加する。また異化状態において肝臓におけるグリコーゲン分解からのグルコースの供給がなされないと，脂肪組織に蓄積されたトリアシルグリセロールが遊離脂肪酸とグリセロールに分解され血中に放出される。その結果，肝臓においてグリセロールから糖新生によりグルコースが供給される。

1-3 栄　養

(1) 糖質エネルギー比率

　糖質の主要な役割は，体内で消化・吸収され，代謝によりエネルギー源になることである。1g当たり4kcalのエネルギーを供給するため，糖質エネルギー比率は以下の式により計算される。

$$糖質エネルギー比率 = \frac{(4\,\text{kcal} \times 糖質摂取量) \times 100}{総エネルギー摂取量}$$

　エネルギー供給に寄与する糖質のエネルギー比率は，成人の場合60～68％のときもっとも生活習慣のリスクが低いとされている。糖質エネルギー比率が高い糖質偏重型は，やせ形で感染性疾患のリスクが高い発展途上国（低栄養）型である。

　食物として摂取した糖質は，摂取直後は脂質に比較して優先的にエネルギー生産に用いられる。糖質は解糖系，TCA回路と電子伝達系（呼吸鎖）で代謝され，結果的にATPを生産する。解糖系では，グルコースは嫌気的に代謝され，1モルのグルコースからピルビン酸まで，8モルのATPを生成する。なお，短距離走などの急激な運動では，骨格筋

に酸素が十分に行き渡らないため解糖系のみが作動し，嫌気的な代謝により生成したピルビン酸から乳酸が合成されるが，この場合は2モルのATPしか合成されない。したがって長時間の持続的運動は困難となる。また，乳酸の蓄積は筋肉疲労の原因となる。一方，TCA回路は好気的代謝であり，酸素を必要とする酸化分解過程である。この過程では，1モルのグルコースから38モルのATPを生成することができる。したがって，好気的代謝では嫌気的代謝に比べてエネルギー獲得効率がはるかに高い（表1-2）。好気的代謝では，グルコースがもつエネルギーの38％がATPに転換される。余分に摂取した糖質の一部は骨格筋や肝臓にグリコーゲンとして貯蔵されるが，大部分は脂肪酸からトリアシルグリセロールへ転換され主に脂肪組織に貯蔵される。なお，TCA回路で生成されるオキザロ酢酸などはアミノ酸合成の基質となる物質である。したがって，上述のグルコースからのエネルギー生産は，理論的な値であって，実際には，アミノ酸合成に用いられれば，エネルギー生産には使われないことになる。

表1-2 グルコースの酸化分解によるATP産生数

反　　応	生成する分子数	ATP	NADH（＝3ATP）	FADH2（＝2ATP）	GTP（＝ATP）
（細胞質）					
グルコース→グルコース6-リン酸	1	－1			
フルクトース6-リン酸→フルクトース1,6-ニリン酸	1	－1			
グリセルアルデヒド3-リン酸→1,3-ジホスホグリセリン酸	2		2（＝6ATP）		
1,3-ジホスホグリセリン酸→3-ホスホグリセリン酸	2	2			
ホスホエノールピルビン酸→ピルビン酸	2	2			
（ミトコンドリア）					
ピルビン酸→アセチルCoA	2		2（＝6ATP）		
イソクエン酸→α-ケトグルタル酸	2		2（＝6ATP）		
α-ケトグルタル酸→サクシニルCoA	2		2（＝6ATP）		
サクシニルCoA→コハク酸	2				2（＝2ATP）
コハク酸→フマル酸	2			2（＝4ATP）	
リンゴ酸→オキザロ酸	2		2（＝6ATP）		
合　　計		2	10（＝30ATP）	2（＝4ATP）	2（＝2ATP）

　このように糖質を含む食品は利用しやすいエネルギーを提供するとともに，他の栄養素の重要な供給源である。また，血糖の恒常性の維持，一定のエネルギー比率を保つ食事が体脂肪蓄積の可能性を低減するとの報告がみられることから，「日本人の食事摂取基準（2015年版）」では糖質の摂取基準目標は，総エネルギーの50〜70％未満とされ，食物繊

> **word 熱量の単位**
> 1カロリー（cal）は水1gを14.5℃から15.5℃まで1度上昇させるのに必要なエネルギー。

維摂取基準では目標量として成人（18〜69歳）男性で20g，女性で18g以上と定められている。この食物繊維を多く含む食品，例えばコンニャク，きのこ類，海藻類などは，実験的に求められたエネルギー利用率の被験者ごとの測定値の変動が大きいことなどからエネルギー換算係数を定めることができていない。しかし，暫定的な方法として4 kcalのエネルギー換算係数を適応して求めた値に0.5を乗じて算出している。また，ILSIヨーロッパ（International Life Sciences Institute Europe）では食物繊維が腸内で発酵して産生される短鎖脂肪酸はエネルギー源になると提唱しており，完全に発酵する食物繊維では1g当たり3.11 kcal（13 kJ）に達するエネルギーを生み出すとしている。さらに単離，合成食物繊維や炭水化物類縁物質をあまり含まない食品の食物繊維に由来するエネルギーの平均値は1.43 kcal/g（6 kJ/g）食物繊維と推定されている。しかし，発酵性食物繊維に適用される世界のエネルギー値は0から4.06 kcal（0から17 kJ）と様々で，平均値としては1.91 kcal（8 kJ/g）が受け入れられている傾向にある。

> **word** J（ジュール：joule）
> エネルギーの単位。物体を1ニュートン（N）の力で1m移動させた時の仕事量。
> 1 J ＝ 約0.2389 cal

（2）タンパク質節約作用

摂取したタンパク質はエネルギー源としても利用されるが，本来の機能は生体成分や酵素などのタンパク質合成のための素材として使われなければならない。生体が要求するエネルギー量に比べて摂取エネルギー量が少ないときには，タンパク質はエネルギー源として優先的に使われる。また，摂取エネルギーに過不足がなくても，その供給源の大部分がタンパク質であれば，タンパク質本来の機能としてよりもエネルギー源として使われる。このとき，糖質が十分に存在すると，糖質がエネルギー源として使われるためにタンパク質はエネルギー源として使われなくてすむ。これが糖質のタンパク質節約作用である。

1-4 病　　態

（1）糖尿病

現在，わが国では糖尿病罹患者が増加しており，糖尿病の可能性を否定できないヒトと合わせると1,600万人をこえるとみなされている。糖尿病は，脳卒中や虚血性心疾患などの危険因子であり，また，高血糖は血管の障害を誘発し，糖尿病に関連した網膜症，腎症，神経障害などの合併症を誘発することも重大な問題である。

糖尿病は，血糖濃度の顕著な上昇を伴う疾患であり，インスリンの分泌低下，インスリンに対する感受性の低下（インスリン抵抗性）によって引き起こされる。これらよりグルコースの利用が悪くなり血糖濃度が

> **word 糖化ヘモグロビン**
> ヘモグロビンとグルコースが非酵素的に結合したもの。糖尿病患者の血糖コントロール指標として頻用され，過去1～2か月間の平均血糖値を反映する。基準値は4.3～5.8％である。

高くなる。糖尿病は，空腹時血糖値や糖負荷後の血糖値の増加と減少をみる耐糖能試験により診断される（図1-7）。また，糖化ヘモグロビン（HbA1c）によっても診断される。

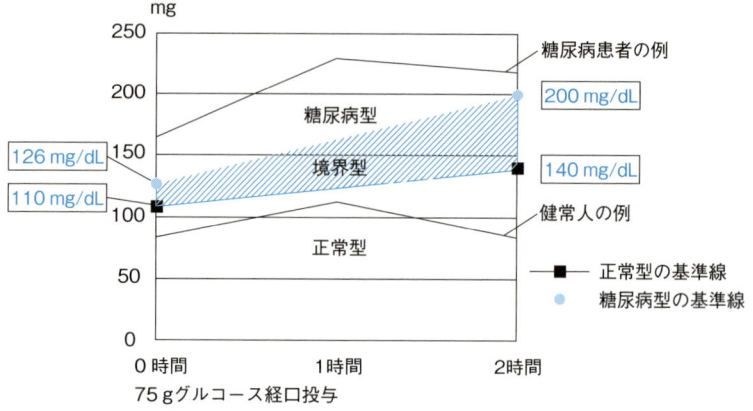

図1-7　75g糖負荷試験の判定基準（1999年日本糖尿病学会）

　糖尿病は4つに分類され，1型糖尿病（インスリン依存型糖尿病），2型糖尿病（インスリン非依存型糖尿病），妊婦糖尿病，その他の疾患による糖尿病がある（表1-3）。

　1型糖尿病は，突発性のものもあるが，自己免疫性によるものが多く，膵臓ランゲルハンス島β細胞の破壊によるインスリンの不足が特徴である。2型糖尿病は，糖尿病の90～95％を占め，インスリン抵抗性や膵臓ランゲルハンス島β細胞でのインスリン生成不全などが原因とされている。肥満に伴う脂肪細胞から分泌されるサイトカインによりインスリン抵抗性が誘発されると考えられており，全身的な脂質代謝異常に伴う糖代謝異常である。妊娠糖尿病は，妊婦の3～5％が罹患すると推定されており，妊娠期に起こる耐糖能異常である。その他の糖尿病は，成長ホルモンやグルココルチコイドホルモンなどの内分泌系の異常によるものや，特定の遺伝子の異常がすでにわかっているケースを指す（表1-3）。

　2型糖尿病の原因は不明な点も多いが，エネルギー摂取過多による肥満などの環境因子（生活習慣）と個人の遺伝因子の関係から生じるものと考えられている。つまり，肥満でも糖尿病にならないヒトや，遺伝素因をもっていてもその生活習慣では糖尿病を発症しないヒトがいる。この遺伝因子は，異常なものではなく進化の過程で獲得されてきたものと考えられている。人類は長い間飢餓の時代を過ごしてきたため，食物の

表 1-3　糖尿病，糖代謝異常の成因分類

Ⅰ．1型（β細胞の破壊，通常はインスリン欠乏による）
　A．自己免疫性
　B．特発性
Ⅱ．2型（インスリン分泌低下を主体とするものと，インスリン抵抗性が主体で，それにインスリンの相対的不足を伴うものなどがある）
Ⅲ．その他の特定の機序，疾患によるもの
　A．遺伝因子として遺伝子異常が同定されたもの
　　（1）膵β細胞機能にかかわる遺伝子異常
　　　　インスリン遺伝子
　　　　HNF-4α遺伝子
　　　　グルコキナーゼ遺伝子
　　　　HNF-1α遺伝子
　　　　IPF-1
　　　　HNF-1β遺伝子
　　　　ミトコンドリアDNA
　　　　アミリン
　　　　その他
　　（2）インスリン作用の伝達機構にかかわる遺伝子異常
　　　　インスリン受容体遺伝子
　　　　その他
　B．他の疾患，条件に伴うもの
　　（1）膵外分泌疾患　　（2）内分泌疾患
　　（3）肝疾患　　　　　（4）薬剤や化学物質によるもの
　　（5）感染症　　　　　（6）免疫機序によるまれな病態
　　（7）その他の遺伝的症候群で糖尿病を伴うことの多いもの
Ⅳ．妊婦糖尿病

（葛谷　健ほか，「糖尿病の分類と診断基準に関する委員会報告」，糖尿病 **42**，385-404，1999 より改変）

エネルギーを効率よく脂肪として蓄えるシステムを獲得してきた。しかし急激な時代の変化により飽食の時代になると，この遺伝因子が肥満や糖尿病を発症しやすくなることにつながってしまったと考えられている。これらの遺伝子群は「倹約遺伝子」と呼ばれている。

　糖尿病になると，骨格筋や脂肪組織などの末梢組織では糖を利用できなくなるため，脂肪組織では脂肪合成が進まなくなる。インスリンは，タンパク質合成を促進する同化的ホルモンであるため，骨格筋タンパク質も失われることになる。肝臓では，インスリンによる糖新生の抑制も行われなくなるため，高血糖にもかかわらず，グルコースを放出し続けて，結果として糖尿病を悪化させてしまう。十分なインスリンやインスリンの感受性を上げることによって，グルコースの産生を抑えることが必要である。脂肪組織での糖の利用を活性化させて脂肪合成を増加させる核内受容体（PPARγ：peroxisome proliferator-activated receptor）を標的とした薬剤をはじめ多くの薬剤が開発されてきたが，2型糖尿病では食事療法や運動療法が効果的であるとされている。

*1 D-グルコース

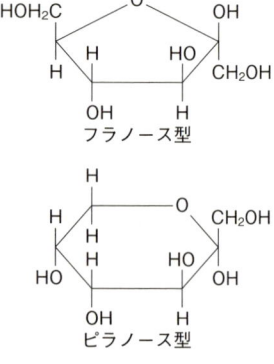

*2 L-ソルビトール

*3 D-フルクトース
　　フラノース型
　　ピラノース型

*4 網膜には酸素や栄養を補給するために毛細血管が集中している。この毛細血管に傷がつくのが網膜症であり，重症の場合には失明に至る。実際，失明者の2割近くは糖尿病性網膜症が原因である。同じように毛細血管障害により腎臓障害も生じる。血中の老廃物は腎臓の糸球体において濾過され尿ができている。この糸球体は毛細血管の集合体であるため，血管の障害により濾過機能が低下し腎症を呈する。糖尿病性腎症が悪化すると，腎不全を起こし死に至る。糖尿病で亡くなる患者の約15％は腎症が原因と言われている。神経細胞では，血糖値が高いとソルビトールを作りやすいと言われている。さらに，糖化により神経に栄養が供給できなくなる。このような状況に陥ると，知覚神経や自律神経などの末梢神経が異常となる。その結果，知覚異常によるしびれや痛み，自律神経異常による汗の異常，下痢・便秘，性機能障害などを引き起こす。このように自覚症状のないうちに重篤な合併症を併発する。

(2) 糖尿病が起こす3大合併症

グルコースはタンパク質と結合しやすい性質を有している。したがって，高血糖が続くと，血中のグルコースが種々のタンパク質を糖化する。糖化タンパク質は，本来の機能を果たせなくなり障害を生じる。一方，グルコース*1 はアルドース還元酵素によりソルビトール*2 に変わり，さらにソルビトール脱水素酵素によりフルクトース（果糖）*3 に変わる。高血糖が続くと，ソルビトール脱水素酵素の活性が追いつかず，細胞内にソルビトールが蓄積し，細胞障害を引き起こすといわれている。糖尿病になると3大合併症の危険性が高まる。3大合併症とは，糖尿病性網膜症，糖尿病性腎症，糖尿病性神経障害を指す（図1-8）*4。

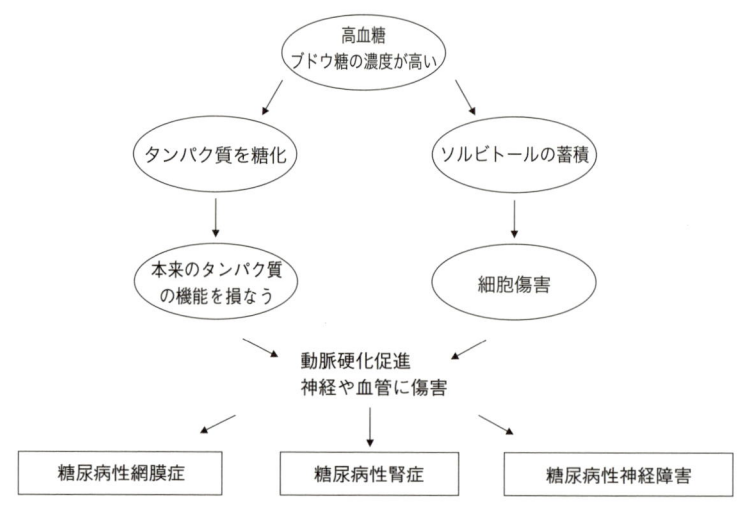

図1-8　糖尿病が引き起こす3大合併症

(3) 乳糖不耐症

乳糖（ガラクトースとグルコースからなる二糖類）を摂取した後，水様下痢，腹痛，腹鳴などが起こる疾患で，消化されない乳糖が大腸に大量に流れ込み浸透圧を高めるために多量の水を保持し，一方で腸内細菌による乳糖の発酵分解が起こる。小腸粘膜微絨毛に局在するラクターゼが先天的に欠損あるいは活性が低いために，牛乳など乳糖を含む食品を大量に摂取すると発症する。黒人や日本人において乳児期は正常活性を示すが，加齢とともにラクターゼ活性が低下する。日本人の乳糖分解酵素活性は，14～15歳で乳児期の10分の1以下である。病的に低くなった場合に乳糖をほとんど分解できず，乳糖不耐症となって現れる。乳糖不耐症の割合は我々東洋人に高く，白人に低いことが知られている。乳幼児期における乳糖不耐症は先天性代謝異常が原因であり，乳糖除去乳

や無乳糖乳などの使用が治療法である。

(4) 腎性糖尿

腎臓のグルコース再吸収に対する閾値が低いために，糖質に富んだ食事摂取後に尿糖を起こす先天的疾患をいう。フロリジンは尿細管におけるグルコースの再吸収を阻害するために，これをラットなどに投与すると激しい尿糖を起こす。

(5) う 蝕

虫歯菌であるミュータンス連鎖球菌がスクロース（ショ糖）を基質として粘性の強い不溶性グルカンを生成し，ミュータンス連鎖球菌を抱き込んで歯面に強固に付着してプラークを形成する。さらにスクロースとグルコースなどはプラーク構成細菌の基質となって乳酸や酢酸などに代謝され，プラーク直下の歯面のpHを低下させてエナメル質表層に脱灰を起こす。う蝕の発生はスクロース摂取頻度，口腔内の衛生状態，唾液の機能，遺伝的素因によって異なるが，リスクを軽減するためにはまずスクロースおよび精製糖質の摂取を減らすことである。

1-5 食品の機能

(1) レジスタントスターチ（難消化性デンプン）

健康なヒトの小腸で吸収されないデンプンおよびデンプン分解物を「レジスタントスターチ（RS：resistant starch，難消化性デンプン）」と呼ぶ。それは，広範囲の炭水化物含有食品に多様な存在割合で含まれている（表1-4）。レジスタントスターチは4種類に分類され（表1-5），物理的に利用しにくいデンプン（RS 1），天然のデンプン粒（RS 2），老化デンプン（RS 3）および化学修飾デンプン（RS 4）がある*。

表1-4 特定食品中のデンプン含有量

食　品	総デンプン量 g/乾物 100 g	難消化性デンプン量 g/総デンプン 100 g
精白パン	77	1.2
全粒小麦パン	60	1.7
挽き割り小麦	71	0
コーンフレーク	78	3.8
ポリッジ（オーツ麦）	65	3.1
クリスピーブレッド（ライ麦）	61	4.9
熱いゆでジャガイモ	74	6.8
冷めたゆでジャガイモ	75	13.3
調理直後のスパゲッティ	79	6.3
調理済マメ	20	25
調理済インゲンマメ	45	40

出典：Englyst *et al.*, 1992年

*1 マメは主要なRS 1源の1つで，厚い細胞壁を有するので，デンプンに対して消化酵素が反応しにくい。食品の調理や加工は，細胞壁を破壊することができるので，デンプンを消化させやすくする。生のポテトや完熟前のバナナなどのある種のデンプンは，非常に消化されにくい（RS 2）。しかし，バナナと異なり，ポテトは調理された形で食され，通常の加熱処理でデンプンはゲル化される。それゆえ，バナナはヒトの食物でRS 2の主要な供給源である。バナナにおけるRS 2の量は成熟度による。RS 2のもう1つの区分は，工業用レジスタントスターチ素材としてしばしば用いられる高アミロースデンプンである。水分を含む状態で加熱した加工食品を冷却・貯蔵すると，糊化デンプンの老化（再結晶）を引き起こす：RS 3。冷凍ポテトの再加熱は，RS 3量を低下させるが，加熱と冷却を反復すると，ポテト中のRS 3量は次第に増加する。化学修飾デンプン（RS 4）には，デンプンエーテルおよびエステル，架橋結合させたデンプンおよび熱分解デキストリンなどがある。デンプンを化学修飾すると，小腸内での消化率は減少するので，RS 4に分類される。化学修飾しても消化性が変化しないデンプンもあるが，これらは離乳食（ベビーフード）のような製品の原料に使用される。

表 1-5 難消化性デンプン（RS）

RS 1—物理的に酵素が接触しにくいデンプン。例えば，マメ科の種子および部分粉砕した穀物や種子などの食品では，デンプンは原形を保った細胞構造で取り囲まれている。
RS 2—天然のデンプン顆粒（X 線スペクトル：タイプ B），例；アミロースが豊富なとうもろこし，生のポテト，未完熟バナナ
RS 3—加工食品中の老化アミロース（およびごくわずかなアミロペクチン）。食品用デンプン，例えば，パン，コーンフレークや冷凍調理ポテトまたはライスは，物理的または化学的処理や冷却により一部消化されにくくなる。
RS 4—化学修飾デンプン（熱分解，熱分解デキストリン化デンプンを含む）

　食品中のレジスタントスターチ含有量は，温度や水分含量にもよるが，貯蔵中および調理中にも変化する。したがって，摂取時の食品中レジスタントスターチを正確に定量することは不可能である。また，小腸での消化能はヒトによって異なり，効率的に消化するヒトもいれば，そうでないヒトもいる。後者ではレジスタントスターチが発生することになる。

(2) 食物繊維

　食物繊維は，「ヒトの消化酵素によって消化されない食物中の難消化性成分の総称」と定義され，植物性食品由来の難消化性多糖類やリグニンだけでなく，キチン・キトサンなどの動物性食品由来の成分も含まれる。食物繊維は主としてセルロース，ヘミセルロースおよびリグニンなどの植物細胞壁に由来する不溶性食物繊維（IDF：insoluble dietary fiber）と細胞内の非構造性多糖類のペクチンやガム質などの水溶性食物繊維（SDF：soluble dietary fiber）に大別される（表 1-6）。

表 1-6 食物繊維の分類

	名称	成分	所在
不溶性 (IDF)	セルロース ヘミセルロース リグニン キチン	β-D-グルカン キシラン，ガラクタン，マンナン 芳香族炭化水素 ポリグルコサミン	植物性食品 植物性食品 植物性食品 甲殻類の外皮
水溶性 (SDF)	ペクチン グァーガム 寒天 アルギン酸 コンニャクマンナン 多糖類誘導体	ガラクツロナン ガラクトマンナン アガロース，アガロペクチン グルロノマンヌロナン グルコマンナン ポリデキストロース	果物，野菜 植物ガム質 紅藻類 褐藻類 コンニャクいも 化学合成多糖

(3) 難消化性オリゴ糖

　重合度 3〜10 の難消化性オリゴ糖は，主に自然界の野菜，穀物，果物などの植物性食品中に存在する。これらは単糖類や二糖類から化学的，酵素的に，あるいは多糖類の酵素加水分解によって生成される。また，

これらの物質は，その難消化性の結果としてそれらの重合体と類似の生理的効果を示すので食物繊維の定義に該当する。これらは一般的に発酵性が高く，あるものはいわゆるプレバイオティクス（7.4参照）作用を有する。もっともよく知られているプレバイオティクスは，天然由来のイヌリン（重合度：3〜60）の酵素加水分解で得られたフラクトオリゴ糖やオリゴフラクトース類を含むフラクタン類およびショ糖から酵素合成により得られる類似の合成物質である。タマネギ，チコリーやキクイモは，天然に存在するフラクタンの主要な供給源であり，イヌリンやフラクトオリゴ糖類が得られる。

現在，フラクトオリゴ糖類およびある種のガラクトオリゴ糖類は，ほとんどの欧州諸国，米国およびカナダで食品使用が許可されている。一方，日本では，広範囲の非消化性オリゴ糖類の食品使用が許可されている。

> コラム
>
> **シンバイオティクス（synbiotics）**
>
> 1995年にGibsonとRoberfroiが提唱したシンバイオティクスはプロバイオティクスとプレバイオティクスの両方の作用を併せ持つ食品で，腸内発酵を促進させ有益な作用を宿主にもたらすものと定義された。プロバイオティクスは宿主に保健効果を示す乳酸菌，ビフィズス菌などの生きた微生物であり，プレバイオティクスは腸内に生息する有用菌，例えばビフィズス菌や乳酸菌などに選択的に働き，増殖を促進したり，その活性を高めることによって，宿主の健康に有利に作用する物質（フラクトオリゴ糖，ガラクトオリゴ糖，キシロオリゴ糖，ラクチュロース，大豆オリゴ糖，ラフィノースなどの難消化性オリゴ糖類など）である。

(4) レジスタントスターチ，食物繊維および難消化性オリゴ糖の機能性

発酵と短鎖脂肪酸　多くの食物繊維成分は，すべてあるいは部分的に大腸内細菌叢により発酵される。腸内細菌は多くの酵素を産生し，水素，メタン，二酸化炭素，短鎖脂肪酸（主に酢酸，プロピオン酸，酪酸：表1-7），乳酸を生成する。細菌は発酵産物よりエネルギーと炭素を産生するために，発酵を促進する食事成分は，菌体量を増やし，その結果，排便量が増え排便効果が促される。100gの炭水化物が発酵すると，約30gの細菌が生産されると推定される。発酵

表1-7 種々の基質に由来する短鎖脂肪酸パターン

	酢酸	プロピオン酸	酪酸
難消化性デンプン	41	21	38
デンプン	50	22	29
オーツ麦	57	21	23
小麦フスマ	57	15	19
セルロース	61	20	19
グアーガム	59	26	11
サイリウム	56	26	10
ペクチン	75	14	9

(Champら，2003年)

は重要な生理的効果を及ぼすが，その中で，短鎖脂肪酸は中心的な役割を果たしている。発酵と短鎖脂肪酸産生は腸内と糞便のpHを低下させることにより，病原性微生物の成長を阻害する。この低pH条件ではペプチド分解とアンモニア，フェノール性化合物などの毒性化合物および二次胆汁酸（2.2参照）の産生が抑制される。さらに，体に有害な細菌の酵素活性も抑制される。短鎖脂肪酸は血流に取り込まれ，グルコースや脂質の代謝を改善するなど，全身的な効果を及ぼす。また，短鎖脂肪酸はエネルギー源にもなる。

多くのレジスタントスターチはヒトの腸内で容易に発酵される。腸内細菌叢による難消化性オリゴ糖の発酵もまた生理的特性がある。いくつかの難消化性オリゴ糖（イヌリン，フラクトオリゴ糖，ポリデキストロースなど）はプレバイオティクス効果を持っている。すなわち，発酵によって生成される短鎖脂肪酸は大腸の蠕動運動を促進して排便を促し，有害菌の減少は発ガン物質や老化促進物質などの有害物質の生成を抑制し，さらにアンモニアの減少は肝臓の解毒負担を軽減して肝機能低下による肝性昏睡などの症状改善をはかる（図1-9）。また，ビフィズス菌や乳酸菌のような有益な腸内細菌が優勢な腸管腔内環境では消化管免疫機能などを向上させ，生体防御に寄与する。レジスタントスターチはまた，酪酸産生細菌の増殖も促す（表1-7）。

炎症性大腸炎 酪酸は遠位結腸よりも近位結腸で産生され利用されている。遠位結腸の潰瘍性大腸炎などの炎症性大腸炎の病因には，遠位結腸における酪酸の利用性，すなわち酪酸酸生能の欠如が原因になっているという知見がいくつかある*。*In vitro*と動物試験においてポリデキストロースは大腸でゆっくりと発酵し，遠位，近位結腸で酪酸を産生することが示された。しかし，酪酸を大量に産生させる

＊ ある患者に酪酸を投与したところ，炎症が抑制され，動物実験ではRS3のような酪酸を生成しやすい炭水化物は炎症の軽減を促進した。

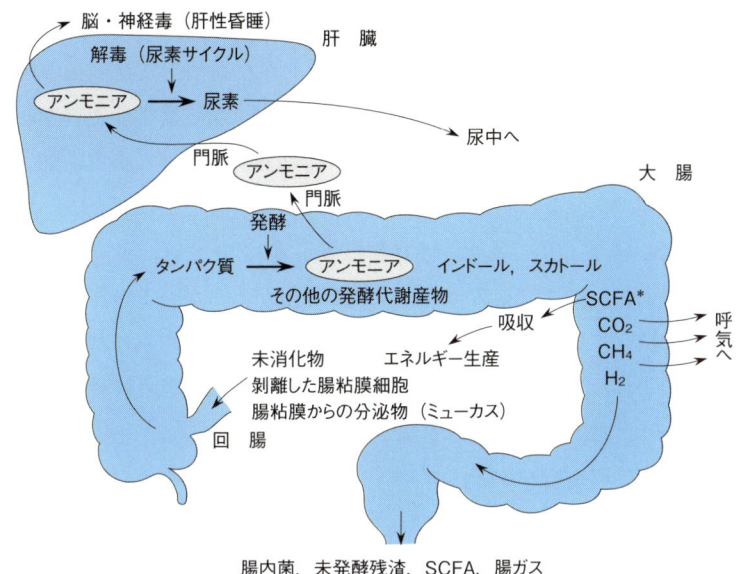

図1-9 大腸内発酵によるアンモニアの生成と肝臓における解毒
＊SCFA：酢酸，プロピオン酸，酪酸などの短鎖脂肪酸
（奥　恒行：*Health Digest*, 5（4），1990）

食物繊維の摂取が潰瘍性大腸炎の患者に有効であるかどうかは，明確になっていない。

結・直腸がん　食物繊維には結・直腸がんのリスクを軽減する効果があるといわれている。これらの効果には，発がん性物質との結合およびその希釈による有害作用の減弱，結腸内胆汁酸プロフィールの変化，消化管内容物移行速度の上昇，難消化性炭水化物と類縁物質（イヌリン，フラクトオリゴ糖，レジスタントスターチ，小麦ふすまなど）の発酵による最終産物などが関与していると言われている。短鎖脂肪酸は細胞周期－調節タンパク質の発現を調節し，結腸がん細胞自身の自己破壊を誘導する可能性がある。また，短鎖脂肪酸は結腸がん細胞が傷害を受けやすくさせる＊。

＊　その他の関連する効果には，有害な細菌酵素活性を減少させ，フェノール，ペプチド分解産物のレベルを下げ，細胞内の抗酸化物質とラジカルスカベンジャーを生成する，などがある。

冠状動脈心疾患と関連する疾病　心臓血管系に与える食物繊維の明らかな予防効果は，様々なメカニズムにより説明されてきた。それらのメカニズムには，コレステロールの吸収，胆汁酸再吸収，肝臓でのリポタンパク質の産生変化，血流からのリポタンパク質のクリアランスなどの変化が関与している。それらの作用により，血漿中のLDLコレステロール値，総コレステロール値が低下し，冠状動脈心疾患のリスクが低減する。食物繊維は小腸からの脂肪と炭水化物の吸収を遅らせるとともに，インスリン代謝にも影響を及ぼす。そして，体内循環トリアシルグリセロール値を下げることで冠状動脈心疾

患のリスクを低下させるとも考えられる。

β-グルカン，ペクチン，グアーガムのような高粘性食物繊維の摂取量が増えると，健常者，過体重者および肥満者，脂質異常症患者の血中コレステロール値は低下する。しかし，非粘性食物繊維（小麦繊維，セルロース）のような食物繊維成分は血中脂質に影響を及ぼさない。ヒト介入研究の結果より，単離粘性食物繊維（β-グルカン，オーツ麦ふすま，ペクチン）にはコレステロール低下作用があるが，この作用は通常の食事で摂取する量よりも大量に摂取した場合にのみ，みられることが明らかにされた。しかし，血中高コレステロール値の患者に対するメタ分析により，脂肪摂取を減らすなどの食事の変化に加え，粘性タイプの食物繊維の摂取を増やすと，コレステロールの低下に有効であることが示された[*1]。

2型糖尿病と関連因子

炭水化物摂取後の血糖値上昇を血糖応答という。すみやかに消化吸収されるデンプンとデンプンに由来する炭水化物（マルトース，デキストリンなど）はすみやかに大きな血糖応答を誘発し，その結果，すみやかで大きなインスリン応答を引き起こす。血糖応答指標（グリセミックインデックス：GI）[*2]の概念は血糖応答によって食品を分類し，基準量の炭水化物を含む食品の量当たりとして表されてきた。GIは食品の食物繊維含有量とは必ずしも関連していない。例えば，全粒小麦パンは白パン（基準糖質）よりも食物繊維が多いにもかかわらず，完全に全粒穀物を含んでいない限り，GIは低くならない。さらに，果物のGIはそのジュースより低く，たとえジュースに食物繊維を加えても，消化性炭水化物が無傷の細胞壁でカプセル状態になっている果物に比べGI値を低下させる効果は小さかった。このことは，食品のもともとの構造が重要であることを示している。全粒穀物食品の効果は，それらの血糖応答自体が幾分制限されていることによると考えられる。ある種類の食物繊維は小腸からのグルコースの取り込みを遅らせ，血糖の上昇を抑え，インスリン応答が弱まることで，血糖値は穏やかに低下することになる。

また，各種糖類の分解を抑制するα-グルコシダーゼ阻害剤の開発が行われている。これはα-グルコシダーゼだけでなく，アミラーゼ，スクラーゼなども阻害して，その結果，小腸におけるグルコースの吸収遅延が起こり，結果として血糖上昇を抑制する。

2型糖尿病患者を対象にした介入試験のメタ分析により，粘性（水溶性）食物繊維は完全な食品（オーツ麦，マメ類）として，また単離されたサプリメント（グアーガム，ペクチン）としても，血糖値を有意に低

> **word** メタ分析
> 過去に行なわれた複数の独立した研究報告を系統的・網羅的に収集し，その結果を統合して1つの結論を得る研究方法。

[*1] レジスタントスターチを通常の食事に加えたところ，正常者の空腹時血中脂質値の低下や食後の血中脂質値に対する有意な効果はみられなかった。しかし，血中のトリアシルグリセロール値が正常範囲の上限にある人のトリアシルグリセロール代謝を改善する効果はあると考えられる。
イヌリンやフラクトオリゴ糖が，血中脂質濃度に与える効果については統一した結果が得られていない。脂質異常症患者と正常脂質である若い男性を対象に行われた，いくつかの短期試験では，イヌリン9〜10gを毎日摂取することで，正常脂質である健常男性の血中コレステロールとトリアシルグリセロール値が低下した。しかし，他の試験では，健常者にこのような効果はみられなかった。ポリデキストロースに関しても同様の結果が得られている。全粒穀物の摂取は，心臓病リスクとの間に男女ともに負の相関関係を示し，野菜，果物の摂取も女性の心臓病リスクとの間に負の相関性がある試験結果から，全粒穀物が心臓に良い影響を与えるという従来の知見は，健康強調表示をするのに十分な根拠になるとアメリカ，イギリス，スウェーデンで受け入れられている。さらにアメリカでは野菜，果物の摂取も同様の効果があると考えられている。

[*2] GIの例（白パン基準）：ご飯98，羊羹70，餅92，グルコース137，フルクトース18。
基準食（糖質50g）
　：空腹時，摂取後15，30，45，60，120分の血糖値を測定。
基準食血糖曲線下面積（a）
検査食（糖質50g）
　：空腹時，摂取後15，30，45，60，120分の血糖値を測定。
検査食血糖曲線下面積（b）
　GI = b ÷ a × 100

下させることが認められた。作用機序のデータは実際に，これらの粘性食物繊維により胃が空になる時間を遅らせ，グルコースの吸収を遅らせることを示している。このように，一方では，粘性食物繊維はグルコースおよびインスリン応答を効果的に低下させるので，糖尿病患者の血糖の管理に役立つ（図1-10）[*1]。

[*1] 主に全粒穀物であるが，食物中の非粘性食物繊維量がインスリン抵抗性や2型糖尿病の進行リスクにより密接に関連（負の相関関係）していることがわかった。

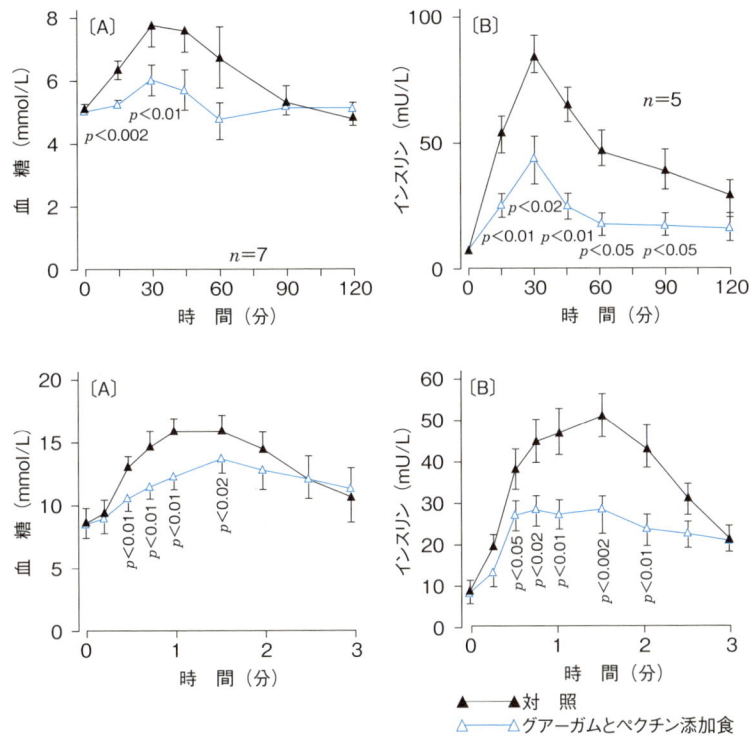

図1-10　食後血糖とインスリン反応に及ぼすグアーガムとペクチンの効果
—健常者の場合—
—インスリン非依存型糖尿病患者の場合—
（印南　敏，桐山修八編，『改訂新版-食物繊維-』，第一出版）

満腹と体重　西洋諸国において，さらに最近では開発途上国ですら，肥満は緊急に浮上してきた公衆衛生問題となっている。食物繊維が豊富な食品は，かさばっておりエネルギー密度が低い。そのため食物繊維は満腹感を促し，エネルギーバランスと体重の管理に大きな役割を果たすと考えられる。このことは前向き観察研究のデータからも明らかにされ，食物繊維摂取とBMI[*2]，体脂肪率，体重は負の相関関係にあることが支持された。また，全粒穀物も体重の調節に役立つと考えられている。さらに，低GI食品は高GI食品よりも満腹感をもたらすことが示唆された。ペクチンのような粘性食物繊維の摂取により，胃の中が空になる時間を遅らせることが介入研究により明らかにされ

word　前向き観察研究

コホート研究とも言う。よく定義された比較的均一な集団を用い，研究の時間的流れとして，研究対象とする曝露要因の測定・同定がエンドポイント（ある疾患による死亡や罹患など）の発生・同定に先立つ研究。

[*2] Body Mass Index
$$BMI = \frac{体重（kg）}{身長（m）^2}$$

> **word　介入研究**
>
> 対象者のある側面を研究者が意図的に変化させる（介入する）ことにより，原因（変化させた要因）と結果（疾患等）との関連を調べる疫学研究の1つ。予防や治療上の仮説を検証するために実施される。個々の人を対象として介入する場合（無作為化比較試験等）と集団全体を対象として介入する場合がある。

> **コラム**
>
> ### 倹約（節約）遺伝子仮説
>
> 　1962年にアメリカのNeelによって提唱されたものである。長い人類の歴史の中で，飢餓にさらされることが多かった我々の祖先は，食糧の不足の際でも，摂取したエネルギーを最大限に吸収し，また消費エネルギーを浪費せず節約できるような体質を獲得してきた。このような体質は，食料が十分でない環境では生存率を上げるために非常に有効なシステムとして機能してきた。しかしながら，現在の先進国でみられるような飽食の時代にあっては，脂肪の過剰蓄積を引き起こし，生活習慣病の発症を招くことになる。
>
> 　テレビを見ながらせんべいを食べると………：せんべいのデンプンは腸でグルコースとなり肝臓に運ばれる。グルコースは解糖系でピルビン酸となりミトコンドリアに入る。ピルビン酸はCO_2を取り込んでオキサロ酢酸となり，また別のピルビン酸はアセチルCoAへ。このオキサロ酢酸とアセチルCoAからクエン酸ができるが，細胞にエネルギーがあまっているとクエン酸はTCA回路では分解されずに細胞質へ出てアセチルCoAとオキサロ酢酸に戻る。アセチルCoAは脂肪酸合成経路へ，脂肪として脂肪細胞に蓄積する。細胞質のオキサロ酢酸はリンゴ酸からピルビン酸となりミトコンドリアでアセチルCoAとなると脂肪合成のためにクエン酸へ，そして脂肪合成される。休日に寝ころんで1日中テレビをみながら，せんべいを食べていると………

た。しかし，もっとも重要なことは小腸における効果である。粘性食物繊維はゲルの形成により小腸の不拡散層に広がり，炭水化物が消化酵素で消化されないよう小腸粘膜と接触するのを抑えて，小腸からの炭水化物の吸収を遅くさせる。これが満腹感を引き延ばしている。その他に腸上部に栄養素が長く滞留すると，満腹感が生ずるという知見もある。

ミネラル利用度の改善

大腸はミネラル吸収部位としてはあまり役割が認識されていなかった。動物といくつかのヒト試験で，難消化性オリゴ糖のような難消化性炭水化物が大腸で発酵するとカルシウム，マグネシウム，鉄などのミネラルの吸収が良くなることがわかった。このことは骨密度を増加させるというプラスの意味がある。ミネラル吸収を促進するいくつかの作用機序が提唱された。難消化性炭水化物の発酵により生成された短鎖脂肪酸が，大腸内容物のpHを下げ，その結果カルシウムの可溶性が増し，受動的拡散により大腸上

皮の通過を促進する。また，酪酸とポリアミン（様々な細菌種の代謝物）の両方が，細胞の増殖を促進して，間接的に消化管の吸収部分を広げ，ミネラル輸送タンパク質の量を増加する。その結果，ミネラル吸収の割合が増加する。もっとも大切なメカニズムは大腸内 pH である。

　発酵性食物繊維がヒト体内のミネラル栄養状態や骨の健康を改善するか否かを断言するにはまだ，時期尚早であるために，この生理的特徴を食物繊維の定義の中には加えていない。

引用・参考文献

知地英征　編著，『食べ物と健康Ⅰ，食品と成分』，三共出版（2008）.

奥　恒行，柴田克己　編，『健康・栄養科学シリーズ・基礎栄養学』，南江堂（2004）.

垣沼淳司　編著，『分子栄養学-栄養素と生活習慣病の分子生物学』，光生館（2002）.

中村丁次　著者代表，『系統看護学講座専門基礎 3，栄養学-人体の構造と機能（3）』，医学書院（2007）.

金本龍平　編，『エキスパート管理栄養士養成シリーズ 14，分子栄養学』，化学同人（2005）.

中屋　豊，宮本賢一　編著，『エッセンシャル基礎栄養学』，医歯薬出版（2005）.

横越英彦　編著，『ネオ　エスカ　代謝栄養学』，同文書院（2005）.

佐藤隆一郎，今川正良，『生活習慣病の分子生物学』，三共出版（2007）.

吉田　勉　監修，早瀬文孝，佐藤隆一郎　編著，『わかりやすい食品化学』，三共出版（2008）.

柳田晃良，福田亘博，池田郁男　編著，『現代の栄養化学』，三共出版（2006）.

印南　敏，桐山修八　編，『改訂新版-食物繊維-』，第一出版株式会社（1995）.

中元伊知郎編著，『自分で作る生化学ワークノート』，MC メディカ出版（2003）.

平澤英次，『はじめての生化学-生活のなぜ？を知るための基礎知識-』，化学同人（2001）.

J. Gray（M. Champ et al. ed.）"International Life Scienee", 木村修一監修，『Dietary Fibre（食物繊維）．Definition, Analysis, Physiology & Health』

David L. Topping and Peter M. Clifton, Short-Chain Fatty Acids and Human Colonic Function : Roles of Resistant Starch and Nonstarch Polysaccharides, Physiological Reviews, Vol. 81, No.3, 1031-1064（2001）.

2 脂 質

2-1 脂質とは

　脂質は，一般的に水に不溶であり，ヘキサン，クロロホルム，メタノールなどの有機溶媒に溶解する物質の総称であり，その構造から単純脂質と複合脂質に分けられる（図2-1）。各脂質について概説する。

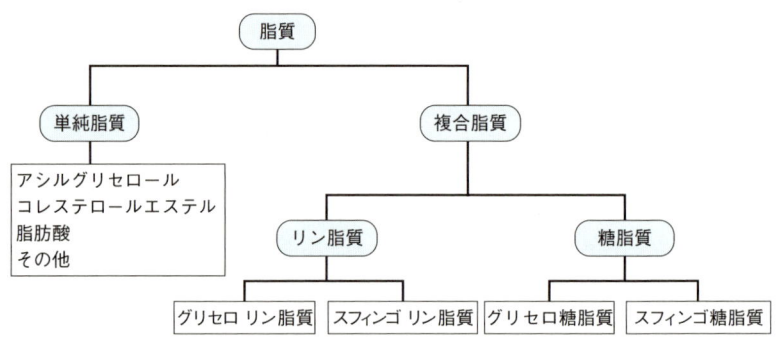

図2-1　脂質の分類

(1) 単純脂質

　単純脂質は，炭素，水素，酸素より構成され，脂肪酸と各種のアルコールがエステル結合した構造の脂質である。アシルグリセロールは，グリセリンと脂肪酸のモノ，ジ，トリエステルであり，それぞれモノアシルグリセロール，ジアシルグリセロール，トリアシルグリセロールという。コレステロールと脂肪酸がエステル結合したコレステロールエステル，長鎖脂肪酸と長鎖第一級アルコールのエステルであるワックス，ビタミンAの一種であるレチノールの脂肪酸エステルも単純脂質である。

　脂質の加水分解物である脂肪酸，ステロイド，長鎖アルコールも単純脂質である。脂肪酸は，大半の脂質の疎水性部位として存在している。天然の脂肪酸の大半は，直鎖の偶数の炭素数をもつ一塩基酸である。脂肪酸は飽和あるいは不飽和脂肪酸に分けられ，不飽和脂肪酸は二重結合

の数により，モノ，ジ，トリ，テトラエン酸などに分けられる。

ステロイドはシクロペンタノヒドロフェナントロン環（$C_{17}H_{28}$）を有する化合物であり，3位に水酸基をもち，炭素数が27〜30の化合物をステロールという。代表的なステロールはコレステロールである。

(2) 複合脂質

複合脂質は，分子中にリン，硫黄，窒素，糖などを含み，リン脂質と糖脂質に大別される極性脂質である。リン脂質はグリセロリン脂質とスフィンゴ脂質に，糖脂質はグリセロ糖脂質とスフィンゴ糖脂質に分けられる。グリセロリン脂質は，リンを有するグリセロ型脂質であり，生体膜を構成する主要成分である。コリン，エタノールアミン，セリン，イノシトール，イノシトール-リン酸などを極性基として有するもの，また，グリセリドとリン酸のみから構成されるホスファチジン酸，ホスファチジルグリセロール，カルジオリピンがある。

代表的なスフィンゴリン脂質は動物の細胞膜に多いスフィンゴミエリンであり，スフィンゴ脂質の構造骨格であるスフィンゴイド塩基のアミノ基にアシル基がアミド結合したセラミドの水酸基にホスホリルコリン基がエステル結合している。グリセロ糖脂質は，グリセロールに各種糖鎖が結合したものであり，植物細胞のクロロプラスト膜やバクテリアの膜の主要な構成脂質となっている。スフィンゴ糖脂質はセラミドに各種糖鎖が結合したものであり，シアル酸を含む糖脂質はガングリオシドと呼び，動物の細胞膜に存在する。

2-2 代　謝

生体内での脂質代謝成分は主としてトリアシルグリセロールとコレステロールである。脂肪組織に蓄積され，貯蔵エネルギーとなるトリアシルグリセロールならびに生体内の細胞の膜成分であるコレステロールは厳密に調節されて代謝されている。これらの脂質代謝について解説する。

(1) 食事脂肪の吸収

食事由来の脂肪の大部分はトリアシルグリセロールである。トリアシルグリセロールは，胃を通過した後，胆汁酸の作用によって乳化され，小腸内腔で膵リパーゼの作用を受けて加水分解される。その結果，トリアシルグリセロールは脂肪酸とモノアシルグリセロールとなって粒子が細かいミセルに可溶化されて吸収される（図2-2）。吸収された後に，小腸上皮細胞内で再びトリアシルグリセロールに合成され，リポタンパク質（カイロミクロン）に組み込まれてリンパ系に放出され，胸管を経

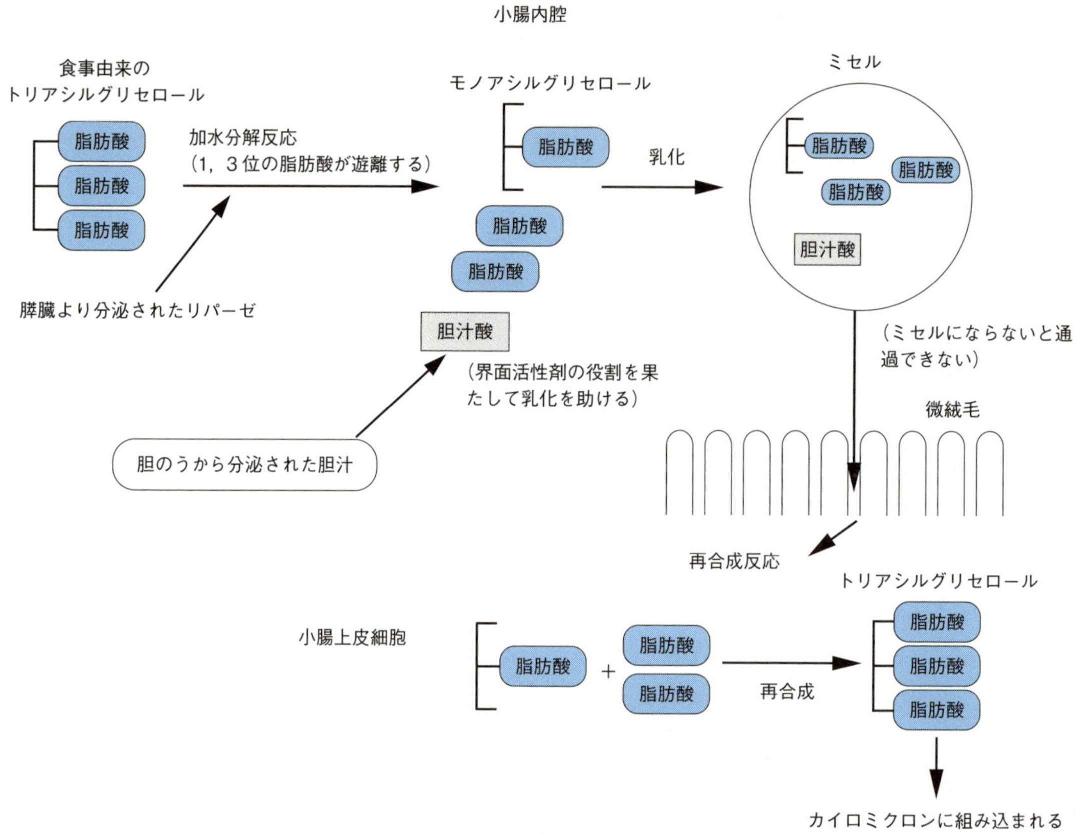

図2-2 消化管での食事脂肪の消化と吸収

(2) リポタンパク質代謝

食事由来の脂質は，小腸で消化吸収された後に，カイロミクロンに組み込まれ，リンパ管に放出された後に鎖骨下大静脈に流れ込んで循環系に入る。カイロミクロンは体内循環中に，毛細血管壁に存在しているリポタンパク質リパーゼの作用を受ける（図2-3）。その結果，粒子内部のトリアシルグリセロールは加水分解されて脂肪酸とグリセロールになり，脂肪酸は末梢組織細胞に取り込まれ，エネルギー源として利用されるか，トリアシルグリセロールに再合成されて貯蔵される。トリアシルグリセロールが減少しコレステロールエステルが多くなったカイロミクロンは，粒子が小さく比重が高いカイロミクロンレムナントとなり，レムナント受容体を介して取り込まれてさらに代謝を受ける。

肝臓では，超低密度リポタンパク質（VLDL）がトリアシルグリセロールやコレステロールエステルを用いて合成され，血液中に分泌される。VLDLはカイロミクロンと同じように循環中にリポタンパク質リ

---

word 核内受容体

細胞内受容体ともいう。ステロイドホルモン・甲状腺ホルモン・レチノイン酸（ビタミンA），活性型ビタミンDなどの脂溶性分子と結合し，核内での転写を調節する。細胞内タンパク質の一種であり，ホルモンなどが結合することで細胞核内でのDNA転写を調節する受容体である。発生・恒常性維持・代謝など，生命維持の根幹に係わる遺伝子転写に関与している。ヒトでは48種類存在すると考えられている。これらの核内受容体は，脂溶性低分子化合物をリガンドとすることに加え，糖尿病や高脂血症といった代謝異常症，薬物代謝，あるいはがん細胞の増殖に関与していることから，創薬ターゲットとしても注目されているタンパク質群である。

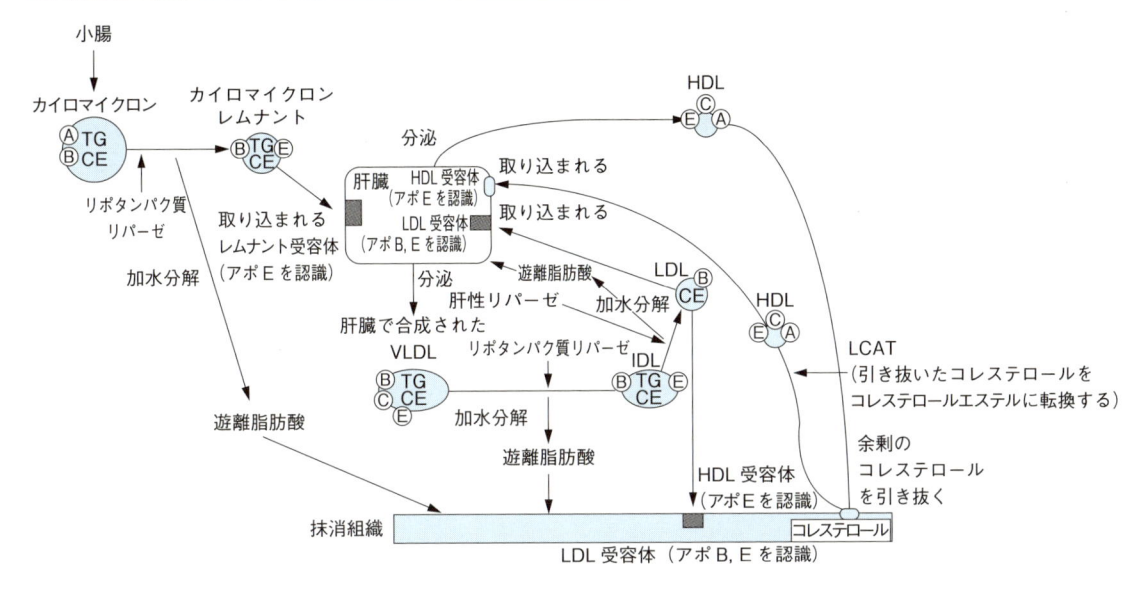

図 2-3 リポタンパク質の代謝

パーゼならびに肝臓の血管壁に存在する肝性リパーゼの作用を受けて加水分解されてトリアシルグリセロールを失い，中間密度リポタンパク質（IDL）を経てコレステロールエステルに富む低密度リポタンパク質（LDL）へと代謝される。LDL は，末梢組織の LDL 受容体を介して取り込まれ，各組織の細胞にコレステロールの供給を行うとともに，肝臓にも取り込まれる。

高密度リポタンパク質（HDL）は脂質含量が少ない最も小さな脂質運搬体であり，肝臓や小腸で作られる。HDL は異化作用をもたない末梢組織から，余剰のコレステロールを受け取る。受け取ったコレステロールは，血液中のレシチンコレステロールアシル転移酵素（LCAT）の作用を受けてレシチン中の脂肪酸を受け取ってコレステロールエステルとなり，肝臓に運ばれる。このような輸送形態を HDL によるコレステロールの逆転送とよぶ。HDL のコレステロールエステルの一部は，コレステロールエステル転送タンパク質の作用を受けて VLDL，HDL，LDL に転送され，受容体を介して肝臓に取り込まれて代謝される。

(3) 脂肪酸の生合成

脂肪酸は，主として糖質代謝産物から生合成される。合成は，ミトコンドリア外の細胞質で行われる。解糖系で生成されたピルビン酸がミトコンドリアに取り込まれてアセチル CoA になり，TCA 回路でクエン酸に転換後，細胞質に放出され，アセチル CoA に再び戻る。細胞質でア

---

word 脂肪酸代謝に関わる核内受容体

PPAR（peroxisome proliferators-activated receptor）は脂肪細胞分化のマスターレギュレーターとして，また，生体内のエネルギー代謝制御因子として生理学的にも薬理学的にもその重要性が確認されている。PPAR は長鎖脂肪酸やエイコサノイドをリガンドとして RXR と二量体を形成して標的遺伝子のプロモーター領域に存在する PPRE（peroxisome proliferator responsive element）を認識して mRNA 発現を調節している。PPAR には α，β，γ のサブタイプが存在し PPARα は肝臓，腎臓，小腸，副腎などで発現が高い。肝臓では脂肪酸を β 酸化してエネルギーに変換する acyl CoA oxidase やミトコンドリアでの脂肪酸 CoA の取り込みに関与するカルニチンパルミトイルトランスフェラーゼ（CPT-1）が PPARα の応答遺伝子である。よって，PPARα 発現が高まると脂肪酸の β 酸化が促進されて脂肪酸の分解が亢進する。PPAR β は広く組織に存在しており，ABCA1 遺伝子のような脂質の輸送に関わる遺伝子の発現調整に関わっている。PPARγ，とくにそのアイソフォームであるγ2型は白色脂肪組織で高く発現しており，前駆脂肪細胞の脂肪細胞への分化と肥大に重要な働きを果たしている。

セチル CoA はカルボキシル化されてマロニル CoA になる（図 2-4）。この代謝過程は脂肪酸合成の律速段階である。マロニル CoA は，脂肪酸合成酵素のアシルキャリアータンパク質（ACP）の作用によってアセチル CoA と結合して CoA を遊離させてマロニル ACP とアセチル ACP が産生される。次いで，アセチル CoA にマロニル CoA の 2 炭素をくり返し結合させてパルミチン酸が合成される。パルミチン酸は，ミトコンドリアやミクロソームで長鎖・不飽和化反応を受ける。このようにして，合成された脂肪酸は，食事由来の脂肪酸とともに，アシル CoA となり，解糖系の中間産物のグリセロール 3-リン酸にエステル化された後にトリアシルグリセロールが合成されて貯蔵脂肪が形成される。

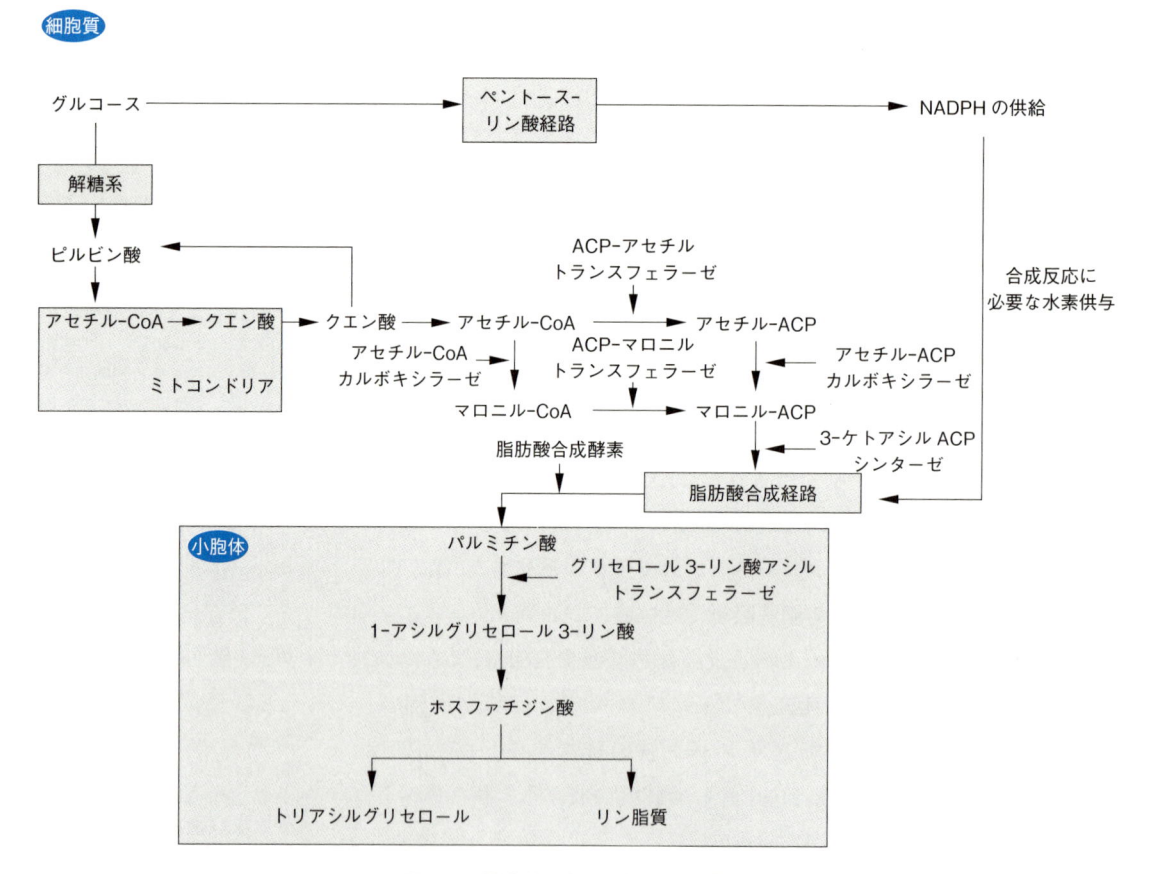

図 2-4　脂肪酸の生合成経路の概略図

(4) 脂肪酸の酸化

脂肪酸はエネルギー生産の基質となる。脂肪組織のホルモン感受性リパーゼが活性化されると，遊離脂肪酸が脂肪組織から動員され，血中の

アルブミンと結合して，肝臓，筋肉あるいは心臓に運ばれた後に，遊離脂肪酸はアシル CoA に活性化される（図 2-5）。アシル CoA はカルニチンアシル転移酵素の作用を受けてアシルカルニチンとなってミトコンドリアに取り込まれる。ミトコンドリア内ではカルニチンが遊離して再びアシル CoA となり，β 酸化されて，脂肪酸のカルボキシル基末端から 2 炭素単位でアセチル CoA 一分子として切り離していく。切り離されたアセチル CoA は，TCA 回路の基質となって二酸化炭素と水に分解され，その過程で ATP が産生される。

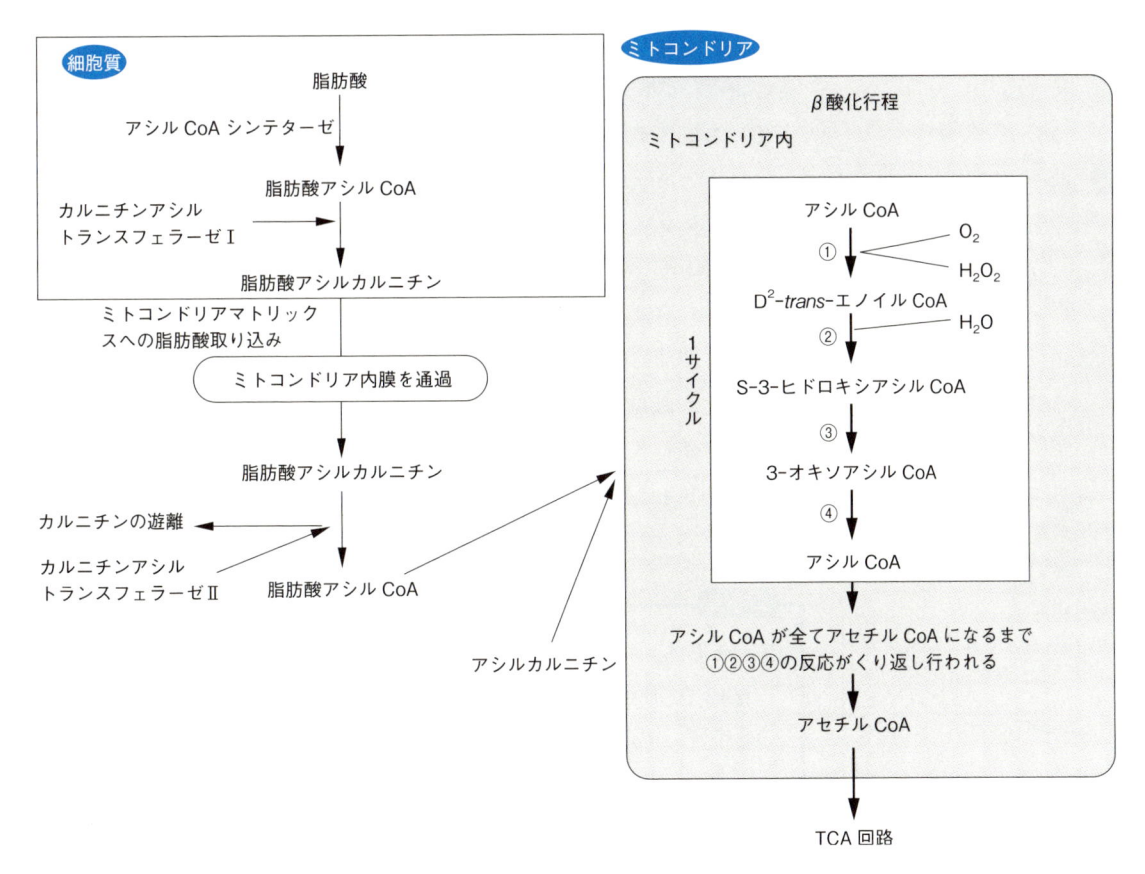

図 2-5　脂肪酸の β 酸化経路の概略図

(5) ケトン体の合成

絶食状態のように長期間食事由来のエネルギー源の供給が途絶えた場合には，脂肪組織から多量の脂肪酸が動員される。この時，肝臓では多量の脂肪酸の β 酸化で生成されたアセチル CoA を TCA 回路で全て処理できず，アセト酢酸や β-ヒドロキシ酪酸が合成される。また，アセト酢酸は非酵素的反応により脱炭酸されてアセトンになる。これらの 3

つの化合物を総称してケトン体とよぶ。ケトン体は肝臓で利用する酵素がないので，血中に放出されて肝外組織で再度アセチルCoAに変換されてエネルギー源として利用される。このように，ケトン体合成は肝外組織へのエネルギー供給の一手段である。

一方，糖質代謝障害を伴う重度の糖尿病患者は，組織にグルコースを取り込むことができないのでエネルギー不足となり，脂肪組織からの多量の脂肪酸動員が必然的に生じ，ケトン体が異常に多く合成される。この時，血中のケトン体量が異常に高くなったり，尿にケトン体が多量に排泄されたりするケトーシスを発症する。また，アセト酢酸やβ-ヒドロキシ酪酸量も高まるので，体液のpHが酸性になってアシドーシスを発症する。これらの症状が重度の場合には死に至る場合がある。

(6) コレステロールの生合成

コレステロールは哺乳動物の生体膜の主要な構成成分であり，さらには，リポタンパク質，胆汁酸，ステロイドホルモン，ならびにビタミンDの前駆体としても不可欠な脂質成分である。食事由来のコレステロール供給が不十分な場合には，主として肝臓で合成される。コレステロールの生合成は初期段階で炭素2個を単位とするアセチルCoAを出発物質として，細胞質で3-ヒドロキシ3-メチルグルタリルCoA（HMG CoA）が合成される（図2-6）。その後，HMG CoA還元酵素によりメバロン酸が合成され，ファネシルピロリン酸を経てコレステロールの基

---

word　細胞内コレステロールのホメオスタシス

コレステロール合成律速酵素のHMG-CoA還元酵素とLDL受容体mRNAは細胞内のコレステロール濃度が高まると転写が抑制される。これらのmRNAは共通の塩基配列のステロール調節性エレメント（SRE：sterol regulatory element）を有している。小胞体膜，核膜上に存在しているSREBP（SRE binding protein）は，いくつかの段階を経て切り出されてSREに結合すると標的mRNAの転写を促進する。細胞内のコレステロール濃度が低い場合には，SREの切り出しが多くなってHMG CoA還元酵素とLDL受容体mRNAの転写が促される。細胞内のコレステロール濃度が高まり，小胞体膜内のコレステロール濃度が増加するとSREBPの切り出しは抑制され，HMG CoA還元酵素とLDL受容体の合成が抑制される。このようにして細胞内のコレステロールホメオスタシスを維持している。SREBPにはSREBP-1とSREBP-2が存在し，前者は脂肪酸代謝に関与する遺伝子群を，後者がコレステロール代謝関連遺伝子群を転写制御している。

コラム

エゼチミブ

食事由来のコレステロールの吸収に関して，小腸刷子縁膜を介したコレステロールの取り込みメカニズムについては不明な部分が多くよく理解されていない。ヒトの遺伝病の中でLDL由来コレステロールのエンドゾームでの蓄積を特徴とするニーマンピックC型の原因遺伝子に似たNiemann-Pick type C1 like 1（NPC1L1）が空腸の腸細胞の刷子縁膜に発現しており，コレステロールや植物ステロールの吸収に関与していることが明らかとなった。最近，このNPCL1を介したコレステロール取り込み機能を阻害し，かつ肝臓でのコレステロール生合成をも抑制する機能を発揮するエゼチミブと呼ばれる薬剤が脂質異常症や動脈硬化予防に大きな役割を果たすことが注目されている。エゼチミブは摂取後，短時間でその機能を発揮し終えるのではなく腸肝循環で再吸収されて長時間に亘ってコレステロール代謝を調節する部分も特徴的である。

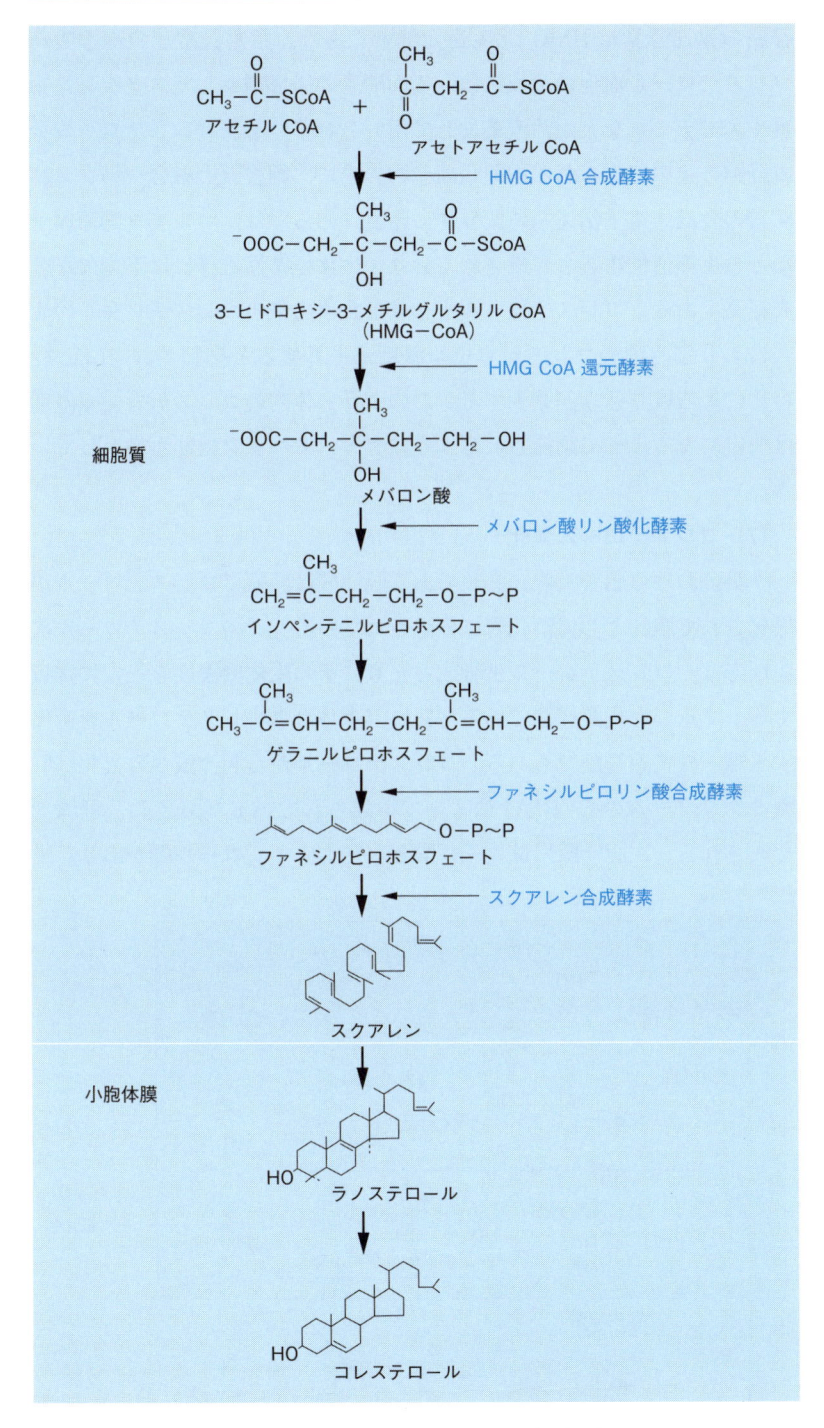

図2-6 コレステロールの生合成経路の概略図

本骨格になるスクアレンが合成される。この段階までの反応は細胞質で行われていると考えられている。この後，小胞体膜上で閉環してラノステロールとなりコレステロールが合成される。このコレステロール合成

> **word** スタチン
>
> HMG-CoA 還元酵素を拮抗的に阻害して細胞内のコレステロール合成を抑制する HMG CoA 還元酵素阻害薬である。スタチンはコレステロール合成と異化の主要臓器である肝臓に作用し，血中の LDL コレステロール濃度を低下させる。現在，わが国ではプラバスタチン，シンバスタチン，フルバスタチン，アトルバスタチン，ピタバスタチン，ロスバスタチンが使用可能になっている。

> **word** コレステロール異化を制御する核内受容体
>
> 生体内のコレステロールを胆汁酸に異化して体外に排出させる異化行程は肝臓のコレステロール異化律速酵素 CYP7A1 によって行われる。CYP7A1mRNA の発現は肝臓のコレステロールと胆汁酸の濃度によって制御されている。肝細胞内でコレステロール濃度が過剰になると CYP7A1 によって酸化コレステロール（7α-hydroxycholesterol）が生成する。この酸化コレステロールは核内受容体 LXRα（liver X receptor α）を誘導し，さらには CYP7A1mRNA の転写を促してコレステロールの異化を促進する。また，酸化コレステロールは SREBP の切り出しを阻害してコレステロールの合成を抑制する。その結果，肝細胞内のコレステロール濃度は低くなる。コレステロールの異化が促進されて肝細胞内の胆汁酸が高まると，胆汁酸が核内受容体 FXR（farnesoid X receptor）を活性化して CYP7A1mRNA の転写を抑制し，胆汁酸トランスポーターの mRNA 発現を誘導して胆汁酸排出を促進する。その結果，肝細胞内の胆汁酸濃度は低くなる。

経路の律速酵素は HMG CoA 還元酵素であり，脂質異常症の中でも高コレステロール血症の治療には，この酵素の阻害剤としてスタチン系物質やエゼチミブなどが治療薬として用いられている。コレステロール合成経路の途中で作られる中間代謝産物の中に，細胞膜の融合や糖タンパク質の合成，電子伝達系に関与する物質，あるいは，ホルモン調節因子などの生理活性物質も合成されており，生体恒常性維持には不可欠な合成経路である。コレステロール生合成は食事由来のコレステロールの流入により細胞内のコレステロール濃度が上昇すると抑制され，LDL 受容体による取り込みが減少する。このように体内のコレステロール濃度は一定になるように調節されるようにフィードバック機能が備わっている。

(7) コレステロール異化

小腸における脂質吸収に必須である胆汁酸は肝臓でコレステロールが異化されて胆汁として消化管に分泌されている。このコレステロール異化反応は，コレステロール生合成とともにその生体内濃度を一定に維持する上で重要な代謝経路であると共に，生体からコレステロールを排出する唯一の代謝経路でもある。コレステロールから胆汁酸への異化は肝臓ミクロソームの CYP7A1 によって律速されている（図2-7）。肝臓で合成される一次胆汁酸にはコール酸とケノデオキシコール酸があり，腸

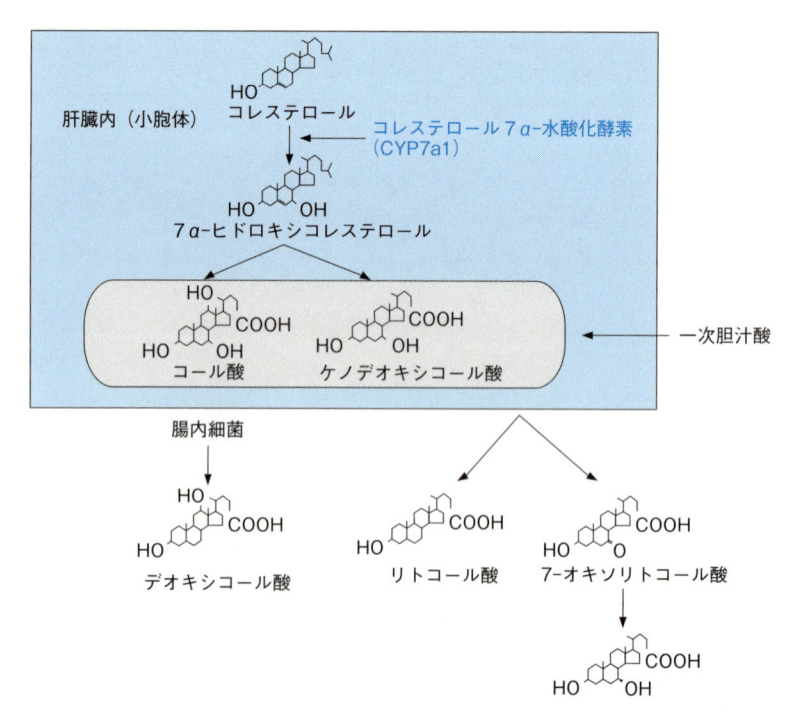

図2-7　コレステロールの異化経路の概略図

内細菌によってそれぞれ二次胆汁酸であるデオキシコール酸とリトコール酸に変化する。また，ケノデオキシコール酸から変化した 7-オキソリトコール酸が還元されてつくられるウルソデオキシコール酸がある。小腸上部からこれらの胆汁酸は分泌され，小腸下部からその大部分が胆汁酸トランスポーターによって再吸収されて肝臓に戻る。このようなサイクルを腸肝循環という。ヒトの場合，胆汁酸はその大半がグリシン抱合体として分泌される。胆汁酸は，体内濃度を一定に保つため，再吸収の際に失われた量を補うため，また，肝臓のコレステロール濃度の増大によって，肝臓コレステロールの一部が酸化されて 7α, 25 あるいは 26 位が酸化されたコレステロールとなり CYP7A1 の発現が上昇して胆汁酸合成が亢進される。

2-3 栄　養

食事から摂取する脂質については，通常の摂取で期待される栄養機能と通常よりも多く摂取した場合に発揮される生理機能に分けて考えることが必要である。栄養機能はエネルギー源，必須脂肪酸の供給，脂溶性成分の坦体あるいは吸収促進，嗜好性，満腹感などの栄養素としての機能である（表 2-1）。一方，生理機能は薬理機能に類似したものであり，種々の代謝に影響を与え，生活習慣病の予防，改善あるいは増悪する効果である。

表 2-1　油脂の栄養機能

1. 栄養機能	エネルギー源，必須脂肪酸の供給，脂溶性成分の担体・吸収促進因子，嗜好性と満腹感
2. 生理機能	動脈硬化・心臓病，がん，脳神経機能，免疫機能など生活習慣との関連
3. その他の機能	脂質脂質過酸化反応の影響，脂肪，脂肪酸以外の共存成分の影響

(1) 脂質摂取量の基準値

食事摂取基準（2020 年）では表 2-2 に示すように脂質については，推定平均必要量，推奨量，許容上限量を算定できるだけの科学的根拠がないため，目安量と目標量が設定されている。脂質エネルギー比率の下限は，アメリカ/カナダの食事摂取基準によると，脂質または炭水化物のエネルギー比率と，血中 HDL-コレステロール，総コレステロール/HDL-コレステロール，中性脂肪のそれぞれの関係を回帰分析し，これらの血中濃度を適切にするためには脂肪エネルギー比率は 20% 以上がよいとしている。疫学的研究からは，脂質エネルギー比率が 15% 以下

表 2-2　日本人の脂質摂取基準（18 歳以上）

性別	年齢（歳）	脂質 目標量 （%エネルギー）	飽和脂肪酸 目標量 （%エネルギー）	n-6 系脂肪酸 目安量 （g/日）	n-3 系脂肪酸 目安量 （g/日）
男性	18～29	20～30	7 以下	11	2.0
	30～49	20～30	7 以下	10	2.0
	50～64	20～30	7 以下	10	2.2
	65～74	20～30	7 以下	9	2.2
	75 以上	20～30	7 以下	8	2.1
女性	18～29	20～30	7 以下	8	1.6
	30～49	20～30	7 以下	8	1.6
	50～64	20～30	7 以下	8	1.9
	65～74	20～30	7 以下	8	2.0
	75 以上	20～30	7 以下	7	1.8
	授乳婦	20～30	7 以下	10	1.8
	妊　婦	20～30	7 以下	9	1.6

の場合にはエネルギー摂取不足になることも想定されている。一方，n-6 および n-3 脂肪酸の目安量がそれぞれ約 5% エネルギーと約 1% エネルギー，飽和脂肪の目標量（下限）が約 5% エネルギーに設定されている。また，日本人の一価不飽和脂肪酸の成人での 50 パーセンタイル値が少なくとも 6% エネルギーあるので，脂肪酸全体では 17% エネルギーとなる。脂質全体に占めるグリセリンの割合が約 10% であるので，17÷0.9＝19% エネルギーとなり，これを丸めて 20% エネルギーを目標量（下限）としている。欧米諸国では脂質エネルギー比率が 30% を超え，肥満，メタボリックシンドローム，さらに冠動脈疾患のリスクが高くなっている。高脂質食は飽和脂肪の摂取量を高め，その結果として血漿 LDL-コレステロール濃度を上昇させて冠動脈疾患のリスクが高まる。現在，日本人の食事は多様化して一人当たりの脂質エネルギー比率の平均値は 26% を超え，脂質代謝の変動に伴う生活習慣病の発症が増える傾向にあるものの，平均余命は大きく延びている。日系移民の疫学的調査では脂質エネルギー比率が 30% を超えた場合には耐糖能異常や脂質異常症が増加して動脈硬化発症リスクが高くなることが明らかになっている。これらのことを考慮すると，日本人の脂質摂取量の上限値は 25% が望ましいが，平成 17 年と 18 年の国民健康・栄養調査によると，30% エネルギーが 1～29 歳の 50 パーセンタイル値に相当するので，この年齢層の脂肪エネルギー比率は 30% エネルギーが目標量（上限）となっている。

(2) 脂質摂取の質的問題

どのような脂質を摂取するべきか，摂取するべき脂質の質的問題は，摂取量の問題よりも難解な問題であり，絶対的な答えとその根拠はまだ

> **word　パーセンタイル値**
> 計測値を小さいものから大きいものへと順番に並べ，全体を 100 として何番目であるかを表したもの。すなわち，50 パーセンタイル値とは，全体を 100 として中央値を意味する。

表2-3 食事脂肪を構成する脂肪酸の種類

分類	炭素数	二重結合数	脂肪酸	分布	脂肪酸の種類
短鎖	4	0	酪酸	バター	
	6		カプロン酸	バター	
中鎖	8	0	カプリル酸	牛乳など	
	10		カプリン酸	パーム核油,ヤシ油	飽和脂肪酸
長鎖	12	0	ラウリン酸	バター,パーム核油,ヤシ油など	
	14		ミリスチン酸		
	16		パルミチン酸	動植物の多くに存在	
	18		ステアリン酸		
	20		アラキジン酸	ピーナッツ油	
	16	1	パルミトオレイン酸	マカデミアナッツ	一価不飽和脂肪酸
	18		オレイン酸	動植物の多くに存在	
	18	2	リノール酸（n-6）	動植物の多くに存在	
	18	3	γ-リノレン酸（n-6）	月見草油,ボラージ油	
	18	3	α-リノレン酸（n-3）	大豆油,エゴマ油	多価不飽和脂肪酸
	20	4	アラキドン酸（n-6）	肝油,卵黄	
	20	5	エイコサペンタエン酸	魚介類の多くに存在	
	22	6	ドコサヘキサエン酸		

得られていない。日常的に摂取している脂肪酸の種類を表2-3に示す。「第六次改定 日本人の栄養所要量」の調査時点では過去20年間に日本人が摂取した脂質量と脂肪酸の構成に大きな変化がないことが確認されている。その一方で，日本人の平均寿命は延び続けているため，現在の脂質摂取によって健康に問題が起きることはないと判断され，他国の脂肪酸摂取比率の推奨値を参考にして現在の脂肪酸摂取比率の推奨値が策定された。日本人は動物，植物，魚類を長年にわたり4：5：1の割合で摂取してきており，各素材の脂肪酸組成を基にして脂肪酸構成比率を求めると，飽和脂肪酸：一価不飽和脂肪酸：多価不飽和脂肪酸は3：4：3であり，多価不飽和脂肪酸/飽和脂肪酸は1，n-6系多価不飽和脂肪酸/n-3系多価不飽和脂肪酸は約4である。これらの値が推奨値となっている。なお，食事摂取基準（2015年）では，これらの比率は表示されていないが，策定された数値からほぼ同じ値が算出される。

（3）必須脂肪酸

必須脂肪酸はその名前が示すとおり，生体にとっては欠かせないものであり，生体内では必要量が合成されないために，必ず食事から供給しなければならない脂肪酸であり，多価不飽和脂肪酸がそれに相当する。量的に多く含まれるリノール酸，アラキドン酸，α-リノレン酸，エイコサペンタエン酸ならびにドコサヘキサエン酸が主要な必須脂肪酸である。体内では，図2-8に示すようにn-6系多価不飽和脂肪酸であるアラキドン酸はリノール酸からつくられ，n-3系多価不飽和脂肪酸のエイ

> **word** n-3系多価不飽和脂肪酸
> 脂肪酸の中でメチル基末端から数えて3番目に最初の二重結合がある脂肪酸。この系列の脂肪酸には，α-リノレン酸，エイコサペンタエン酸，ドコサヘキサエン酸などがある。

> **word** n-6系多価不飽和脂肪酸
> 脂肪酸の中でメチル基末端から数えて6番目に最初の二重結合がある脂肪酸。この系列の脂肪酸には，リノール酸，γ-リノレン酸，アラキドン酸などがある。

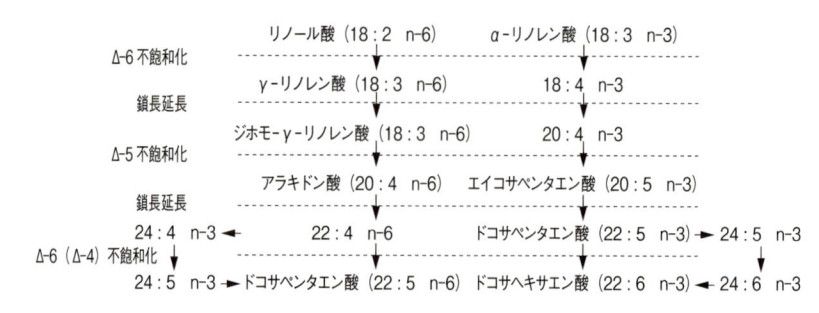

```
                          n-6系列              n-3系列

                      リノール酸 (18:2 n-6)   α-リノレン酸 (18:3 n-3)
    Δ-6不飽和化      ----------↓--------------------↓----------
     鎖長延長           γ-リノレン酸 (18:3 n-6)    18:4 n-3
                              ↓                    ↓
                   ジホモ-γ-リノレン酸 (18:3 n-6)  20:4 n-3
    Δ-5不飽和化      ----------↓--------------------↓----------
     鎖長延長         アラキドン酸 (20:4 n-6)  エイコサペンタエン酸 (20:5 n-3)
                              ↓                    ↓
                 24:4 n-3 ←  22:4 n-6      ドコサペンタエン酸 (22:5 n-3) → 24:5 n-3
  Δ-6 (Δ-4) 不飽和化  ↓   ----------------------------------------  ↓
                 24:5 n-3 → ドコサペンタエン酸 (22:5 n-6)  ドコサヘキサエン酸 (22:6 n-3) → 24:6 n-3
```

図2-8　n-6およびn-3系多価不飽和脂肪酸の長鎖不飽和化反応

コサペンタエン酸とドコサヘキサエン酸はα-リノレン酸からつくられる。よって，重要な必須脂肪酸はリノール酸とα-リノレン酸である。ただし，両脂肪酸からつくられる脂肪酸，例えばアラキドン酸やドコサヘキサエン酸は，体内での代謝が進まない場合や量的に摂取して補わなければならない場合には，摂取する必要がある。必須脂肪酸の中で最も多く摂取する必要があるのはリノール酸で，摂取エネルギーの2～3%必要である。α-リノレン酸は約1%，エイコサペンタエン酸とドコサヘキサエン酸は0.1～0.5%必要である。これらの値は必須脂肪酸欠乏症による障害の改善に必要な値として求められているが，種々の病態によって改善されない場合もあるのでさらに多くの摂取量が必要になる場合もある。また，必須脂肪酸の摂取で最も重要なことは，n-3系多価不飽和脂肪酸の特徴的な生理機能を発揮させるためには，n-6系多価不飽和脂肪酸，とくに，リノール酸を十分に摂取していることが必要十分条件となることである。すなわち，リノール酸の摂取量が不十分な場合にはn-3系多価不飽和脂肪酸の栄養機能は期待できない。そのため，必須脂肪酸の中ではリノール酸が第一義的に必要な脂肪酸である。

(4) 脂質の生理機能

油脂は，栄養的機能に加えて，油脂を構成している脂肪酸の種類，とくに，多価不飽和脂肪酸に依存した生理作用が生活習慣病の予防や改善に関係していることが明らかになっているが，このような効果は日常摂取する量よりもかなり多く摂取してはじめて発揮される効果である。そのため，栄養機能とは区別して考える必要がある。

血清コレステロール濃度に及ぼす個々の脂肪酸の作用については，古くからパルミチン酸やミリスチン酸のような飽和脂肪酸は血清コレステロール濃度を上昇させ，リノール酸のような多価不飽和脂肪酸は低下させること，一価不飽和脂肪酸であるオレイン酸は中性的であることが知

られている。一時期，オレイン酸による血清コレステロール低下作用がクローズアップされたが，日本人の場合は摂取効果があまり明確ではなく，むしろ同時に摂取する多価不飽和脂肪酸の影響を考慮する必要がある。一方，血清トリアシルグリセロール濃度を低下させる機能はn-6系多価不飽和脂肪酸のリノール酸よりもn-3系多価不飽和脂肪酸であるα-リノレン酸，エイコサペンタエン酸，ドコサヘキサエン酸の方が効果的である。しかしながら，このような効果を期待し過ぎて，一方の多価不飽和脂肪酸摂取に偏った場合には，生体内の過酸化脂質濃度が高くなるなどむしろ弊害が生じるため，n-6系多価不飽和脂肪酸/n-3系多価不飽和脂肪酸が約4に近くなるようにバランスよく摂取する必要がある。

　食事脂肪は生体防御機能として重要な役割を果たしている免疫機能に対して大きな影響を与える。摂取したリノール酸やα-リノレン酸は，主に肝臓で不飽和化と鎖長延長反応を受けてより不飽和度が高い長鎖脂肪酸へと変換していく（図2-8）。代謝された多価不飽和脂肪酸は細胞膜や顆膜のリン脂質に組み込まれ，必要に応じてリン脂質から切り離されてエイコサノイドといわれる非常に微量でありながら局所的にホルモンのような機能を発揮する成分にさらに代謝される。n-3系とn-6系多価不飽和脂肪酸からつくられるエイコサノイドの機能は対照的であり（表2-4），各エイコサノイド生産量に応じて免疫機能が大きく変化する。一般的に，リノール酸摂取量が多くなるとアラキドン酸由来のエイコサノイドが多くつくられることにより，食物アレルギーなどの過敏反応ではアレルギー症状がいっそう強くなる。このような現象に対してn-3系多価不飽和脂肪酸はリノール酸からアラキドン酸への代謝ならびにアラ

* PG：プロスタグランジン
PX：トロンボキサン
LT：ロイコトリエン

表2-4　主なエイコサノイドとその機能*

n-6系多価不飽和脂肪酸由来	機　能
PGI_2	平滑筋弛緩，血管拡張，血小板凝集阻害
TXA_2	平滑筋収縮，血小板凝集，気管支収縮
PGE_2	T細胞幼若化反応促進，IL-2産生抑制，NK活性抑制，抗体産生抑制，肥満細胞からのヒスタミン放出抑制
LTB_4	白血球活性化，脱顆粒反応促進，白血球郵送機能，NK活性増強，サプレッサーT細胞活性増強，IL-1，IL-2，IFN-γ産生
n-3系多価不飽和脂肪酸由来	機　能
PGI_3	平滑筋弛緩，血管拡張，血小板凝集阻害
TXA_3	弱い血小板凝集作用
PGE_3	T細胞増殖促進，白血球凝集促進
LTB_5	NK活性の抑制，サイトカイン産生抑制，T細胞増殖促進

n-6系多価不飽和脂肪酸由来エイコサノイド

n-3系多価不飽和脂肪酸由来エイコサノイド

キドン酸由来のエイコサノイド産生を阻害する。また，エイコサペンタエン酸由来のエイコサノイドは免疫抑制的に機能する。すなわち，n-3系多価不飽和脂肪酸はこれらの機能を協調的に働かせてアレルギー反応を抑えることになる。しかし，アレルギー症状は複雑な反応で生じる場合が多く，すべてのアレルギー症状の緩和に有効であるとは限らない。また，n-3系多価不飽和脂肪酸の機能に依存し過ぎて過剰摂取してしまうと免疫機能が抑制されすぎる場合も考えられるので，n-6系多価不飽和脂肪酸とバランスよく摂取することが大切である。

2-4 病　　態

脂質代謝に関わる遺伝子の変異によって種々の脂質異常症が発症している。また，過栄養，とくに，脂質摂取量の増大に伴い生活習慣病，肥満症，糖尿病，動脈硬化，がんの発症率は増加の一途をたどっている。このように，脂質代謝の変動あるいは食事脂肪の過剰摂取が様々な病態に関連している。この項では，脂質代謝の異常ならびに脂質摂取量の増加により生じるいくつかの病態について解説する。

(1) 脂質異常症

血液中の脂質の中で，総コレステロール，LDL-コレステロール，トリアシルグリセロールのいずれかが高い値を示す疾患をこれまで高脂血症と称してきたが，この疾病名が2007年より脂質異常症という名称になり，表2-5に示す基準で診断されるようになった。これまでの高脂血症の診断基準の場合には，総コレステロール濃度が高い場合に高コレステロール血症とした基準がなくなり，新基準にはHDL-コレステロール濃度が低い場合を新たに診断基準に入れたため，脂質異常症の方が適切であるとの考えに基づいている。脂質異常症は種々の疾患，例えば甲状腺の機能低下症や肥満や糖尿病に続発して発症することが多いが，原因となる基礎疾患がない場合に生じる場合を原発性高脂血症と呼び，その場合，ほとんどが遺伝子の異常によって生じる。原発性高脂血症には種々の疾患タイプがあり，その原因遺伝子が相次いで発見されてきている。いくつかの疾患例のメカニズムについて解説する。

植物ステロールの吸収率はコレステロールと比べて1/10前後であり，血中濃度は低い。しかし，植物ステロールの中で最も多いβ-シトステ

表2-5　脂質異常症の診断基準

高コレステロール血症	LDLコレステロール	140 mg/dL 以上
高トリグリセリド血症	トリグリセリド	150 mg/dL 以上
低HDLコレステロール血症	HDLコレステロール	40 mg/dL 未満

表 2-6 原発生脂肪異常症の性質

疾患	病型	遺伝形式/原因	頻度	主な症状
家族性カイロミクロン血症	I または V	常劣 LPL または アポ CII	稀	乳幼児期に発見される。発疹性黄色腫，網膜脂血症，肝脾腫
家族性高コレステロール血症（FH）	IIa または IIb	常優 LDL 受容体	ヘテロ：1/500 ホモ：1/100 万	総コレステロール：200〜500 mg/dL，腱黄色腫，角膜輪，若年性冠動脈硬化 総コレステロール：500〜1200 mg/dL，結節性黄色腫，扁平黄色腫，角膜輪，若年性冠動脈硬化
家族性欠損アポ B100（FDB）	IIa	常優 アポ B	ヘテロ：1/1000, ホモ：1/400 万	ヘテロ FH に類似
常染色体優性高コレステロール血症（FH3）	IIa	常優 PCSK9，NARC-1	ヘテロ：<1：2500	FH に類似
常染色体劣性高コレステロール血症（ARH）	IIa	常劣 ARH	<1：500 万	FH に類似，巨大黄色腫，スタチンに反応性
シトステロール血症	IIa	常劣 ABCG8，ABCG5	<1：500 万	FH に類似，植物ステロールの増加，食事に反応性
コレステロール 7α 水酸化酵素欠損症	IIa または IIb	常劣 CYP7A1	稀	FH に類似，胆汁酸排泄低下，スタチンに抵抗性
家族性複合型高脂血症（FCHL）	IIa, IIb, IV	常劣 原因不明	1/100	家族内集積，冠動脈硬化の増加以外は臨床的な症状は少ない
III 型高脂血症	III	常劣，アポ E2/2 の場合，糖尿病などの他の発症要因，稀に常優，異常アポ E	1/10000	総コレステロール：300〜600 mg/dL，トリグリセリド：400〜800 mg/dL，手掌腱黄色腫，結節発疹性黄色腫，冠動脈硬化，末梢動脈硬化，脳動脈硬化の増加，糖尿病および肥満を合併しやすい
家族性内因性高 TG 血症	IV, V	常優多 原因不明	IV：1/300 V：稀	一部に冠動脈硬化症
家族性高 HDL 血症	該当無し	常優 CETP	ヘテロ： ホモ：稀	臨床的な症状は少ない。冠動脈硬化がやや多い。角膜混濁，角膜輪

ロールの血中濃度が高く，家族性高コレステロール血症に類似した徴候を示す原発性高脂血症（シトステロール血症）がある。これまでその原因が明らかではなかったが，その疾患の発症原因となる遺伝子は ATP-結合カセットトランスポーター（ABC）メンバーである ABCG5 と ABCG8 であることが明らかとなっている（図 2-9）。ABCG5 と ABCG8 が形成するヘテロダイマーの機能不全によって植物ステロールのシトステロール排出が低下するために β-シトステロールの吸収率が上昇して血中濃度が高くなることがこの疾患発症の機序であることが明らかになっている。

また，血中の LDL-コレステロール濃度増大を誘発する疾患として，LDL 受容体異常による家族性高コレステロール血症とアポ B-100 の点変異による家族性欠陥アポ B100 がよく知られているが，これらの疾患

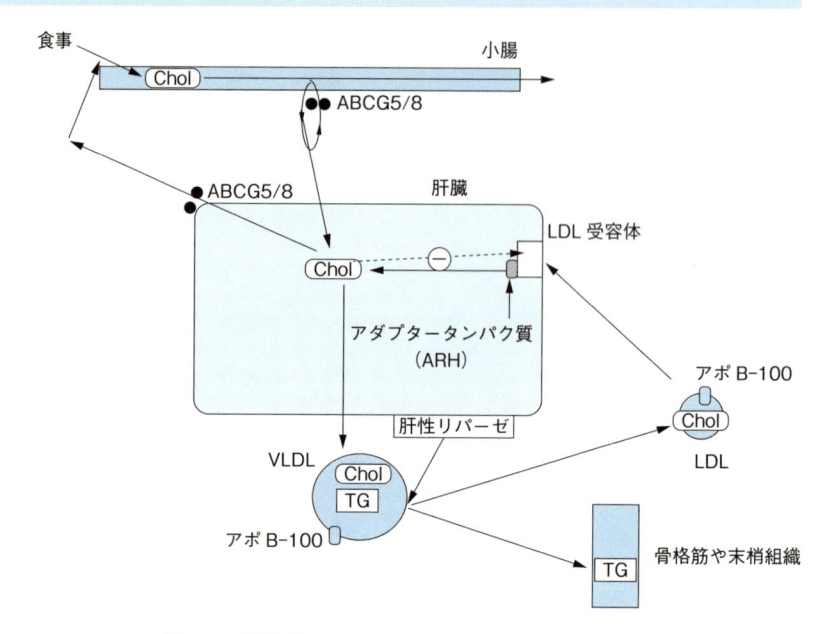

図2-9 原発性高コレステロール血症の発症メカニズム

の主要徴候はシトステロール血症と同じような徴候を示す．さらに，家族性高コレステロール血症と同じような主要徴候を示すが，関連する遺伝形式が異なる常染色体劣性高コレステロール血症の発症に関わる原因遺伝子としてLDL受容体のアダプタータンパク質の存在が確認された．このように，主要徴候が同じであるにもかかわらず，4種類の全く異なる遺伝子が単遺伝子性の高コレステロール血症の発症に関わっている．このような現象をコレステロールの四重奏と呼んでいる．

(2) 肥満症とメタボリックシンドローム

肥満は体脂肪が過剰に蓄積した状態であって，必ずしも疾病というわけではない．医学的にみて減量治療を必要とする肥満を肥満症と呼び，診断基準が次の2つからなっている．1つは，肥満に関連し減量が必要，または減量により改善が可能な糖尿病や脂質異常症などの病態を有している場合である．そして，もう1つは健康障害を伴いやすいハイリスク肥満，すなわちCTスキャンなどの診断により内臓脂肪の過剰蓄積を有する場合である．現在，世界的規模で死因は心筋梗塞や脳梗塞などの動脈硬化性疾患が第一位になっている．動脈硬化の発症には脂質異常症，高血圧，肥満症，糖尿病が複合的に関連していることが明らかになっている．図2-10に示すように，過栄養や運動不足といった生活習慣が原因となる内臓脂肪の蓄積から肥満症となり，その結果，脂肪細胞の機能異常が発端となって生じる耐糖能異常，脂質異常症，高血圧を複数合併発症するマルチプルリスクファクター症候群で，動脈硬化になりやすい

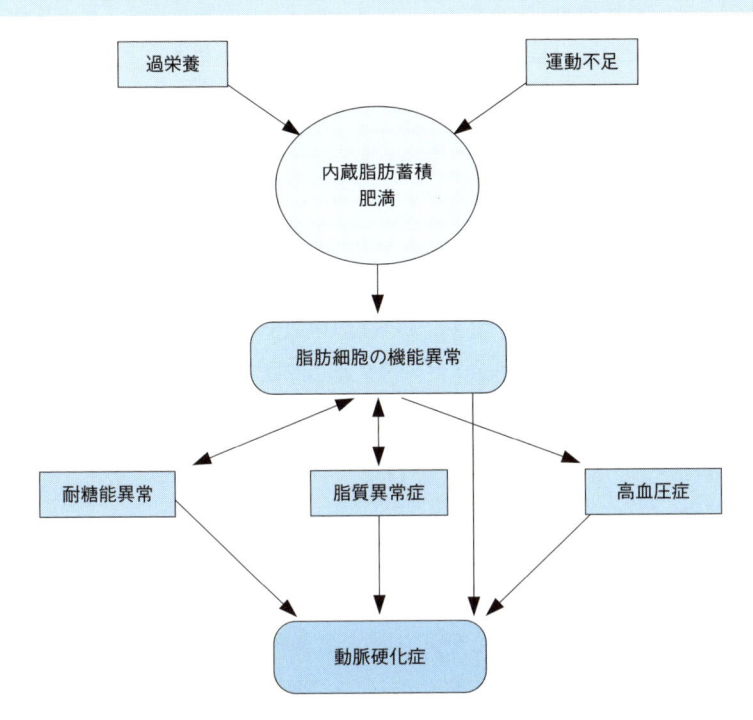

図2-10 メタボリックシンドロームの病態の概略図

病態のことをメタボリックシンドロームと呼んでいる。

　生活習慣病の原因となる肥満症は脂肪細胞の肥大によって生じると考えられている。脂肪組織は余剰エネルギーを中性脂肪，すなわちトリアシルグリセロールの形で貯蔵する機能に加え，最近では，レプチンなどのアディポサイトカインを分泌する内分泌器官として機能していることが重要視されている。脂肪細胞が過栄養などによりトリアシルグリセロールを過剰に蓄積すると肥大してアディポサイトカインの発現や分泌に異常が生じ，その結果として種々の生活習慣病発症やその症状の増悪

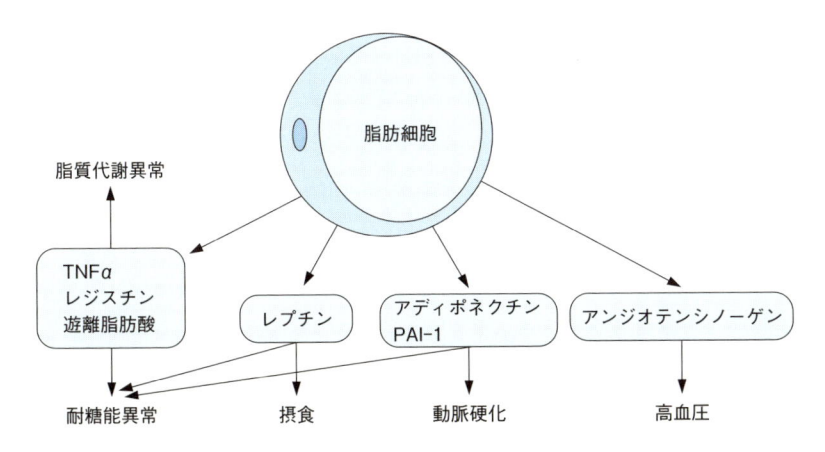

図2-11 脂肪細胞から産生されるアディポサイトカイン類と疾病との関係

が進行する（図2-11）。いくつかのアディポサイトカインと肥満症との関係について解説する。

レプチンは第1番目に認識されたアディポサイトカインであり，脂肪細胞から分泌された後に視床下部に発現しているレプチン受容体を介して強い摂食抑制とエネルギー消費の亢進をもたらす。肥満動物や肥満症患者の脂肪組織にはレプチン遺伝子の発現が亢進されており，血中のレプチン濃度は高くなり，その濃度は体格係数や体脂肪率とよく相関している。そのため，肥満症のパラメータとして肥満に関わる遺伝子のように見えるが，機能的には抗肥満遺伝子である。実際に，レプチン遺伝子の異常によるレプチン欠損家系では異常な過食と肥満が認められ，一方では低レプチン血症に伴う脂肪萎縮性糖尿病に対してレプチン投与が治療薬として有効であることも動物実験で明らかとなっており，糖尿病治療薬として期待されている。

> **word** TNFα（tumor necrosis factor-α）
> 単球マクロファージから分泌されて腫瘍部位を壊死させる誘導因子として見出されたものであり，通常は腫瘍や病原体に対する防御機構として機能する炎症性サイトカインである。

TNFαは脂肪組織からも分泌されて肥満度やインスリン抵抗性と正に相関することが明らかになっている。TNFαのシグナルはその受容体を介して伝えられインスリンシグナルやGLUT4（glucose transporter 4）シグナルを阻害してインスリン抵抗性をもたらすと考えられている。さらに，TNFαは脂肪細胞の脂肪分解を促進し，アディポネクチンの発現を低下させる。その一方で，レプチンなどの発現を亢進する。肥満に伴い肥大化した脂肪組織のTNFα発現は上昇するが，その産生は脂肪細胞ではなくマクロファージである。肥大化した脂肪組織にマクロファージが浸潤して脂肪細胞とマクロファージ間で生じたパラクリンループ作用（ある細胞で分泌された物質が近辺の細胞にも影響を与える作用）でTNFαが産生されることが明らかになっている。

アディポネクチンは他のアディポサイトカインが肥満に伴ってその血中濃度が上昇するのとは違い，肥満度と負に相関することが最大の特徴であり，内臓脂肪の増加に応じて低下する。また，インスリン抵抗性，2型糖尿病の発症，脂質異常症ならびにメタボリックシンドロームによっても血中のアディポネクチン濃度は低下する。高脂肪食を摂取させてインスリン抵抗性を惹起させ血中アディポネクチン濃度が低くなった動物にアディポネクチンを投与したところ，抵抗性は改善され，さらには高トリアシルグリセロール血症も緩和されたために，現在では抗糖尿病薬として期待されている。アディポネクチンはその受容体を介したシグナル伝達により，糖の取り込みや脂肪酸のβ酸化を亢進させて糖新生を抑制する。このような作用によってインスリン抵抗性の改善ならびに血糖値の低下がもたらされる。最近では動脈硬化進展におけるすべての

プロセスを抑制する成分であることも明らかにされており，肥満症や2型糖尿病のみならず抗メタボリックシンドローム薬として最も期待されている*。

* この他にも肥満症が発端となるメタボリックシンドロームにはPAI-1（Plasminogen activator inhibitor-1）やレジスチンなどの様々なアディポサイトカイン類が関与していることが明らかとなってきている。

コラム

MCP-1（monocyte chemoattractant protein-1）

別名MCAF（monocyte chemotactic and activating factor）とも呼ばれ，単球の走化性因子の1つである。これまでの研究から，MCP-1は動脈硬化症，遅延型アレルギー，関節リウマチ，あるいは肺疾患といった各種炎症性疾患において単球およびT細胞の組織浸潤に関与することが知られている。最近では，肥満動物の脂肪組織特異的MCP-1遺伝子の高発現が認められ，血中のMCP-1濃度と肥満度の間に正の相関があることが明らかになっている。また，肥満に伴うインスリン抵抗性発症への関与も重要視されるようになっている。MCP-1産生細胞は，TNFαの場合と同じように脂肪細胞ではなく，肥大化した脂肪細胞やに脂肪組織に浸潤したマクロファージに由来する因子が前駆脂肪細胞に作用してMCP-1の分泌を亢進させて，さらに単球やマクロファージの浸潤を促進して脂肪組織の機能不全を招くようである。

(3) 胆石症

胆石は，その中に含まれる成分によってコレステロール石（コレステロールを70%以上含む），ビリルビン石や黒色石などの色素石，その他のまれな胆石に大別される。日本人の場合，かつてはビリルビン石が大半であったが，食の多様化に伴い，コレステロール胆石症が7割以上を占めるようになっている。胆汁は生体内からコレステロールを排泄させる唯一の経路である。コレステロールは非水溶性であるが，胆汁の中では両親媒性の胆汁酸とリン脂質の助けを借りて溶けている。胆汁酸濃度が十分である場合は，コレステロール，胆汁酸，リン脂質の3者は安定なミセルを形成するが，相対的に胆汁酸濃度が低くなると不安定なコレステロール-リン脂質小胞が形成される。すなわち，コレステロールが多かったり胆汁酸が少ない場合はコレステロール-リン脂質小胞の融合や凝集が生じて大きな多層性小胞となり，コレステロール結晶の析出，核形成，胆石形成という状況に陥る。このような不安定なコレステロール-リン脂質小胞が多い胆汁をコレステロール過飽和胆汁といい，胆嚢壁から分泌されるムチンの関与，さらには，胆嚢の収縮低下や排泄機能

障害などが関連してコレステロール胆石が形成される。コレステロール過飽和胆汁の生成には，胆汁酸の排泄減少，リン脂質の排泄減少，コレステロールの排泄過剰の3つの要素が必要条件である（図2-12）。胆石形成を誘発すると考えられる生活習慣では，コレステロールの排泄過剰により胆汁中のコレステロール飽和度を上昇させている場合が多いと考えられる。例として，高カロリー食では肝臓のHMG CoA還元酵素活性が高まり，内因性コレステロール濃度が高くなって胆汁中へのコレステロール過剰排泄が生じる。また，肥満の場合でも内因性コレステロール合成が亢進されるので胆汁中のコレステロール濃度は高まる。さらに，ショ糖などの糖質の過剰摂取でもインスリンの分泌促進により肝臓のコレステロール合成が高まり，胆汁中のコレステロール濃度は高まる。このような食事による内因性コレステロール合成の亢進がコレステロール過飽和胆汁の生成につながり，コレステロール胆石の形成に進展することが考えられる。

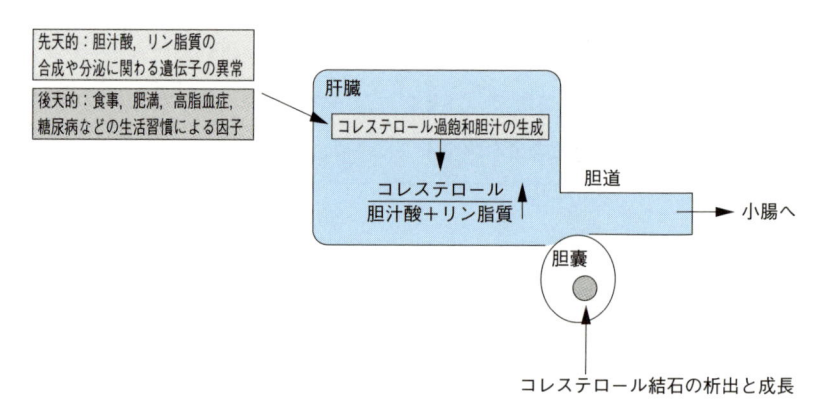

図2-12 コレステロール過飽和胆汁の生成に関わる因子

2-5 食品の機能

生活習慣病，肥満症，糖尿病などの疾病発症が多い現在では，これらの疾病を薬剤ではなく，食品成分で予防あるいは改善したいとう考えが社会的に高まっている。これまでその利用度が高くなく，また，健康の維持増進に寄与する機能があまりわかっていなかった食品成分の中には肥満症を改善したり血中コレステロール濃度を調節する機能を有するものがあり，厚生労働省が認可する特定保健食品の素材として利用されるものも現れてきている。この項では，最近注目されている機能性脂質ならびに大豆タンパク質が脂質代謝に与える機能について解説する。

(1) 中鎖脂肪酸

中鎖脂肪酸（MCT）は炭素数が 8〜10 の脂肪酸で，天然では，動物性では母乳や牛乳に，植物性ではパーム油やヤシ油に含まれている（表 2-3）。ヒトにおいて MCT の摂取により体脂肪の蓄積が抑制されることが認められており，特定保健食品として認知されている。食用油として利用されている MCT は，MCT を長鎖脂肪酸が含まれる植物油とエステル交換してトリアシルグリセロールに組み込ませたものである。MCT は舌リパーゼおよび胃酸の作用によって分解されて，大部分が遊離脂肪酸となって十二指腸に達するため，膵リパーゼによる加水分解を必要としない。また，MCT は水に対する親和性が高いため，トリアシルグリセロールのようにリンパを経て全身への循環系に行かず，門脈を経て肝臓でただちに β 酸化されてエネルギー源となる（図 2-13）。さらに，MCT は長鎖脂肪酸のように肝臓のミトコンドリア膜の通過に際してカルニチンやカルニチンパルミトイルトランスフェラーゼを必要としないので，食後のカイロミクロン中のトリアシルグリセロール濃度の上昇が少ない。これらの作用が複合的にはたらいて体脂肪の蓄積抑制効果が発揮されているものと考えられる。

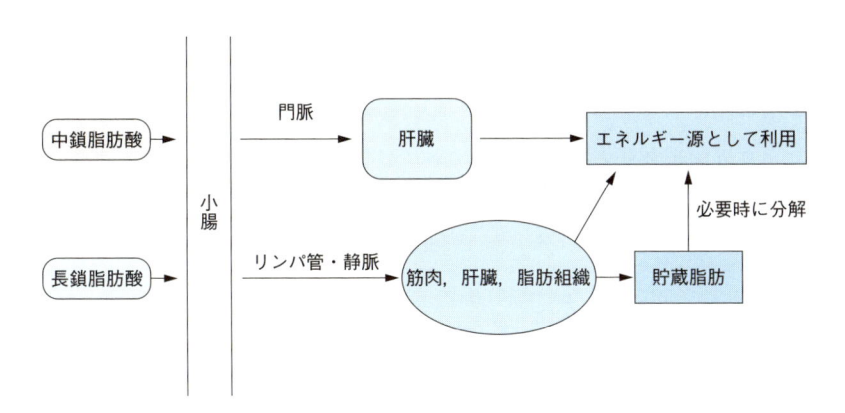

図 2-13 中鎖脂肪酸と長鎖脂肪酸の代謝の違い

(2) ジアシルグリセロール

ジアシルグリセロール（DG）は 1,2-DG と 1,3-DG の構造異性体が存在し，1,3-DG の体脂肪蓄積抑制作用がよく知られている。1,2-DG は小腸内腔で膵リパーゼの作用で加水分解され，2-モノアシルグリセロールと遊離脂肪となり小腸上皮細胞に取り込まれた後に，2-モノアシルグリセロール経路でトリアシルグリセロールに再合成される（図 2-14）。一方，1,3-DG は一般には胃や膵リパーゼの作用では生成しない。1,3-DG は大半が遊離脂肪酸とグリセリンに加水分解され，グリセロール 3-リ

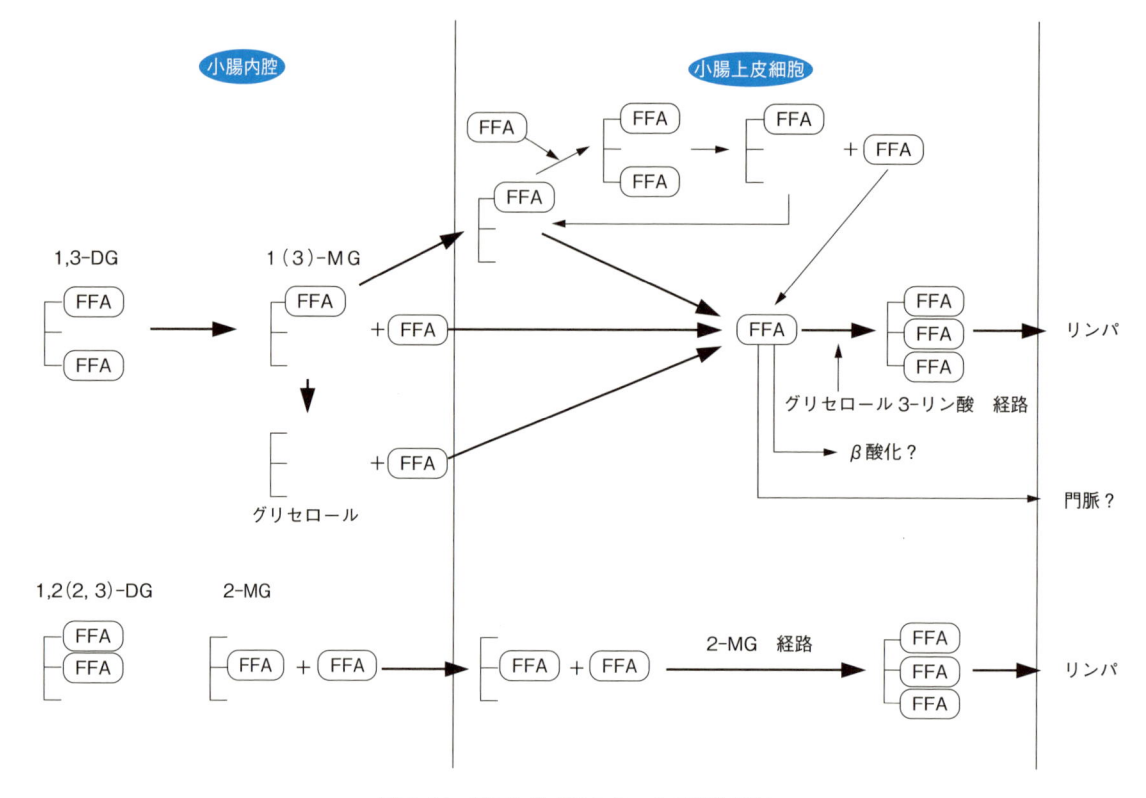

図2-14 ジアシルグリセロールの消化吸収

ン酸経路でトリアシルグリセロールになるものと考えられる。合成されたトリアシルグリセロールは他のトリアシルグリセロール同様にカイロミクロンに組み込まれてリンパに放出されるが，グリセロール3-リン酸経路でのトリアシルグリセロール合成は2-モノアシルグリセロール経路の場合と比べて遅いためリンパへの放出時間が遅延する。そのため，合成を待っている間に脂肪酸のごく一部が門脈に流入する可能性がある。

DGの体脂肪蓄積抑制作用は，DGの吸収，とくにトリアシルグリセロール合成に時間のかかる1,3-DGのリンパへの放出が遅いことによるものと考えられる。すなわち，カイロミクロンのトリアシルグリセロール濃度が低い場合には，カイロミクロン由来の脂肪酸の脂肪組織への取り込みが低くなり，一方で筋肉で脂肪酸がエネルギー源として利用されるようになる。そのため，DG摂取時に生成するカイロミクロンのトリアシルグリセロールは，トリアシルグリセロール摂取時と異なり，脂肪組織に蓄積されるよりもエネルギー源として利用される割合が高くなる。よって，DG摂取時にはβ酸化が亢進されるものと思われる。DGの継続摂取によって上記のような代謝が繰り返されることで体脂肪が減

少していくと考えられる。

(3) 魚　油

多価不飽和脂肪酸に富む油脂は飽和脂肪と比べると肝臓の脂肪酸合成を抑制する機能があり，血清トリアシルグリセロール濃度を低下させる。多価不飽和脂肪酸の中でもn-3系多価不飽和脂肪酸であるエイコサペンタエン酸とドコサヘキサエン酸を含む魚油は他の多価不飽和脂肪酸よりも強く脂肪酸合成を抑制する。また，魚油は飽和脂肪やn-6系多価不飽和脂肪酸と比べて肝臓の脂肪酸β酸化を強く亢進する作用を有している。この2つの作用により血清をはじめとする体内のトリアシルグリセロール濃度を低下させるものと考えられる。このような魚油の生理作用は，魚油に高濃度に含まれるエイコサペンタエン酸とドコサヘキサエン酸の作用によると考えられる。図2-15に示すように，精製されたエイコサペンタエン酸とドコサヘキサエン酸のエチルエステルを個々にあるいは一緒にラットに与えた場合には，エチルエステルはトリアシルグリセロールと比べて小腸から吸収されにくいため魚油よりは誘導効果がやや低くなるが，魚油と同様に肝臓のβ酸化に関わる酵素やω酸化に関わるP450ファミリーの遺伝子発現を誘導することが明らかになっている。このように，エイコサペンタエン酸とドコサヘキサエン酸は強い肝臓のβ酸化亢進作用を発揮する脂肪酸であり，このような作用によって血清トリアシルグリセロール濃度が低下すると考えられる。

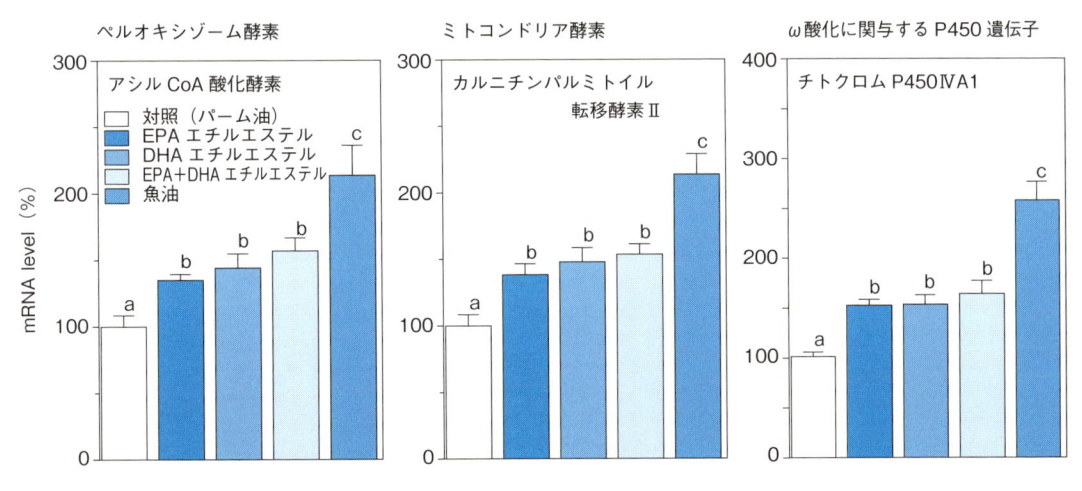

図2-15　エイコサペンタエン酸とドコサヘキサエン酸のエチルエステルあるいは魚油がラット肝臓脂肪酸酸化系酵素のmRNA量に与える影響
データは平均値±標準誤差（$n=7$-8）。
[abcd] 共通の肩英文字がない場合は有意差がある（$P<0.05$）。
Hong D.D. et al.（2003）: Biochim. Biophys Acta, 1635, 29の図を改編

(4) 共役リノール酸

共役リノール酸（CLA）は，リノール酸と同様に炭素数が18個で二重結合が2個の脂肪酸であるが，2つの二重結合が隣り合わせになって存在する共役型の構造をとっている（図2-16）。自然界では，CLAは牛などの反芻動物の第一胃に存在している嫌気性の細菌が有するリノール酸イソメラーゼの作用によって生成するため，反芻動物の乳，乳製品，筋肉にCLAが存在する。一般的に，日本人は食品から9*cis*, 11*trans*-CLAを1日当たり200 mg程度摂取している。CLAはリノール酸をアルカリを用いた異性化により作成してサプリメントなどに用いられてきている。アルカリ処理で得られるCLAは9*cis*, 11*trans*-CLAと10*trans*, 12*cis*-CLAが同程度存在する。現在，これらのCLAの生理効果の検証が行われているが，最もよく知られている生理効果は体脂肪蓄積抑制作用であり，ヒト，ブタ，ニワトリでその効果が確認されている。齧歯類の場合はマウスでの感受性が高く，ラットでは低いことも知られている。しかし，肥満を発症するラットではCLAの体脂肪蓄積抑制作用が確認されており，そのメカニズムについては肝臓，筋肉および脂肪組織中の脂肪酸合成系の抑制，脂肪酸のβ酸化系の亢進，ならびにエネルギー代謝の亢進が相互的に関与していると考えられる。CLA異性体間

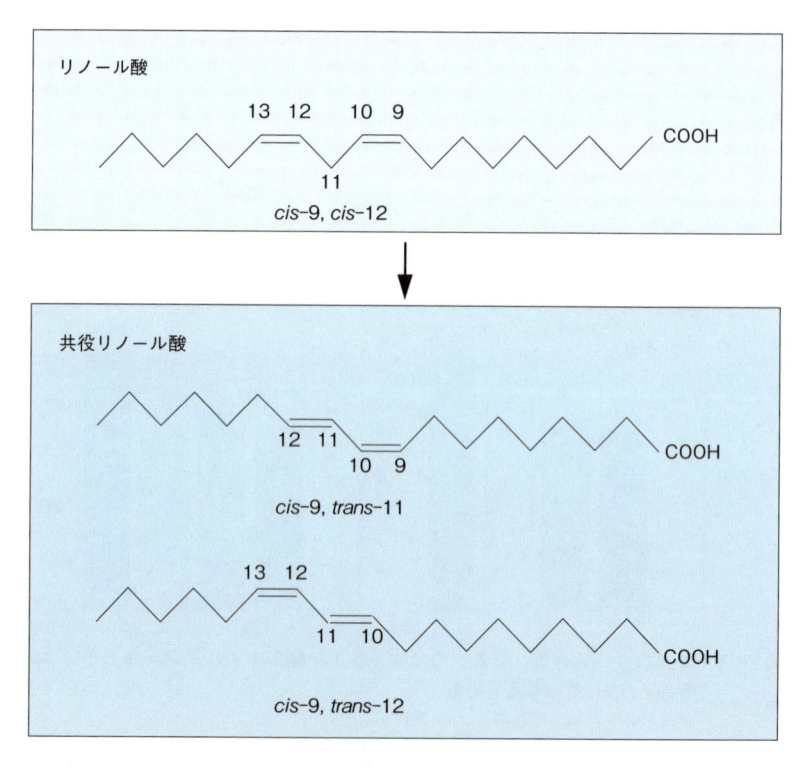

図2-16　共役リノール酸の構造

での作用の違いについては，天然に多い 9*cis*, 11*trans*-CLA での作用は認められず，10*trans*, 12*cis*-CLA の作用が強いことも明らかになっている。最近では，CLA に加えて，ざくろやニガウリの種子に含まれる共役リノレン酸の体脂肪蓄積抑制作用についても動物実験で明らかにされてきている。今後，共役脂肪酸の利用が期待される。

(5) 大豆タンパク質

大豆タンパク質が脂質代謝に与える作用に関しては，多くの研究結果が報告されているが，大部分はコレステロール代謝に与える影響に関するものである。一般的に，植物性タンパク質は動物性タンパク質よりも血漿コレステロール濃度低下作用が強いことがウサギを用いた研究で明らかになっている（図2-17）。ヒトでの研究でも大豆あるいは大豆タンパク質の摂取により冠状動脈性疾患の危険性が低下し，健康の維持に役立っていることが確認されている。大豆タンパク質の血清コレステロール低下作用のメカニズムについては多くの議論があるが，大豆タンパク質を摂取した場合には消化酵素で消化されにくい不消化画分であるペプチドが消化管内で胆汁酸と吸着してミセル形成を阻害し，コレステロールの吸収を阻害すると共に胆汁酸の腸肝循環をも干渉する（図2-18）。そのため，肝臓でのコレステロール生合成は上昇するが，不足した胆汁酸を補うために肝臓コレステロールの異化が進むため，肝臓コレステ

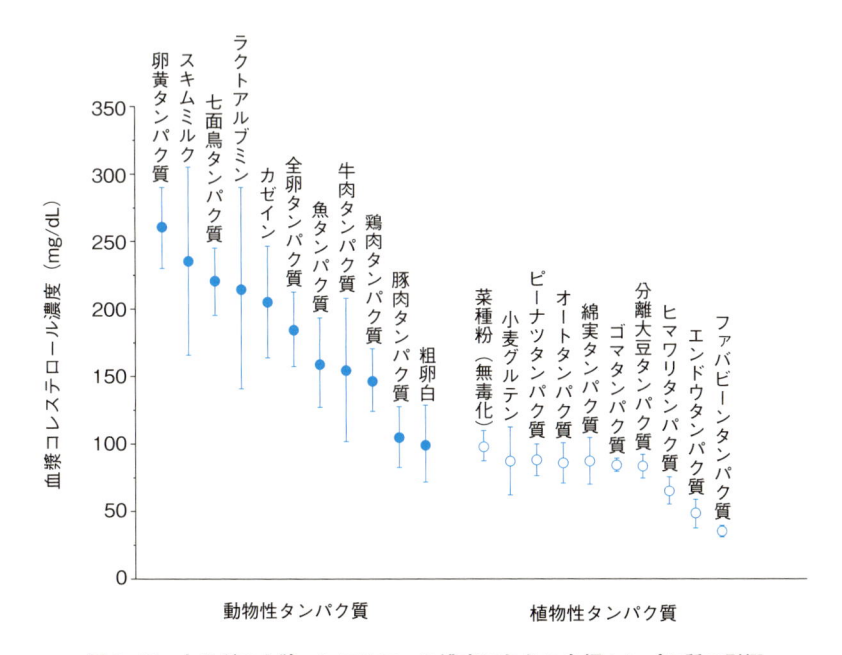

図 2-17　ウサギの血漿コレステロール濃度に与える食餌タンパク質の影響
摂食期間は 28 日間で，データは 5～6 匹の平均値。
Carroll K.K. and Hamilton R.M.G.（1975）: *J. Food Sci.*, **40**, 18 の図を改編

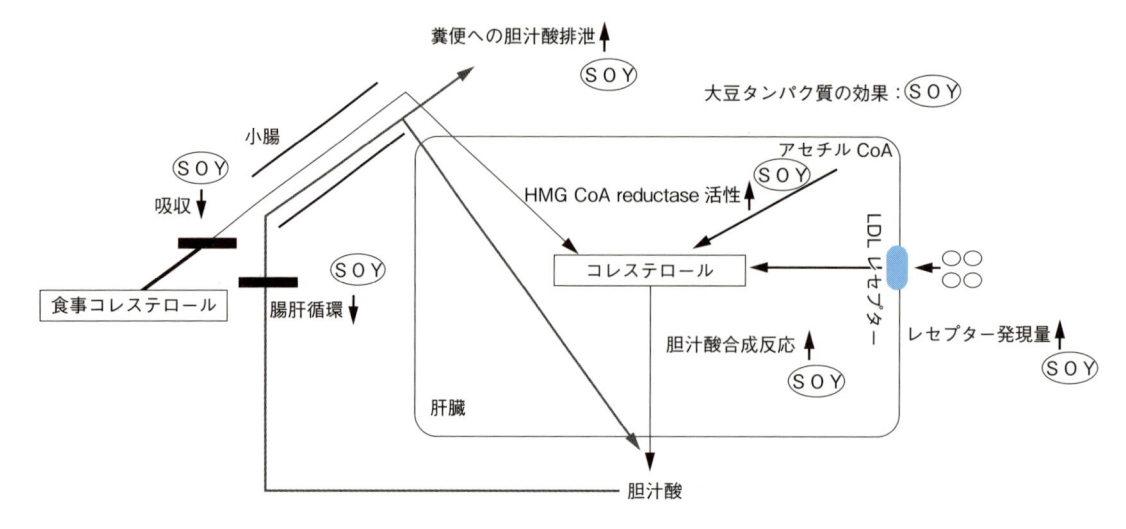

図 2-18 コレステロール代謝に与える大豆タンパク質の影響

ロール濃度は低くなり，血清コレステロールの肝臓への取り込みは促進されることになる。以上のようなメカニズムで血清コレステロール濃度は低下すると考えられており，高コレステロール血症の予防に利用できるものと期待されている。

n-6 系多価不飽和脂肪酸のリノール酸からアラキドン酸に至る代謝は，エイコサノイド産生にもつながり，膜リン脂質の構築ならびに生体恒常性の維持の両面で質的にも量的にも重要なものである。大豆タンパク質の生理機能にはもう 1 つ，このリノール酸代謝を修飾する作用が主としてラットを用いた実験で明らかになっている。大豆タンパク質は動物性タンパク質と比較して，リノール酸からアラキドン酸に代謝するステップで律速段階を担う $\Delta 6$ 不飽和化酵素の活性を抑制し，さらには，種々のプロスタグランジンの産生をも抑える機能を有している（図 2-19）。このような機能により，アラキドン酸由来のエイコサノイド産生レベルが抑えられてアレルギー症状が緩和したり，血小板凝集能の低下によって動脈硬化発症の予防も期待される。

(6) トランス酸

トランス酸，すなわちトランス型（$trans:t$）不飽和脂肪酸は通常のシス型（$cis:c$）の不飽和脂肪酸の幾何異性体であり，食事脂質に含まれている代表的なものはシス型のオレイン酸（$9c$-18：1）の異性体であるエライジン酸（$9t$-18：1）（図 2-20）がよく知られている。トランス酸は植物油や魚油を部分水素添加してマーガリンやショートニングのような半固形状の油脂を調整する際に生成する。二重結合の位置が主に

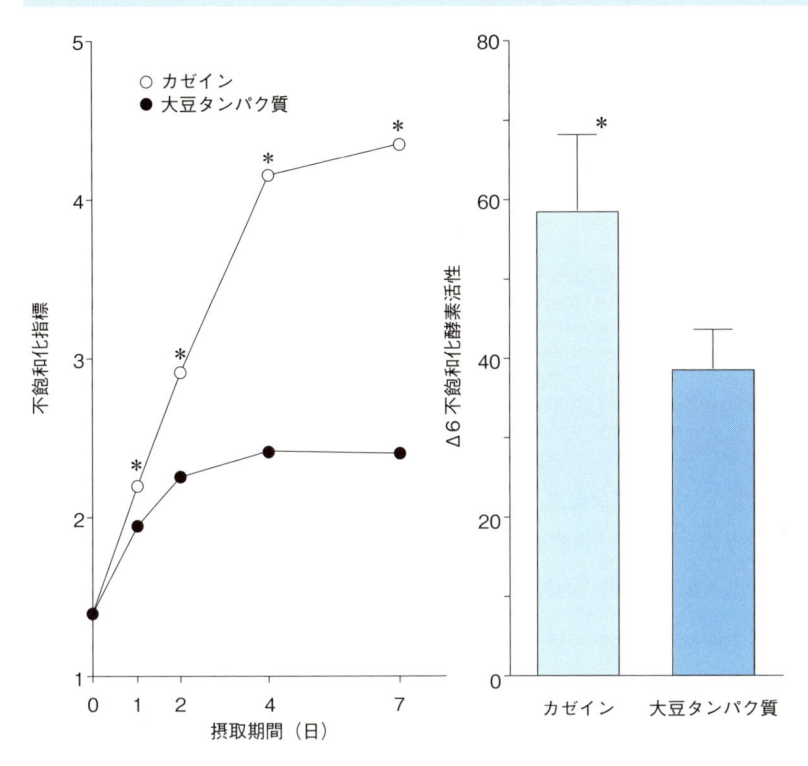

図2-19 ラットにおけるリノール酸不飽和化とΔ6不飽和化酵素活性に与える食餌タンパク質の影響
データは平均値±標準誤差（$n=7-8$）。
不飽和化指標：（γ-リノレン酸＋アラキドン酸）／リノール酸の比率。
＊大豆タンパク質群に対して有意差がある（$P<0.05$）。
Koba K. *et al.* (1991): *Agric. Biol. Chem.*, **55**, 1367 の図を改編

9～11位に分布しており，多くの異性体が存在する。これらのトランス酸を非天然型トランス酸という。一方，反芻動物の肉や乳脂肪にも5%程度の天然型トランス酸が存在する。このトランス酸のほとんどはバクセン酸（11t-18 : ）である。トランス酸の摂取量が増えると，血漿コレステロール濃度の上昇とHDL-コレステロール濃度の低下を誘発することが報告されている。このような現象はt-18 : 1摂取量が3エネルギー%以上で生じることが欧米で報告されている。しかし，トランス酸摂取による血漿コレステロール濃度上昇作用はリノール酸の摂取量が多くなると抑制される。現在，日本人のt-18 : 1摂取量は1エネルギー%前後であること，リノール酸摂取量が欧米と比べて高いこと，さらには，日本で製造されるマーガリンやショートニングに含まれるトランス酸濃度は諸外国の製品と比較して少ないことを考えるとわが国ではその摂取による問題はほとんどないものと考えられる。また，日本人のトランス酸摂取量の範囲で疾病罹患のリスクになるかどうかは明らかになってい

ないので，食事摂取基準（2010年）では目標量としての基準策定はされていない。しかし，非天然型のトランス酸は必要な栄養素ではないので必要量はゼロであることと，稀にトランス酸含有食品を多量に摂取する消費者も存在するので，トランス酸含有量の表示を義務化するよりも含有量規制をすることが現在のところトランス酸による健康被害防止に結びつくものと考えられる。

引用・参考文献

日本化学会編集,『脂質の化学と生化学：季刊化学総説 No.16』,学会出版センター（1992）.

栄養機能化学研究会編集,『栄養機能化学』,朝倉書店（1996）.

河村幸雄,大久保一良編集,『ダイズのヘルシーテクノロジー』,光琳（1998）.

板倉弘重編集,『脂質の科学』,朝倉書店（1999）.

菅野道廣,『「あぶら」は訴える：油脂栄養論』,講談社（2000）.

『栄養と生体応答-遺伝子と免疫の視点から-』,宮澤正顯,大東肇編集,昭和堂（2004）.

清水孝雄編集,『「脂質生物学がわかる：脂質メディエーターの機能からシグナル伝達まで』,羊土社（2004）.

春日雅人編集,『生活習慣病がわかる：糖尿病・動脈硬化をはじめとする各疾患の分子機構と発症メカニズム』,羊土社（2005）.

中尾豊,宮本賢一編集,『基礎栄養学』,医歯薬出版（2005）.

宮澤陽夫,柳田晃良,藤本健四郎編集『脂質栄養と健康』,建帛社（2005）.

鈴木修,佐藤清隆,和田俊監修,『機能性脂質の進展』,シーエムシー出版（2006）.

菅野道廣,近藤和雄,板倉弘重,ブルース・ジャーマン,『健康と脂質摂取』,建帛社（2006）.

佐藤隆一郎,今川正良,『生活習慣病の分子生物学』,三共出版（2007）.

本田彰,「胆石症」,総合臨牀 56, 3085（2007）.

河田照雄,斎藤昌之,小川正編集,『肥満と脂肪エネルギー代謝-メタボリックシンドロームへの戦略-』,建帛社（2008）.

3 タンパク質

3-1 タンパク質とは

　体を構成している細胞の主要構成成分も，体内でいろいろな物質代謝を触媒する酵素もタンパク質でできている。また運動も筋肉タンパク質の収縮により行われる。このように，タンパク質は核酸とならぶ生命の根源と言われる成分である。

　タンパク質に塩酸を加えて加熱（加水分解）あるいはタンパク質分解酵素を作用させるとアミノ酸が生成することから，タンパク質はアミノ酸からできていることがわかる。アミノ酸は分子内にカルボキシル基（-COOH）とアミノ基（-NH$_2$）を持つ両性電解質である。アミノ酸分子のカルボキシル基と他のアミノ酸のアミノ基が脱水縮合して結合（ペプチド結合）するとペプチドとなるが，これが多数つらなってできたポリマー（ポリペプチド）がタンパク質である。ペプチドの中にはホルモンのような生理活性をもつものもある。図3-1に示すようなポリペプチドの各アミノ酸に共通な部分をペプチドの主鎖といい，各アミノ酸特有の構造部分を側鎖という。タンパク質の性質は，側鎖の電荷や酸化還元

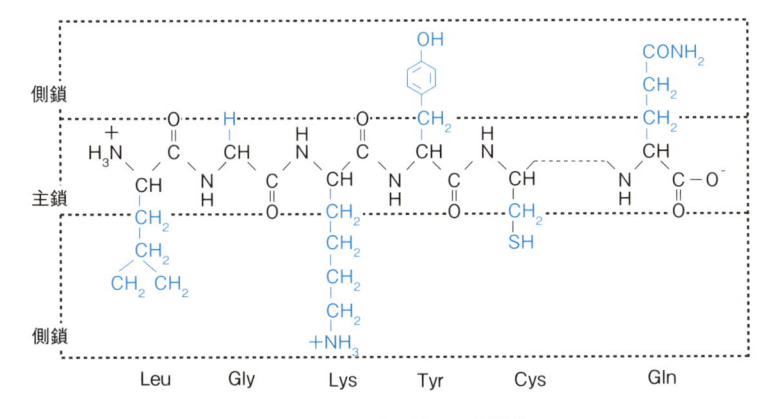

図3-1 タンパク質の一次構造

されやすい硫黄などによるところが多い。

　タンパク質はそのアミノ酸の配列の違いだけではなく，複雑な立体構造を形成することでいろいろな生理機能があらわれる。タンパク質のアミノ酸配列はタンパク質の一次構造と呼ばれ，その配列はDNAの塩基配列により規定される。ポリペプチド主鎖部分の水素結合による相互作用によりペプチド鎖はらせん状（αヘリックス）構造やシート状（β構造）をとる。これをタンパク質の二次構造という。さらに側鎖の相互作用などによる立体構造を三次構造という。分子量の大きいタンパク質の場合，いくつかのポリペプチドがまとまってタンパク質を形成することが多い。それぞれのポリペプチドをサブユニットいい，サブユニットの立体的な相互関係を四次構造とよぶ。

　タンパク質にはいろいろな分類方法がある。溶解性による分類は古くから用いられている。例えばアルブミンは水に可溶性のタンパク質であり，グロブリンは水には溶けないが塩類溶液に可溶性のタンパク質である。一方，形態からの分類では，多くの酵素タンパク質が該当する球状タンパク質，コラーゲンや絹のフィブロインのような繊維状タンパク質というような分類もある。また，糖，脂質，リン酸などが結合したタンパク質をそれぞれ糖タンパク質，リポタンパク質，リンタンパク質（これらを総称して複合タンパク質という）という。

3-2　代　謝

(1) タンパク質の消化

　食事タンパク質は口腔の中で咀嚼され，だ液と混合されて胃に送られる。胃において胃壁の壁細胞から分泌される塩酸によりタンパク質が変性し，以後のタンパク質分解酵素の作用が受けやすくなる。胃壁の主細胞から分泌されるペプシノーゲンは，塩酸により一部が分解されてタンパク質分解活性のあるペプシンとなる。タンパク質はペプシンによりおおまかにペプチド結合が加水分解されてペプチドとなる（図3-2）。

　十二指腸に分泌される膵液には不活性型のチモーゲンと呼ばれるタンパク質分解酵素前駆体が含まれている（表3-1）。トリプシン，キモトリプシンはそれぞれトリプシノーゲン，キモトリプシノーゲンとして分泌される。これらは，ペプシンで消化されて生じたペプチドをさらに小さなペプチドに分解する。このペプチドは，管腔側の小腸刷子縁膜に存在するペプチダーゼによりアミノ酸に分解されただちに吸収される（膜消化）。また，ジ，トリペプチドをそのまま吸収するペプチド輸送系も存在する。

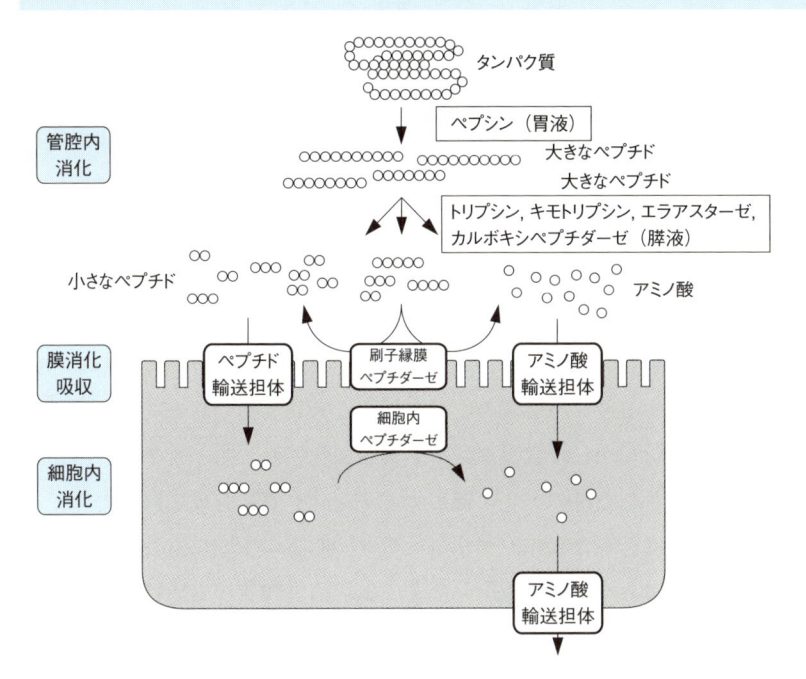

図3-2 タンパク質の消化, 吸収

表3-1 主な消化管のタンパク質分解酵素

酵素名	分泌（局在）	前駆体（チモーゲン）	活性化	特異性
ペプシン	胃	ペプシノーゲン	塩酸, ペプシン	芳香族アミノ酸, Leu残基のC末側
トリプシン	膵臓	トリプシノーゲン	エンテロキナーゼ, トリプシン	Lys, Arg残基のC末側
キモトリプシン	膵臓	キモトリプシノーゲン	トリプシン	芳香族アミノ酸残基のC末側
エラスターゼ	膵臓	プロエラスターゼ	トリプシン	Gly, Ser残基のC末側
カルボキシペプチダーゼA	膵臓	プロカルボキシペプチダーゼA	トリプシン	C末端の芳香族アミノ酸残基
カルボキシペプチダーゼB	膵臓	プロカルボキシペプチダーゼB	トリプシン	C末端の塩基性アミノ酸残基
アミノペプチダーゼ	小腸刷子縁膜			複数あり
トリペプチダーゼ	小腸刷子縁膜／細胞質			複数あり
ジペプチダーゼ	小腸刷子縁膜／細胞質			複数あり

(2) ペプチド, アミノ酸の吸収

小腸にはいくつかの異なる基質特異性をもつアミノ酸輸送系が刷子縁膜と側底膜に存在する。例えば、刷子縁膜のy-系は塩基性アミノ酸の輸送を担い、側底膜のASC系はアラニン、セリン、システインの輸送を担う。このようにしてアミノ酸は小腸細胞で吸収され門脈に入る（図3-2）。

ジ、トリペプチドは、アミノ酸輸送系とは異なる経路で小腸の細胞に取り込まれ、細胞内のペプチダーゼで加水分解されアミノ酸となる。小

腸細胞に取り込まれたペプチドの大部分はこのペプチダーゼにより分解されるので，門脈中にペプチドはほとんど見られない。

アミノ酸の吸収においては，同じ吸収担体を使うアミノ酸同士は吸収の競合がみられ，吸収が遅れることがある。一方，ペプチドの吸収には競合がないため，アミノ酸よりジ，トリペプチドの方が吸収は速い。

(3) タンパク質の代謝回転

私たちは食事としてある程度のタンパク質を摂取しなくてはならないが，糖質や脂質のように主にエネルギー源とするのではなく，基本的には体を構成するタンパク質の素材を作るために食事からタンパク質を摂取している。しかし，食事タンパク質が消化されて生じたアミノ酸が小腸から吸収された後のアミノ酸が全てタンパク質に合成されるわけではなく，一部はグルコースやグリコーゲン，脂質の生成にも使われる。またわずかではあるが，ホルモンなどの生理活性物質の合成にも使われる（図3-3）*。

* 尿中に排泄される窒素量は，摂取したタンパク質量や質により影響を受ける。古くは体タンパク質の代謝（内因性代謝）と食事により影響される排泄窒素の代謝（外因性代謝）は別のものであるという考えがあった（フォリンの二元論）。しかし1930年以降，シェーンハイマーの窒素の同位体を使った研究から，これらは一体のものであり，体を構成しているタンパク質は常に合成され，また分解される動的平衡状態にあり，また食事由来の窒素（アミノ酸）もそれに使われていることが明らかになった（シェーンハイマーの一元論）。

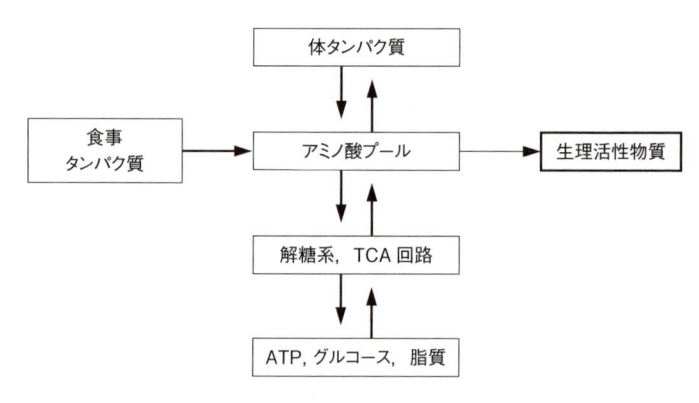

図3-3　タンパク質代謝の概要

コラム

タンパク質の代謝回転速度

タンパク質により代謝回転速度が異なる。例えばラットの骨格筋の主要構成タンパク質であるミオシンの半減期（ある時刻に合成されたタンパク質が半分の量になる時間）は15日程度であるのに対し，リボゾーマルRNA（rRNA）の合成の律速酵素であるRNAポリメラーゼⅠは，1.3時間である。半減期という表現をとるのは，細胞内タンパク質の分解は確率的に起るものであるからである。同じタンパク質でも合成されてすぐに分解されるものもあれば，かなり長い時間存在し続けるものもあるので，半減期という表現を使う。

食事タンパク質由来のアミノ酸も，体を構成しているタンパク質が分解されて生じたアミノ酸も生体あるいは細胞内で考えた場合区別はない。このようなアミノ酸の存在を，概念的にアミノ酸プールというが，具体的には，血液中や細胞内，細胞間の遊離アミノ酸と考えて良い。体タンパク質の分解で生じたアミノ酸の量はそのときの生理状態により異なるが，かなりの量が合成に再利用されている。アミノ酸は動物にとって貴重な素材であるので，体はアミノ酸を無駄なく使うようになっているのである（図3-4）。

食事タンパク質 70 g

体重 60 kg

吸収 55 g　合成 240 g

アミノ酸プール 45 g

再利用 185 g

体タンパク質 9.0 kg

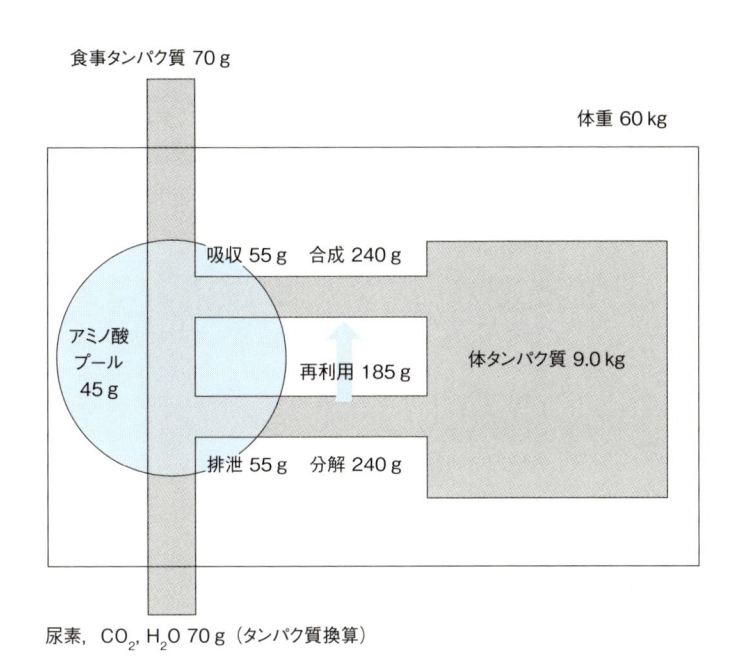

排泄 55 g　分解 240 g

尿素，CO_2，H_2O 70 g（タンパク質換算）

図3-4　タンパク質の動態

　タンパク質の合成と分解が常に同時に起こっていることを体タンパク質の代謝回転という。成長期には合成速度が分解速度を大きく上回り，その結果タンパク質が蓄積し体が大きくなる。成熟期では，合成速度と分解速度が同じとなり，見かけ上体タンパク質の増減はない（定常状態）。老化や疾病では体タンパク質が消耗する。この時には合成速度より分解速度が大きくなっている。このように，体タンパク質量は合成と分解のバランスにより決定されている。

　タンパク質の合成も分解もエネルギーが必要である。したがって，体タンパク質の代謝回転は無駄なサイクルと考えることもできる。なぜ，代謝回転をするのか。常に合成と分解を行うことは，食事を含めた外界からの刺激に対して，素早く反応することが可能である。また，ある種

* 外界からのストレス，たとえば活性酸素などは，異常タンパク質を作ってしまうことがある。このときにも，分解が同時に起こることで，異常タンパク質を分解して処理することが可能である。このような理由で，体タンパク質は合成と分解を常に繰り返す代謝回転が行われている。

の代謝反応に関わる酵素は，刺激が加わったときだけ多く必要であり，その他のときはあまり多くは必要ないこともある。このような時には，分解も同時に起こることで，酵素量を容易に制御できる*。

代謝回転の速度は臓器，タンパク質により異なる。さらに栄養状態や加齢によっても変化する。一般的に種々の酵素反応が起こる肝臓や成長の速い組織では代謝回転速度が速く，骨格筋などでは遅い。さらに，代謝系においてその反応を律速するような鍵酵素はその量の調節を素早く行わなくてはならないので，代謝回転速度が速い。

(4) タンパク質の合成

タンパク質の合成は遺伝子（DNA）の塩基配列の情報がメッセンジャー RNA（mRNA）に転写（transcription）され，この mRNA にリボソームが結合し，そこにアミノアシル tRNA が順次結合してペプチドが合成される（翻訳，translation）。この一連の反応は，多くの酵素や調節タンパク質が関わる複雑な反応である（図 3-5）。

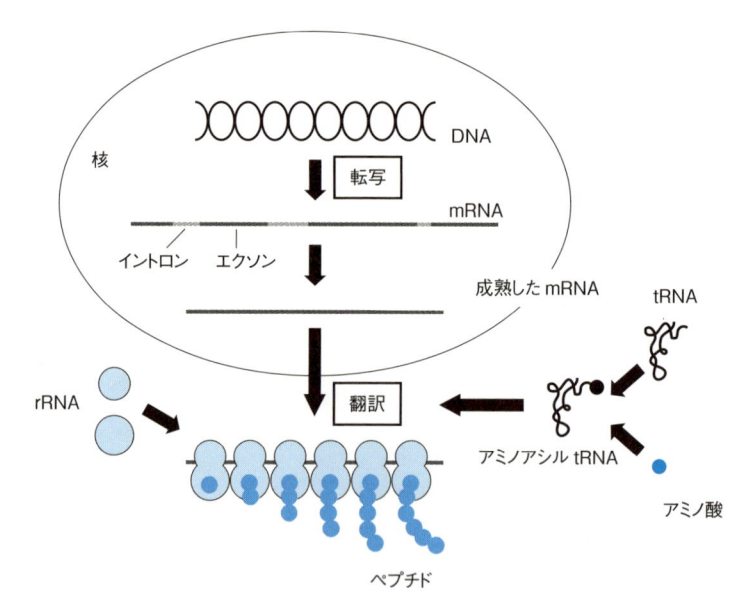

図 3-5 タンパク質の合成過程

DNA から mRNA への転写（遺伝子発現）は真核生物では核内で行われる。RNA ポリメラーゼが DNA のプロモーターと呼ばれる特徴的な塩基配列部分に結合し転写が開始される。転写された mRNA には，ポリペプチドのアミノ酸配列の情報を持つエキソンと，アミノ酸の配列に関する情報を持たない介在配列（イントロン）がある。転写が開始されると新しく形成された RNA 鎖の 5'末端に 7-メチルグアノシン

(m7G) が1つ付加する（キャップ化）。また3'末端には複数のアデニル酸が付加する。この構造をポリA構造とよび，mRNAの安定化に関与している。イントロンが核内で除かれ（スプライシング），成熟したmRNAとして細胞質へ移される。

mRNA からポリペプチドへの翻訳過程は mRNA に結合したリボソーム上で，アミノ酸が結合したアミノアシル tRNA を用いてそれぞれのアミノ酸がペプチド結合を形成し行われる（図3-6）。mRNA，リボソーム，Met-tRNA$_i^{Met}$（ホルミルメチオニンが結合した tRNA）といくつかの開始因子（eukaryotic initiation factor：eIF）というタンパク質の作用により開始複合体が形成され，翻訳が開始される。翻訳が進行すると延長因子（eukaryotic elongation factor：eEF）によりペプチドへアミノ酸が付加されてペプチド鎖が延長される。翻訳がストップコドンに達すると終結因子（release factor：RF）によりペプチド鎖と tRNA が離れる。

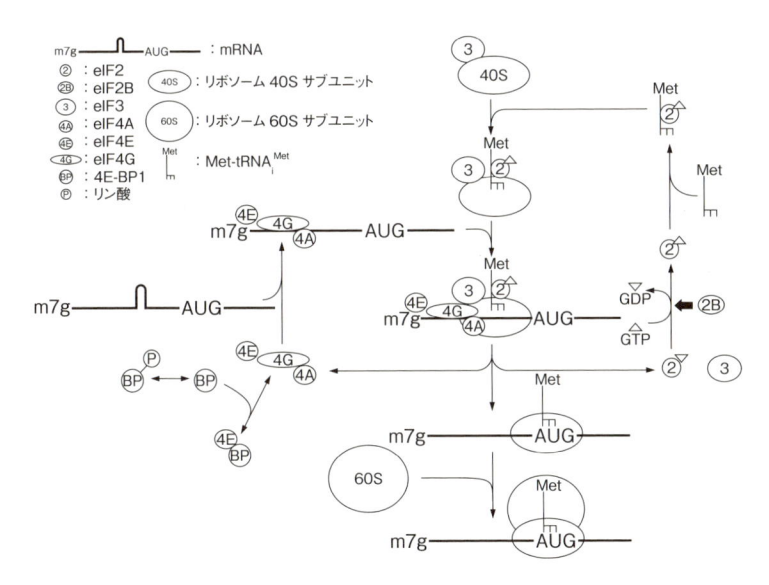

図3-6 タンパク質合成の翻訳開始の機構

合成されたポリペプチドは，フォールディング（タンパク質の折たたみにより高次構造を形成），ペプチド鎖の一部のプロテアーゼによる分解，糖鎖の付加，水酸基やメチル基の付加などの修飾（翻訳後修飾：post-translational modification）が行われる。その後，必要な細胞の場所へ輸送され生理機能を発揮する。

グルココルチコイドなどのホルモン，増殖因子はそれらの受容体タンパク質や転写を活性化する因子（転写因子）と結合して転写される

DNA の特定の配列部分に結合することで転写が開始される。脂肪酸やビタミンなど多くの食品成分も転写による調節（転写制御）に関わる場合がある。真核生物の mRNA の寿命は原核生物に比べ長く，翻訳段階における制御（翻訳制御）も重要である。

(5) タンパク質の分解

細胞内のタンパク質の分解は，タンパク質分解酵素（プロテアーゼ，プロティナーゼ）により行われる。胃液や膵液に含まれる消化酵素と同じペプチド結合を加水分解する酵素で分解されるが，消化酵素とは異なり様々なステップで活性の調節が行われている。

細胞質や核に存在する非常に大きなタンベル状の分子（分子量 200 万～250 万）であるプロテアソームというタンパク質分解酵素は，タンパク質にユビキチン＊が多数結合すると，これを認識してユビキチン化タンパク質を選択的に分解してペプチドにする（図 3-7）。ユビキチン化はユビキチン化酵素により ATP 依存的に行われる。プロテアソームはユビキチン化されていないタンパク質，例えば変成したタンパク質の分解も行うことができると考えられている。プロテアソームにはトリプシン様活性，キモトリプシン様活性，ペプチジルグルタミル分解活性などの数種の活性部位をもつことから，多くのタンパク質を分解できる。

細胞内小器官であるリソソームに含まれるカテプシンとよばれるタンパク質分解酵素群（カテプシン B，カテプシン D，カテプシン H，カテプシン L など）も細胞内タンパク質を分解する（図 3-8）。リソソーム

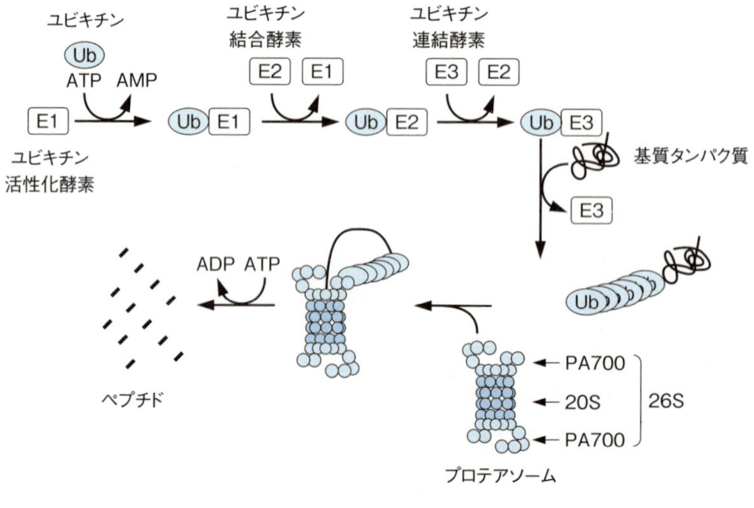

＊ 細胞内に普遍的に存在する 76 個のアミノ酸残基からなるペプチド

図 3-7 プロテアソームによるタンパク質の分解

による分解は基質が直接リソソームに取り込まれるのではなく，小胞体膜から生成したオートファゴソームが基質を取り囲み（マクロオートファジー），その後オートファゴソームが酸性化し，リソソーム顆粒と融合して（オートリソソーム），基質タンパク質を分解する。この系においてはオートファゴソームの形成が律速と考えられ，インスリンや栄養素による刺激に対応したオートファゴソームの生成の制御がおこる。

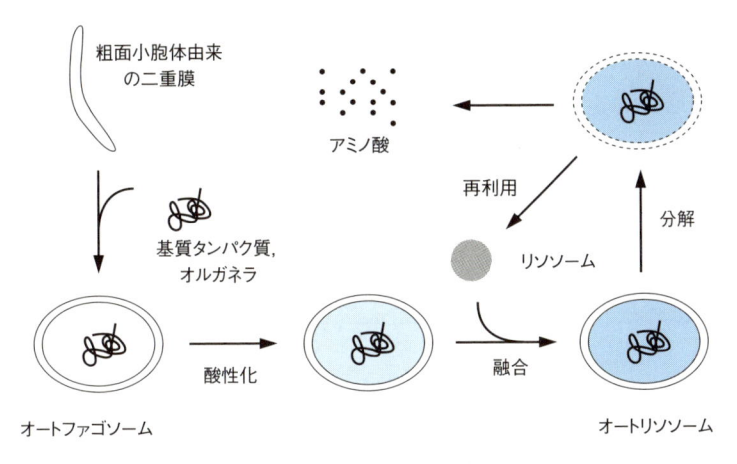

図3-8 オートファジーによるタンパク質の分解

骨格筋では，カルパイン[*1]が，筋肉の繊維状タンパク質（ミオシン，アクチン）を束ねているタンパク質を分解することから，筋肉タンパク質の分解最初の段階に関与していると考えられている[*2]。

ペプシンなどの消化酵素の基質特異性は低いが，細胞内のタンパク質分解酵素においては分解の選択性があるものも少なくない。ユビキチン-プロテアソーム系による分解では，特定のタンパク質がポリユビキチン化され分解されるケースも多い。これは細胞周期，抗原提示など生体の重要なプロセスを担っている。また，カルパインの筋肉タンパク質分解も特定のタンパク質を分解し，またある種の細胞膜に存在する受容体の分解を担うことから，細胞のシグナル伝達に重要であると考えられている。このように基質特異性の高いタンパク質分解酵素は細胞機能の調節に重要である。一方，オートファジー-リソソームによる分解や，ユビキチン化タンパク質のプロテアソームによる分解でも比較的特異性が低いタンパク質の分解は，タンパク質合成の素材やエネルギー産生のためのアミノ酸の生産のようなタンパク質の栄養を考える上で重要である。

[*1] カルシウムイオンで活性化されるタンパク質分解酵素

[*2] その他，細胞死（アポトーシス）に関与するカスパーゼも細胞内タンパク質の分解を担っており，近年筋肉タンパク質の分解に関与する可能性も示唆されている。

> **コラム**
>
> **タンパク質分解酵素**
>
> 　タンパク質分解酵素（プロテアーゼ，あるいはプロテイナーゼ）はペプチド結合を加水分解する酵素であるが，ペプチド結合をペプチドの内部から加水分解するタイプ（エンドペプチダーゼ）と，N末端あるいはC末端からアミノ酸またはジ，トリペプチド単位で加水分解するタイプ（エキソペプチダーゼ）がある。タンパク質分解酵素は産業上でも重要である。チーズの製造に使われるレンネットに含まれるキモシンはペプシンに似た酵素であるが，タンパク質分解活性よりも乳タンパク質のカゼインの特定のペプチド結合を加水分解することで凝集活性が強い。肉の軟化にはパパイヤのパパインやパイナップルのブロメラインなどが用いられる。洗剤にも微生物由来のタンパク質分解酵素が使われているものもあり，アルカリ性や低温でもタンパク質を分解し汚れを除去する機能がある。

(6) タンパク質代謝の調節

　タンパク質の合成，分解は糖質や脂質の同じようにホルモンや食品成分により調節されている。インスリンは，すい臓から分泌されるペプチドホルモンであり，糖新生を促進するなど多くの同化作用を有する。タンパク質合成に関してはインスリンが翻訳段階の開始活性を上昇させることが知られている（図3-9）。細胞膜のインスリン受容体にインスリン分子が結合すると受容体の特定のアミノ酸がリン酸化され，それによりインスリン受容体基質（IRS-1）がリン酸化される。リン酸化されたIRS-1はホスホイノシチド3-キナーゼ（PI3K）をリン酸化する。このようなタンパク質リン酸化酵素をリン酸化することで刺激が次々伝達され，翻訳の開始因子であるeIF4F複合体の活性化に関係する4E-BP1のリン酸化をする。同時に，mRNAの翻訳促進に関与するリボソームタンパク質S6キナーゼ（S6K1）もリン酸化しその活性化にも刺激が伝わる。この経路にはmTOR（Mammalian target of rapamycin）というタンパク質リン酸化酵素が関与する。インスリンはタンパク質の分解も，特に骨格筋で抑制することが知られている。しかしその機構はまだ明確ではない。

　インスリン様成長因子I（IGF-I）は，その血液中の濃度が栄養条件により鋭敏に変化するペプチドホルモンであり，肝臓など多くの組織で

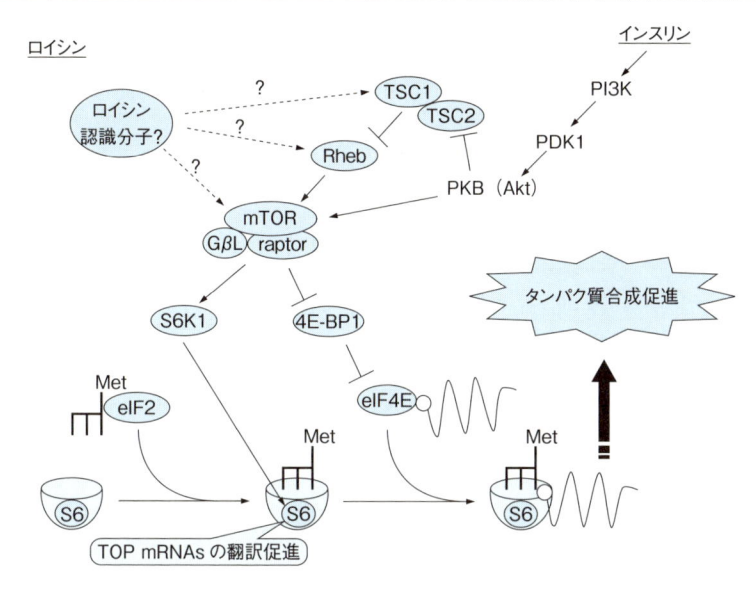

図 3-9 インスリンとロイシンによる翻訳活性化機構

合成され分泌されている。IGF-Iの作用はインスリンと似ているが，インスリンより細胞増殖や分化に強い活性をもつ。IGF-IはRNA合成，タンパク質合成を促進し，タンパク質分解を抑制する。その作用機構はインスリンに類似している。インスリンは遊離型で血液中に存在するのに対し，IGF-IはIGF-Iと結合するタンパク質（IGF-I結合タンパク質：IGFBP）と結合して存在している。したがってインスリンに比べ分解されにくい。IGFBPにはいくつかの種類があり，このうちIGFBP-1などがIGF-Iの活性を調節する。

代表的な異化ホルモンであり，副腎皮質から分泌されるグルココルチコイドは，タンパク質の分解を促進する。絶食や敗血症などのストレス時に分泌が増加する。特に筋肉では顕著な分解促進から筋肉量の減少を招く。筋肉タンパク質が分解されて生じたアミノ酸は肝臓で糖新生などに利用される。グルココルチコイドのタンパク質分解促進作用は主に転写レベルによるユビキチン-プロテアソーム系の酵素の発現が関わっていることが知られている。

食品成分の中ではタンパク質が体タンパク質の合成を促進し，分解を抑制することが知られている。この原因は消化，吸収により生じたアミノ酸である。アミノ酸のなかでも分岐鎖アミノ酸であるロイシンはタンパク質の合成促進作用が強い。その機構はまだ不明確な点が多いが，インスリンによる合成促進の機構と類似しており，mTORを介した翻訳制御が行われる（図3-9）。このような観点からmTORは栄養センサー

としての働きがある可能性がある。ロイシンはまた，タンパク質分解も抑制することが明らかになっている。

(7) 摂食とタンパク質代謝

血液中のインスリン濃度は食事を摂取した後にすみやかに上昇する。インスリンは骨格筋タンパク質を中心に合成の翻訳段階を促進する作用をもつので，合成速度がすぐに増加する。同時に，タンパク質の摂取によりアミノ酸プールは大きくなり，合成の素材となるアミノ酸が豊富になり合成が活発となる。このとき，タンパク質の分解は抑制され，その結果細胞のタンパク質量が増加する。さらに，ロイシンなど特定のアミノ酸も合成や分解を調節していることが，最近示されている。

食後栄養素の吸収が終えたときには，血中インスリン濃度も下がりグルココルチコイドの分泌が増加する。合成速度は増加した状態はもとに戻り，また分解速度も次第に速くなる。このとき重要なのは，血糖値の維持である。血糖値は早期絶食状態では肝臓のグリコーゲン分解により維持できるが，それが枯渇すると脂肪酸からは糖新生できないので，アミノ酸を原料とする。そのため，タンパク質の分解が促進される。この糖新生のためのタンパク質分解は主に骨格筋タンパク質で行われるため，長期の絶食では骨格筋量が減少する。

(8) アミノ酸の代謝

食事タンパク質が消化・吸収されて生成したアミノ酸と体タンパク質の分解で生じたアミノ酸，また生合成されたアミノ酸は区別なくアミノ酸プールとしてタンパク質合成に用いられる。アミノ酸は生体にとって貴重な素材であるので，体タンパク質の分解で生じたアミノ酸もかなりの割合がタンパク質合成に再び利用される。また，いくつかのアミノ酸は，窒素を含む生理活性物質やペプチドホルモンの合成にも使われる。一方，アミノ酸は恒常的にも分解されているが，食事由来の余剰のアミノ酸や血糖値の維持やエネルギー生成が優先される場合には，アミノ酸の分解が促進される。アミノ酸の分解は，アミノ基に由来するアンモニアの代謝と，アミノ酸の炭素骨格の代謝に分けることができる。

1) アミノ基の代謝

アミノ基の代謝の最初の段階は，アミノ基転移酵素（アミノトランスフェラーゼ）によるアミノ基の2-オキソ酸への転移である（図3-10）*。2-オキソ酸としては2-オキソグルタル酸（α-ケトグルタル酸），あるいはオキザロ酢酸，ピルビン酸が使われる。2-オキソグルタル酸にアミノ基を転移した場合，アミノ酸はアミノ基の部分がカルボニル基になった2-オキソ酸に，2-オキソグルタル酸はグルタミン酸になる。同様に

---

* セリン，グリシン，スレオニン，ヒスチジン，プロリン，メチオニン，トリプトファンは，アミノ基転移反応をうけずに代謝される。

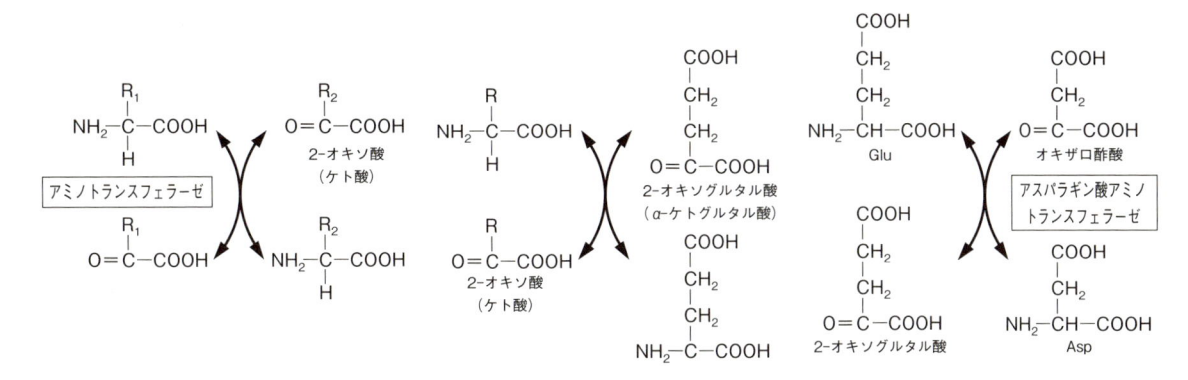

図3-10 アミノ基転移

オキザロ酢酸はアスパラギン酸に，ピルビン酸はアラニンとなる。グルタミン酸とオキザロ酢酸はアスパラギン酸アミノトランスフェラーゼ（AST）によりアミノ基が転移し，2-オキソグルタル酸とアスパラギン酸が生成する。2-オキソ酸へのアミノ基転移は多くの臓器で行われるが，その酵素活性や存在量から肝臓が中心的な臓器となる。

バリン，ロイシン，イソロイシンを分岐鎖アミノ酸というが，これらのアミノ酸のアミノ基転移酵素は主に筋肉に発現しているので，分岐鎖アミノ酸は筋肉で代謝が始まる。すなわち，肝臓など他の臓器タンパク質の分解や食事由来の分岐鎖アミノ酸は筋肉に優先的に取り込まれ，酸化反応が進む。筋肉タンパク質のアミノ酸組成をみるとロイシンが比較的多い。したがって筋肉タンパク質が分解した場合，ロイシンはすぐに筋肉内でアミノ基転移をうけることになる。分岐鎖アミノ酸からアミノ基が転移して生じた分岐鎖ケト酸は分岐鎖ケト酸脱水素酵素でCoA化合物が生成する。この酵素は運動時などに顕著に活性化され，分岐鎖アミノ酸分解の調節酵素となっている。

グルタミン酸は，グルタミン酸脱水素酵素によりNADまたはNADPを補酵素として酸化的に脱アミノされ，アンモニアと2-オキソグルタ

図3-11 グルタミン酸の酸化的脱アミノ反応とグルタミンの生成

＊ この反応はグルタミン酸の生成に平衡が傾いているが，生成したアンモニアがすぐに代謝されるためアンモニアの生成への反応が進む。

ル酸を生成する＊（図3-11）。肝臓や腎臓以外の組織ではアンモニアの生成は危険であるので，アンモニアはただちにグルタミン合成酵素によりグルタミン酸のアミドであるグルタミンになり（図3-11），肝臓へ運ばれる。グルタミンは中性でありアンモニアのような毒性はない。肝臓や腎臓においてグルタミンはグルタミナーゼによりアンモニアを遊離する。

2) 尿素サイクル

グルタミン酸脱水素酵素あるいはグルタミナーゼにより生成したアンモニアは，ミトコンドリア内でATPのエネルギーを用いてカルバモイルリン酸となる。カルバモイルリン酸は，オルニチンと結合しシトルリンとなり細胞質に出て，さらにアスパラギン酸と結合してアルギノコハク酸になる。アルギノコハク酸からフマル酸が脱離してアルギニンとな

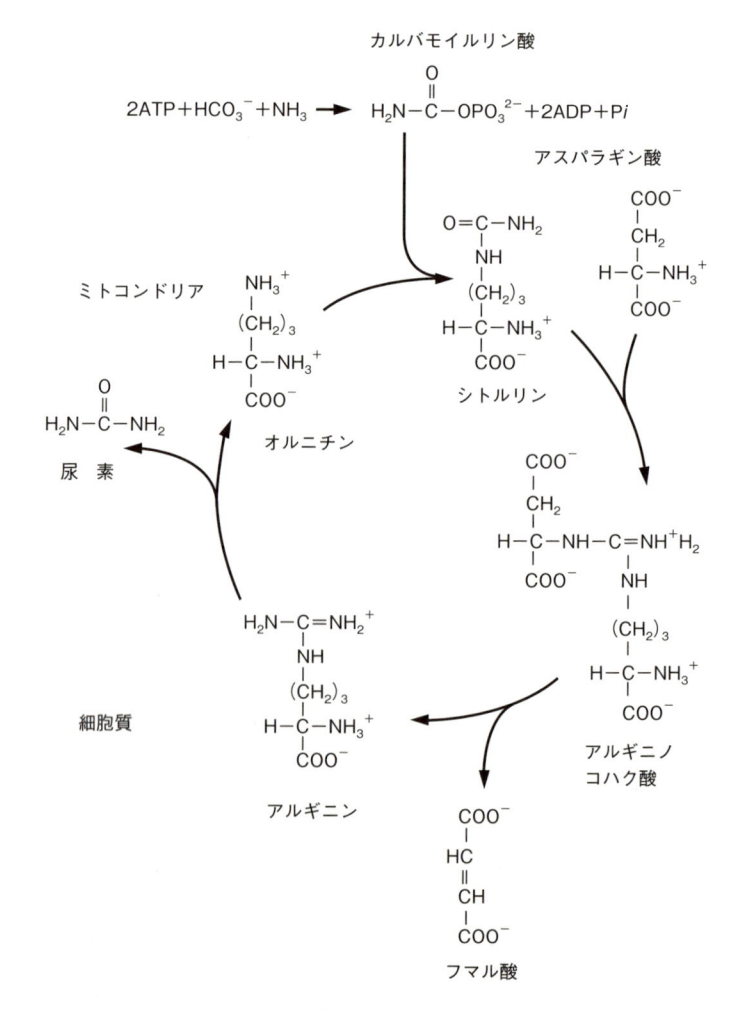

図3-12 尿素回路による尿素の生成

り，アルギニンにアルギナーゼが作用すると尿素とオルニチンが生成する。オルニチンは再びミトコンドリアに入る。尿素は水溶性が極めて高く，尿中に排泄される*1。以上の経路を通じて，アミノ酸のアミノ基は尿素として体外に排泄されることになる。この一連の反応を尿素サイクルという（図3-12）。

*1 鳥類やハ虫類では硬い殻をもつ卵があり，浸透圧を低く抑えるため，アンモニアの最終代謝産物は難溶性の尿酸になる。また魚類ではアンモニアのまま水中へただちに排せつする。

3) アミノ酸の炭素骨格の代謝

アミノ酸のアミノ基が転移すると，アミノ酸は対応する2-オキソ酸（α-ケト酸）になる。この2-オキソ酸はそれぞれのアミノ酸で特有の経路を使って代謝され，TCAサイクルの中間体やピルビン酸，アセチルCoAとなり*2，ATP生成のためにさらに酸化されるか，あるいは糖新生経路でグルコースを生成する（図3-13）。

*2 アミノ酸によってはアミノ基転移反応を経ずにこれらを生成するものもある。

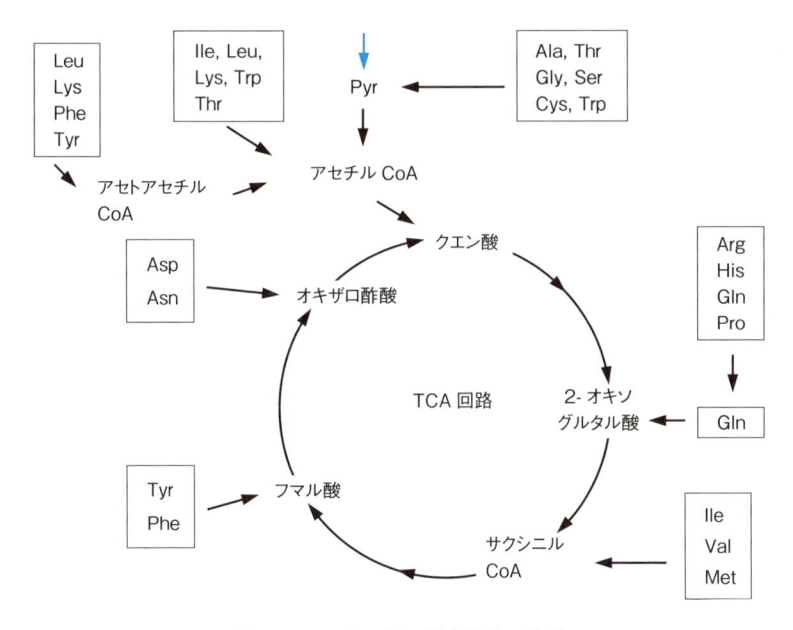

図3-13 アミノ酸の炭素骨格の代謝

アミノ酸が筋肉においてピルビン酸にアミノ基を転移すると，ピルビン酸はアラニンとなる。このアラニンは肝臓に運ばれ，肝臓で2-オキソグルタル酸と反応して再びピルビン酸になる（アラニンアミノトランスフェラーゼ，ALT）。肝臓では筋肉と異なり糖新生が可能であるからピルビン酸からグルコースが生成される。このグルコースは血流を介して筋肉へ運ばれる。このアラニンとグルコースを用いた筋肉と肝臓間の回路をグルコース-アラニンサイクルといい（図3-14），絶食時などの異化状態では重要な反応となる。

多くのアミノ酸はTCAサイクルの中間体やピルビン酸に代謝されるため，糖新生の基質となる（糖原性アミノ酸）。しかし，ロイシンとリ

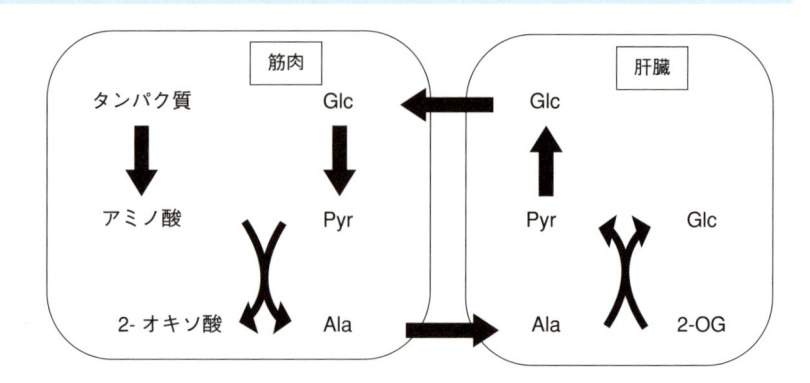

図 3-14 グルコース-アラニンサイクル

ジンは最終的にアセチル CoA となり（図 3-13），アセチル基は TCA サイクルで酸化され炭酸ガスとなってしまうため糖新生はできず，ケトン体としてのみエネルギー源となる（ケト原性アミノ酸）。ロイシンは以上のような性質から，他のアミノ酸に比較して代謝が速く，素早くエネルギー源となる。

4）アミノ酸代謝の臓器相関

肝臓は，タンパク質の合成，分解も活発に行う臓器である。小腸から吸収されたアミノ酸が門脈を経て肝臓に流入し，また分岐鎖アミノ酸（ロイシン，イソロイシン，バリン）以外のすべてのアミノ酸を代謝できる。さらに尿素サイクルを通じて尿素を生成し，アミノ基転移した2-オキソ酸を素材としてグルコースを生成し，また脂肪酸を生成する。

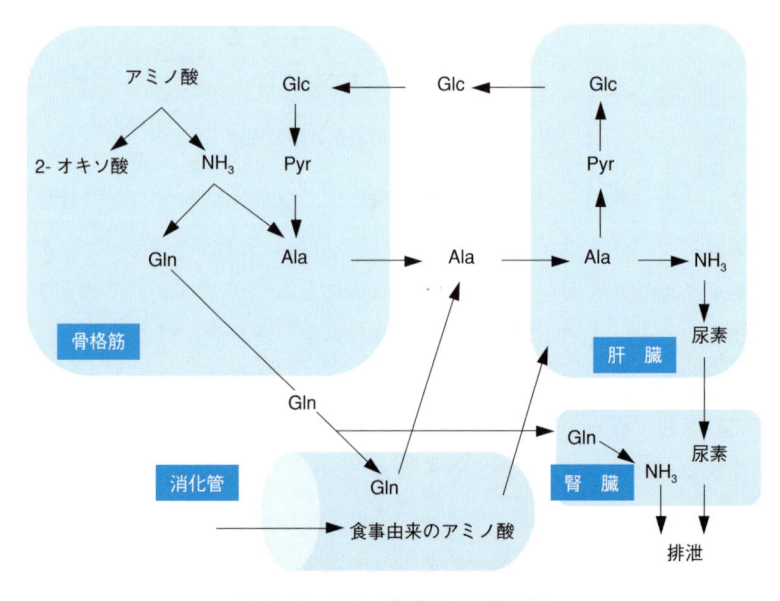

図 3-15 アミノ酸代謝の臓器相関

> **コラム**
>
> **GOT と GPT**
>
> 　GOT, GPT は肝臓の障害の有無を知るために血液検査でよく調べられる項目である。それぞれ glutamate-oxaloacetate transaminase, glutamate-pyruvate transaminase の略号であるが，現在は AST, ALT と呼ばれている。AST はグルタミン酸とオキザロ酢酸から 2-オキソグルタル酸とアスパラギン酸（尿素サイクルに必要なアスパラギン酸の生産）を生成する反応を媒介する酵素であり，ALT はアラニンと 2-オキソグルタル酸からピルビン酸とグルタミン酸を生成する反応（グルコース-アラニンサイクル）を媒介する酵素であり，いずれもアミノ酸代謝におけるアミノ基転移に重要な酵素である。これらの酵素は基本的に肝臓に存在する。肝臓に障害が起ると肝細胞が壊れ，これらの酵素が血液中に漏れてくる。したがって血液中のこれらの酵素活性が高い場合は，肝臓に何らかの障害が起こっていると考えてよい。同様に，クレアチンホスホキナーゼ（CPK）は筋収縮に関連する酵素であり，筋肉に特異的に存在するため，血液中の CPK 活性は筋肉細胞の障害が疑われる。激しい運動をした後には血中 CPK 活性が増加することがある。

　アミノ酸代謝に関わる多くの反応を行う肝臓はアミノ酸代謝の中心となる（図 3-15）。

　小腸は，グルタミンとグルタミン酸を多く代謝して，小腸のエネルギー源としている。これらのアミノ酸から小腸でシトルリンやプロリンの合成を行う。シトルリンは腎臓に運ばれてアルギニンの合成に使われる。

　腎臓は，グルタミンからグルタミナーゼによりグルタミン酸とアンモニアを生成する。アンモニアはただちに尿に排泄される他，血液などの体液の pH 調整の役割ももつ。

　骨格筋は，体重の 40% 以上を占める体の中で最大の組織であることから，アミノ酸代謝全体を通じても重要な役割をもつ。分岐鎖アミノ酸の代謝の最初の反応である分岐鎖アミノ酸転移酵素は，骨格筋で強く発現しているため，分岐鎖アミノ酸代謝における筋肉の役割は重要である。これに関連してアラニン，アスパラギン酸，グルタミン酸の代謝も骨格筋の役割が大きい。

　このように，それぞれの臓器がアミノ酸代謝に対しての役割を持ちつつ，代謝を分担しながら体全体の恒常性を保つ。

3-3 栄　養

(1) 不可欠アミノ酸

　体のタンパク質の合成にはタンパク質を構成している全てのアミノ酸が素材として供給されねばならない。動物の種により若干異なるが，イソロイシンなど約9種類は体内で合成することができず，食物として摂取しなくてはならない。これらのアミノ酸は不可欠アミノ酸（必須アミノ酸）といい，ヒトでは，ヒスチジン，イソロイシン，ロイシン，リシン，メチオニン，フェニルアラニン，トレオニン，トリプトファン，バリンの9種類が必須アミノ酸となる。その他のアミノ酸は，クエン酸サイクルや解糖系中間体，あるいは他のアミノ酸から合成することができるため可欠アミノ酸（非必須アミノ酸）とよぶ。私たちは不可欠アミノ酸を常に必要とし，そのためには常にタンパク質を食べなくてはならない。

　動物の進化を考えると，体に必要なアミノ酸は自分で合成できるようにし，食事から簡単に供給できるアミノ酸はその合成経路が退化したとも考えられる。したがって，不可欠アミノ酸が体にとって重要で，可欠アミノ酸は重要ではないというものではない。

(2) タンパク質の栄養価

　ラットにカゼインをタンパク質源とした餌を与えると順調に成長するが，コムギタンパク質をタンパク質源とした餌を与えた場合は成長が劣る。これは，コムギタンパク質の不可欠アミノ酸のうちリジンとスレオニン含量が不足しているためである。リジンとスレオニンを補足したコムギタンパク質を与えると，成長は回復する。食事タンパク質はその摂取量だけではなく，構成アミノ酸（タンパク質の質）により栄養価が異なる。タンパク質の質を評価する場合，ラットなどの実験動物やヒトを用いて生物学的に評価する方法と，食品タンパク質のアミノ酸組成から評価する化学的評価法がある。

　生物学的な評価方法には，摂取タンパク質と成長の比率から評価する方法（タンパク質効率：Protein efficiency ratio）や，摂取窒素量（食事タンパク質由来）と尿や糞に排泄された窒素量を測定して，摂取窒素に対してどの程度からだに窒素（主にタンパク質）が蓄積されたかという指標（生物価：Biological value）から評価する方法がある。生物価は以下の式を用いて測定する。

　タンパク質を含まない餌で飼育した場合でも尿中には尿素やクレアチニン由来の窒素が排せつされ，糞中には消化管粘膜の剥離細胞や腸内微

生物に由来の窒素が排泄される。これらの窒素を不可避損失窒素（あるいは代謝性尿中および糞中窒素とよび，生物値ではこの不可避損失窒素も考慮に入れている。カゼインなどの乳タンパク質は消化率が97％と高いが，玄米では消化率は77％程度しかない。そこで，より実際的な指標として，タンパク質の消化率を考慮した正味タンパク質利用率（Net protein utilization）も用いられる。しかし，これらの生物学的指標は，摂取タンパク質量が多いと過剰な窒素が尿中に排せつされてしまうため，一般に比較的低タンパク質含量（10％以下）の飼料で測定が行われる。

$$\text{生物価} = \frac{\text{保留窒素}}{\text{吸収窒素}} \times 100 = \frac{I-(F-F_0)-(U-U_0)}{I-(F-F_0)} \times 100$$

I：試験タンパク質の窒素摂取量
F：試験タンパク質摂取時の糞中排泄窒素量
F_0：無タンパク質摂取時の糞中排泄窒素量
U：試験タンパク質摂取時の尿中窒素量
U：無タンパク質摂取時の尿中排泄窒素量

$$\text{正味たんぱく質利用率} = \frac{\text{保留窒素}}{\text{吸収窒素}} \times 100 = \text{生物価} \times \text{消化率}$$

体内での利用の面から最も理想的なタンパク質の不可欠アミノ酸組成を基準に，食品タンパク質の不可欠アミノ酸組成を比較することで，食品タンパク質の「質の評価」が可能である。評価する食品タンパク質の必須アミノ酸のうち，理想的なタンパク質に対して相対的に最も不足している不可欠アミノ酸（制限アミノ酸）の割合が用いられる。この値は，ゼラチンのように極端にアミノ酸バランスが悪い場合を除き，生物価などの生物学的な評価値と良い相関が認められている。

理想的なタンパク質として，以前は全卵タンパク質が用いられ，このときの値をケミカルスコアと言った。2007年にWHO/FAO/UNU（世界保健機関／国際連合食糧農業機関／国連大学）が新しい不可欠アミノ酸パターンを発表し，今後この値が用いられると考えられる（表3-2）。これで求められた値をアミノ酸スコア（アミノ酸価）と言う。

理想の相対的な必須アミノ酸パターンを100％とすると，コムギタンパク質ではリシンが100％を下回り，他のアミノ酸がいくら多くてもタンパク質合成が十分にできない（図3-16）。一方，カゼインでは全ての必須アミノ酸が100％を超えているため，効率的にタンパク質合成が行われる。一般的に，ゼラチンを除き動物性タンパク質はアミノ酸スコアが100になることが多いが，植物性タンパク質には制限アミノ酸が存在

表3-2 タンパク質の栄養価の評点パターン（タンパク質1g当たりのアミノ酸mg）

	乳児（0～5歳）	幼児（3～10歳）	成人（18歳以上）
ヒスチジン	20	16	15
イソロイシン	32	31	30
ロイシン	66	61	59
リジン	57	48	45
メチオニン＋システイン	28	24	22
フェニルアラニン＋チロシン	52	41	38
スレオニン	31	25	23
トリプトファン	8.5	6.6	6.0
バリン	43	40	39

WHO/FAO/UNU（2007）

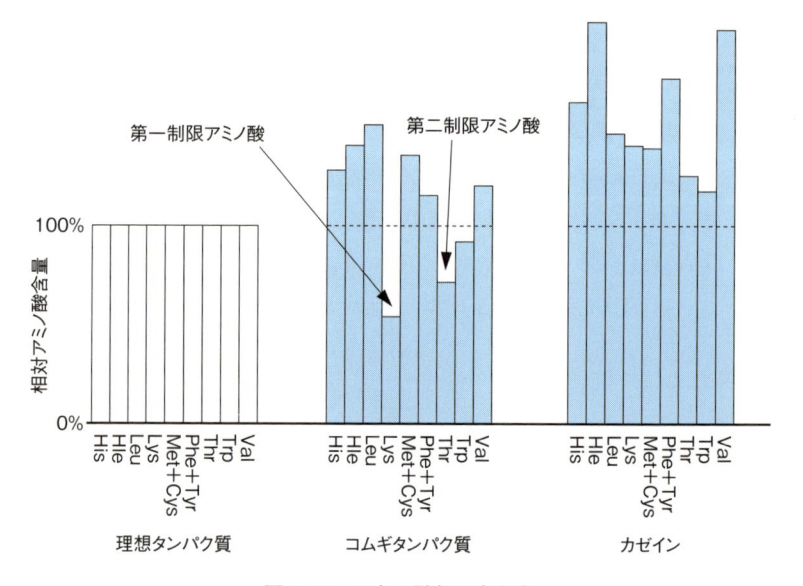

図 3-16 アミノ酸価の考え方

することが多い。なお，より実際的には，タンパク質の消化・吸収率を考慮したタンパク質消化・吸収率補正アミノ酸スコア（PDCAAS）を用いた方が良い。

複数のアミノ酸が不足している場合に，一方のアミノ酸だけを添加すると，動物の成長が阻害される。これをアミノ酸のインバランスという。一方のアミノ酸の添加で，他方のアミノ酸の要求量が増加してしまうからであり，リジンとスレオニンや分岐鎖アミノ酸間でこのような現象が見られる。

（3）タンパク質の必要量

「日本人の食事摂取基準（2020年版）」では、タンパク質の推奨量として1日あたり成人男性で60～65 g，成人女性で50～55 gを示している（表3-3）。推奨量は，窒素（タンパク質）の摂取量と糞便や尿，汗などへの窒素の排泄量の差（窒素出納）の結果から差が0となる平衡量

を算出し（0.66 g/kg 体重/日），これに利用効率（90％）をかけて算出した推定平均必要量に統計学的な係数をかけて算出されている。なお，妊婦，小児では異なった算出方法で値が設定されている。目標量は，推奨量をもとに数々の研究結果から得られた摂取上限，下限量を加味した値である。さらに加齢に伴う筋肉量の減少（サルコペニア）と活動減退（フレイル）を防止するために，高齢者（65歳以上）では少なくとも 1.0 g/kg 体重/日以上のタンパク質を摂取することが望ましい。

表 3-3 タンパク質の食事摂取基準（2020）（g/日）

性別	男 性				女 性			
年 齢	推定平均必要量	推奨量	目安量	目標量[*1]	推定平均必要量	推奨量	目安量	目標量[*1]
0～5（月）	—	—	10	—	—	—	10	—
6～8（月）	—	—	15	—	—	—	15	—
9～11（月）	—	—	25	—	—	—	25	—
1～2（歳）	15	20	—	13～20	15	20	—	13～20
3～5（歳）	20	25	—	13～20	20	25	—	13～20
6～7（歳）	25	30	—	13～20	25	30	—	13～20
8～9（歳）	30	40	—	13～20	30	40	—	13～20
10～11（歳）	40	45	—	13～20	40	50	—	13～20
12～14（歳）	50	60	—	13～20	45	55	—	13～20
15～17（歳）	50	65	—	13～20	45	55	—	13～20
18～29（歳）	50	55	—	13～20	40	50	—	13～20
30～49（歳）	50	65	—	13～20	40	50	—	13～20
50～64（歳）	50	65	—	14～20	40	50	—	14～20
65～74（歳）[*2]	50	60	—	15～20	40	50	—	15～20
75 以上（歳）[*2]	50	60	—	15～20	40	50	—	15～20
妊婦（付加量）初期					+0	+0	—	13～20
中期					+5	+10	—	13～20
末期					+20	+25	—	15～20
授乳婦（付加量）					+15	+20	—	15～20

[*1] 範囲に関しては，おおむねの値を示したものであり，弾力的に使用すること。
[*2] 65歳以上の高齢者について，フレイル予防を目的とした量を定めることは難しいが，身長・体重が参照体位に比べて小さい者や，特に75歳以上であって加齢に伴い身体活動量が大きく低下した者など，必要エネルギー摂取量が低い者では，下限が推奨量を下回る場合があり得る。この場合でも，下限は推奨量以上とすることが望ましい。

3-4 病　態

(1) タンパク質代謝に関わる病態

地球規模で栄養を考えた場合には，タンパク質摂取量の少ない地域がいまだに多く，この場合，同時に摂取エネルギーも不足しがちである。顕著な栄養不良には，タンパク質の不足によるクワシオコールと，タンパク質とエネルギー両者の不足によるマラスムスがある。これらの栄養

疾患では細胞機能，身体活動に大きな変動をきたし，特に自発的運動が減少する。ホルモンバランスの変化や体温維持が困難になり，体組成でも筋肉量や皮下脂肪量が顕著に減少する。このような状態では感染症に対する抵抗性が弱くなり死亡率が増加する。これらの重度の栄養疾患は幼児の発育，特に中枢神経系への影響が大きく，回復が困難であるので大きな問題となる。また，これらの栄養疾患は母親の栄養不良が乳児に大きく影響するので，母親の栄養素の摂取状況も含め，早急な改善が必要である。

多くの疾病では体タンパク質の分解が増加することから，タンパク質の必要量が増加する。例えば，急性アルコール性肝炎や肝硬変においては通常の必要量の1.5倍程度必要であるといわれている。一方，腎炎などの腎臓疾患では腎糸球体の障害により腎臓のろ過機能が低下するが，タンパク質の摂取は血流量を増加させ，糸球体の負担増や糸球体障害の進展を招くことから，摂取タンパク質量を減らす必要がある。がんや敗血症などの疾病では体全体のタンパク質の分解が増加し，特に骨格筋では顕著な萎縮が骨格筋量の減少から起こる。また，老化に伴い骨格筋量は減少する。このような骨格筋の萎縮は運動能力の減退を招き，筋虚弱（サルコペニア）と呼ばれる。筋虚弱はさらなる疾病の進展を起こす危険性が高いので，運動や食事などで防止する必要がある。

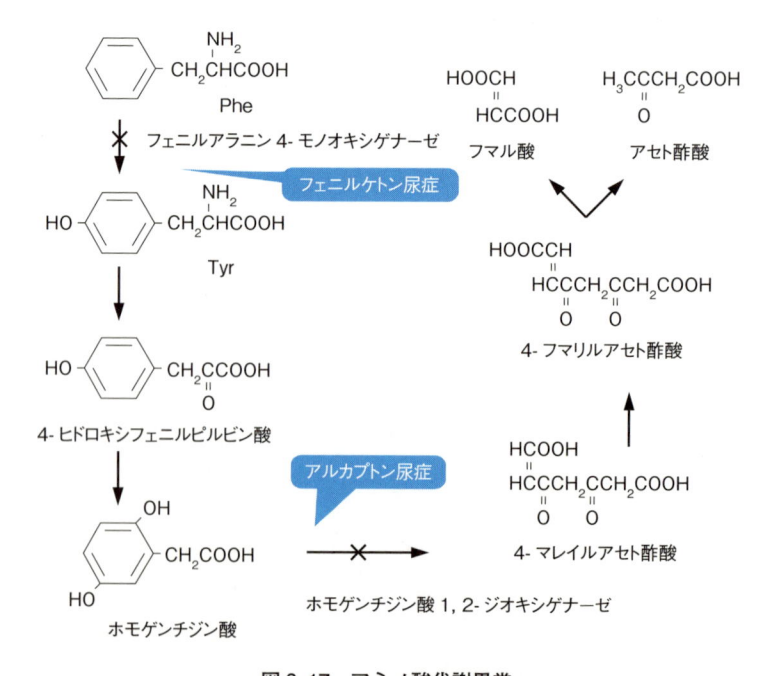

図 3-17　アミノ酸代謝異常

(2) アミノ酸代謝に関わる病態

フェニルケトン尿症は，フェニルアラニン4-モノオキシゲナーゼの活性がないためにフェニルアラニンがチロシンに代謝されず，フェニルアラニンの脱アミノ体であるフェニルピルビン酸が尿中に排せつされる疾病で（図3-17），遺伝的な疾病である（8万人に1人）。知能障害，メラニン色素欠乏が起こる。

アルカプトン尿症の場合は，フェニルアラニンの代謝においてホモゲンチジン酸1,2-オキシゲナーゼの欠損によりホモゲンチジン酸が尿中に排せつされ，ホモゲンチジン酸の酸化により尿が黒くなる（図3-17）。

メープルシロップ尿症は，ロイシン，イソロイシン，バリンの脱アミノ後の分岐鎖2-オキソ酸の酸化酵素，分岐鎖2-オキソ酸脱水素酵素の遺伝的な欠損で発症する疾病で，分岐鎖2-オキソ酸が代謝できないため尿中に分岐鎖2-オキソ酸が排泄される。尿や汗が分岐鎖2-オキソ酸特有の匂い（メープルシロップ様）がする。生後1, 2週間からほ乳困難，けいれんが起こり，精神発達，成長の遅れが見られる。50万人に1人の発症といわれ，低分岐鎖アミノ酸乳の投与で改善する。この他，アミノ酸の代謝に障害が起こり発症する疾病としてホモシステイン尿症がある。

アミノ酸代謝異常は遺伝的なものが多く，先天性代謝異常症のひとつである。生後すぐに血液検査を行い，疾病の有無が判断され，代謝異常が見つかった場合，問題となるアミノ酸の摂取をできるだけ制限する食事療法で発症を防ぐことができ，普通に生活も可能となる。

多くのアミノ酸は肝臓で代謝される。したがって肝硬変や脂肪肝などの肝疾患で肝細胞にダメージが加わると，アミノ酸代謝に影響がでる。特に芳香族アミノ酸（フェニルアラニン，チロシン，トリプトファン）の脱アミノは肝臓で行われるため，肝疾患により血液中の芳香族アミノ酸の濃度が高くなり，その代謝産物であるカテコールアミンやセロトニン濃度が高くなり脳に悪影響を及ぼす。同様に，肝疾患により尿素サイクルが働かなくなるため，アンモニアの処理ができなくなる。アンモニアは脳に強いダメージを与え，肝性脳症の原因となる。

現在のところヒトにおけるアミノ酸の許容量について明確な数値は得られていない。医薬品や脂溶性ビタミンなどとは異なり，過剰のアミノ酸は速やかに代謝されるので安全性は高いと考えられる。しかし，タンパク質摂取量が少ない時に単一のアミノ酸の多量の摂取は，過剰毒性の可能性が指摘されている。また，頭痛や顔面紅潮などの症状を示す中華料理店症候群（Chinese restaurant syndrome）は，俗にグルタミン酸

ナトリウム（MSG）の過剰摂取といわれているが，薬理学的な研究ではグルタミン酸ナトリウムの関与は否定されている。

3-5 食品の機能

(1) 機能性タンパク質素材

大豆タンパク質は他の植物タンパク質に比べ，含硫アミノ酸が若干少ない他はリジンも豊富であり，バランスの良いアミノ酸組成をもち，「畑のチーズ」とも呼ばれている。一方，大豆そのものは豆腐や豆乳の原料としてよりもむしろ大豆油の製造に多く使われる。大豆から大豆油を絞った残さはタンパク質を豊富に含む，これから分離大豆タンパク質が調製される。ラットやヒトを用いた実験では，分離大豆タンパク質は血中コレステロールや中性脂肪の低下作用が認められ，これを用いた食品が特定保健用食品として認定されている。この機能性は，大豆タンパク質が消化されて生成したペプチドが胆汁酸などを吸着して排せつさせることと，大豆タンパク質のアミノ酸組成が血中の脂質を低下させるよう代謝的に働くといわれている。

タンパク質自体は消化管内で消化され，低分子ペプチドかアミノ酸となるため，タンパク質そのものが小腸から吸収されて機能を示すことは少ない。

(2) ペプチドの機能性

カゼイン分子中のセリン残基はその一部がリン酸化されたホスホセリンとなっている。カゼインのホスホセリン残基は連続して存在しており，その周辺は消化されにくく，ペプチドとして残りやすい。このペプチドをカゼインホスホペプチドという。カルシウムは小腸のpH（弱アリカリ性）ではリン酸カルシウムとして不溶化しやすく，吸収されにくい。カゼインホスホペプチドは小腸のpHでカルシウムを可溶化することができ，カルシウムの吸収を促進する。

カツオやイワシなどの魚肉をはじめ，トウモロコシのタンパク質などのタンパク質分解酵素により消化して生成したペプチドの中には，血圧の調節に関係するレニン－アンジオテンシン系の中のアンジオテンシン変換酵素の阻害物質となるものがあり，血圧低下が期待できる。この場合，阻害ペプチドは小腸から吸収されなくては機能性が発揮できないが，ごくわずかであるが吸収されることが示されている。

(3) アミノ酸の機能性

アミノ酸はタンパク質合成の素材としての役割だけではなく，いくつかの生理活性物質の前駆体となる。チロシンは脳の働きに重要な役割を

示すドーパミンやノルエピネフィリンの，トリプトファンはセロトニンの，ヒスチジンはヒスタミンの前駆体である。

グルタミンはアミノ基のキャリアーとして重要であるだけではなく，重要な糖新生の原料であり，腸の粘膜細胞やリンパ球，マクロファージなど免疫担当細胞のエネルギー源となる。ストレス侵襲時の生体はグルタミンの供給が不十分となり，バクテリアに対する防御機構を備える腸管細胞や，免疫担当細胞へのエネルギーが十分供給できず免疫能を発揮できなくなる。このとき，グルタミンの摂取で免疫能を回復させることが可能となる。

多くのアミノ酸は肝臓が分解の中心であるが，分岐鎖アミノ酸の代謝の第一段階である分岐鎖アミノ酸アミノトランスフェラーゼ（分岐鎖アミノ酸を分岐鎖2-オキソ酸にする反応）は，骨格筋で強く発現しているため，骨格筋が分岐鎖アミノ酸の代謝にとって重要である。分岐鎖アミノ酸，特にロイシンは代謝されてアセチルCoAになるため糖新生はできない。したがって，他のアミノ酸に比べ酸化されやすい特徴を持つ。例えば運動により骨格筋タンパク質の分解が増加し，分岐鎖アミノ酸の代謝が活発となる。運動は分岐鎖アミノ酸代謝の第二の段階である分岐鎖2-オキソ酸脱水素酵素を誘導することにより代謝が顕著に進むことが示されている。この分岐鎖アミノ酸の酸化反応の結果，エネルギーが生み出されるので，運動時における分岐鎖アミノ酸の供給が運動能力に影響を与える可能性が考えられる。

分岐鎖アミノ酸は，タンパク質の同化作用が強いアミノ酸で，特に骨格筋においてもタンパク質の合成を促進し，分解を抑制する。タンパク質合成に対するロイシンの作用は，翻訳段階の調節であることが最近の

表3-4 アミノ酸の生理機能

アミノ酸	報告されている機能性など
アルギニン	高アンモニア血症治療，成長ホルモン分泌，血管拡張
アスパラギン酸	肝機能改善
システイン	色素沈着改善，養毛
グルタミン	免疫能改善，肝障害抑制，アルコール代謝促進
グリシン	グルタチオン前駆体，睡眠改善効果
ヒスチジン	ヒスタミン前駆体，抗酸化
ロイシン	肝不全抑制，タンパク質合成促進，分解抑制，運動機能改善
メチオニン	脂質代謝改善，ヒスタミンの血中濃度低下
プロリン	保湿成分
セリン	脳の成長，保湿成分
トレオニン	肝脂肪蓄積抑制
フェニルアラニン	カテコールアミン，DOPA前駆体
トリプトファン	坑うつ，不眠改善
バリン	肝不全抑制

研究で明らかになったが，分解に対する作用機構はまだ明確ではない。ロイシンなど分岐鎖アミノ酸は，運動時の疲労の予防，回復にも影響すると考えられている。脳血液関門においては分岐鎖アミノ酸と芳香族アミノ酸は輸送担体を共有しているので，それらの血液から脳内への移行は競合する。芳香族アミノ酸のひとつであるトリプトファンは，中枢性疲労の原因となる可能性があるセロトニンの前駆体であり，この蓄積が疲労を招くと考えられている。血液中の分岐鎖アミノ酸濃度が低下すると，トリプトファンの脳内への取り込みが促進され，セロトニンの蓄積から中枢性疲労が起こる。このとき，分岐鎖アミノ酸の投与により，脳内へのトリプトファン取り込みを減少させることができ，中枢性疲労を軽減できると考えられる。

　このほか多くのアミノ酸がアミノ酸単独でも生理機能性があることが最近示されてきた（表3-4）。

引用・参考文献

野口忠 他著，『最新栄養化学』，朝倉書店（2000）．

中屋豊，宮本賢一 編著，『エッセンシャル基礎栄養学』，医歯薬出版（2005）．

金本龍平 編，『エキスパート管理栄養士養成シリーズ 14　分子栄養学』，化学同人（2005）．

岸恭一，西村敏英 監修，『タンパク質・アミノ酸の科学』，工業調査会（2007）．

岸恭一，木戸康博 編，『タンパク質・アミノ酸の新栄養学』，講談社（2007）．

日本アミノ酸学会翻訳小委員会訳，『タンパク質・アミノ酸の必要量 WHO/FAO/UNU 合同専門協議会報告』，医歯薬出版（2009）．

吉澤史昭，長澤孝志　化学と生物 45：206（2007）

4 ビタミン

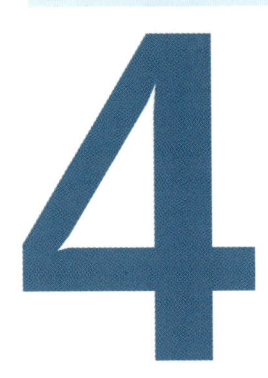

4-1 ビタミンとは

　ビタミンとは，食物成分に含まれる五大栄養素のうち，糖質・脂質・タンパク質・ミネラル類以外の物質のことを言い，ヒトや動物の生命活動維持のために必要不可欠な成分である。ヒトが1日に摂取すべき必要量はmg単位，またはその千分の一のμg単位で表されるような微量だが，ヒトの体内で合成することができないか，あるいは必要な量を合成することができないために，食物の成分としてこれを摂取する必要がある。

　ビタミンには13種類があり，その水への溶けやすさの性質から大きく2つに分けられる（図4-1）。1つは水溶性ビタミンであり，もう1つは脂溶性ビタミンである。水溶性ビタミンのほうは，補酵素であるB群ビタミン8種類と補酵素には分類されないビタミンCから成る。一方，脂溶性ビタミンには，A，D，E，Kの4種類がある。いずれのビタミンも，1種類でも長期間不足すると欠乏症が現われ，生命活動の維持が困難となり死に至る。

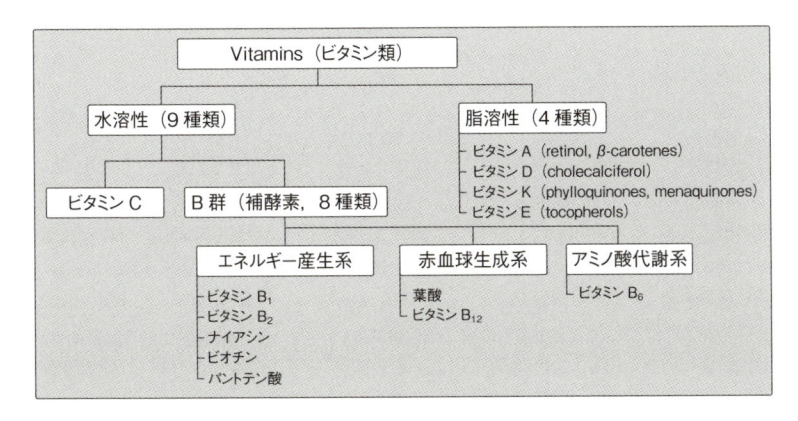

図4-1　ビタミン類の分類

4-2 機　能

(1) 水溶性ビタミン（それぞれの欠乏と過剰）

厚生労働省の2020年版摂取基準（成人男女のみ）は表4-1に示した

表4-1　2020年版食事摂取基準（米国との比較などを駒井が編集）

食事摂取基準（2020年版, 厚生労働省, 5年間使用）		成人（18～69歳）のみを抜粋 （主たる成分＋ビタミン類のみ）		
	日本（男性）	日本（女性）	米国（男性）	米国（女性）
エネルギー（kcal/day）	～2,650～	～2,000～	～3,067～	～2,403～
タンパク質（g/day）推奨量	65	50	56	46
n-6系脂肪酸（g/day）, 目安量 アラキドン酸など	11	8	17（～14）	12（～11）	（　）内は, 50～69歳
n-3系脂肪酸（g/day）, 目安量 EPA, DHAなど	2.0	1.6	1.6	1.1
糖質（%エネルギー, 目標量）	50～65	50～65	130 g/day	130 g/day
食物繊維（g/day）, 目標量	21以上	18以上	38（～30） （推奨量）	25（～21） （推奨量）	（　）内は, 50～69歳
ビタミン類					
B_1（mg/day）, 推奨量 　両国とも上限量設定なし	1.4	0.9	1.2	1.1	（　）内は, 50～69歳
B_2（mg/day）, 推奨量 　両国とも上限量設定なし	1.3	1.0	1.3	1.1	（　）内は, 50～69歳
ナイアシン（mg Niacin-Eq）, 推奨量 Eq＝当量	15 耐容上限量300	11 耐容上限量250	16 上限量35 mg/day	14 上限量35 mg/day	（　）内は, 50～69歳
B_6（mg/day）, 推奨量	1.4 耐容上限量5.5	1.1 耐容上限量45	1.3（～1.7） 上限量100 mg/day	1.3（～1.5） 上限量100 mg/day	（　）内は, 50～69歳
葉酸（μg/day）, 推奨量	240 耐容上限量 900	240 耐容上限量 900	400 上限量1,000	400 上限量1,000	
B_{12}（μg/day）, 推奨量 両国とも上限量設定なし	2.4	2.4	2.4	2.4	
ビオチン（μg/day）, 目安量 両国とも上限量設定なし	50	50	30	30	
パントテン酸（mg/day）, 目安量 両国とも上限量設定なし	5	5	5	5	
C（mg/day）, 推奨量	100 耐容上限量設定なし	100 耐容上限量設定なし	90 上限量2,000	75 上限量2,000	
A（μg RE/day）, 推奨量 RE＝レチノール当量	850 耐容上限量2,700	650 耐容上限量2,700	900 上限量3,000	700 上限量3,000	（　）内は, 50～69歳
D（μg/day）, 目安量	8.5 耐容上限量100	8.5 耐容上限量100	5（～10） 上限量50	5（～10） 上限量50	（　）内は, 50～69歳
E（mg/day）	6.0（目安量） 耐容上限量850	5.0（目安量） 耐容上限量650	15（推奨量） 上限量1,000	15（推奨量） 上限量1,000	（　）内は, 50～69歳
K（μg/day）, 目安量 両国とも耐容上限量設定なし	150	150	120	90	

ので，各論では摂取基準の値は省く。また，日米の摂取基準の比較をまとめたので参考にして欲しい。

1）補酵素ビタミン（B群ビタミン）
① ビタミンB$_1$

基本的ビタミン機能 最初は米ヌカから単離された物質である。化学名は，チアミンと称し，補酵素型はTPP（チアミン-二リン酸）である。2つの環状化合物が結合した構造をしており，熱に弱いため加熱調理によって失われることが特徴である。α-ケト酸（2-オキソ酸）の脱炭酸反応，トランスケトラーゼ反応などを行う補酵素（＝補酵素とは酵素全体の一部を形成し，補酵素がないと酵素反応は進められない）として，糖質代謝（解糖系側路でリボースとNADPHの生成に関与），クエン酸サイクルの各種反応（ピルビン酸からアセチル-CoAの生成と，サイクルの回転をさせるサクシニル-CoA生成の段階に関与）に携わり，エネルギー物質であるATPの産生に大きく寄与など，多くの機能がある。供給源は，豚肉・魚・豆類・胚芽・酵母などである。あく抜きしていないワラビ・ゼンマイ，魚介類の内臓等にチアミナーゼ（ビタミンB$_1$を分解する酵素）があるため，摂取にあたっては注意すべきである。ドリンク剤や白米へのB$_1$強化米には，より利用効率の良いビタミンB$_1$誘導体が使われており，B$_1$の補給に利用されている。

欠乏症 代表的な欠乏症は脚気であり，日本を含め東アジアの白米主食地帯で多発した病気である。日本の国民病とまで言われたビタミン欠乏症であった。浮腫，神経炎，ウエルニッケ脳症（アルコール多飲の欧米人に多発）などがある。現在，脚気にかかる人はほとんどいないが（食事が原因として最近僧侶が罹ったとして知られている），糖質やアルコールを多量摂取する人，激しい運動を行う人の中に潜在的なビタミンB$_1$欠乏症の人がかなりいると考えられている。

過剰症 ほとんど実験例がないが，米国で推奨量の100倍量の静脈内投与で，頭痛・けいれん・筋肉弛緩・不整脈・アレルギー症状などが見られた。しかし，日米とも摂取上限量の設定はない。

② リボフラビン（V.B$_2$）

基本的ビタミン機能 化学名はリボフラビンと称し，強い蛍光を持つ物質である。最初牛乳から単離されたが，牛乳が直射日光に2時間当たるとビタミンB$_2$の85％が壊れることが知られており，光に弱い性質を有する。FAD（フラビン・アデニン・ジヌクレオチド）またはFMN（フラビン・モノ・ヌクレオチド＝別名リボフ

> **コラム**
>
> **鈴木梅太郎とビタミン B_1**
>
> 　鈴木梅太郎（1874 年～1943 年）は，世界的なビタミン学の祖といわれる農芸化学者である。植物生理学をも含めた数々の業績があるが，1901 年からのドイツ留学から 1906 年に帰国し，盛岡高等農林学校の教授を経て，1907 年から東京帝大農科大学の教授となり（～1934 年），理化学研究所の創設にも貢献した。ドイツから帰国後は，日本人の栄養問題を中心に研究し，脚気（かっけ）に顕著に効く成分を米ぬかから抽出し，アベリ酸として発表し（1910 年 12 月 13 日＝わが国ではこの日を「ビタミンの日」と制定した（2001 年）），世界で初めて第五の栄養素（後にビタミンと呼ばれる）の存在を証明した。アベリ酸は後にオリザニンと命名されたが，後に別な物質も含んだ混合物であることがわかった。翌 1911 年に抗脚気成分を単離した Funk も，やはり混合物の単離ではあったが，vitamine（"生命維持に必須のアミン類"としたが，第五の栄養素はアミン類だけではなかったので後に"vitamin"と修正された）と命名した。1926 年 Jansen らによって抗脚気成分が単一物質として結晶化され，さらに 1936 年 Williams らにより化学構造の決定・化学合成がなされるまでかなりの年月を要したことになる。これには，ビタミン B_1（チアミン）の化学構造（2 つの環状構造が結合している）の特徴から，熱に不安定な物質であることも関係しているといわれる。いずれにしても，鈴木梅太郎をはじめとする研究のおかげで，わが国を含む白米食中心の東洋諸国の幾百万の脚気患者が死から救われた歴史は，まさに特筆すべきものがある。

ラビン–1–リン酸）という補酵素の形で，約 50 種類の酵素の補欠分子族として，生体内の多くの酸化・還元酵素反応に関わる。酵素の一例として，FMN を補酵素とする酵素は L–アミノ酸オキシダーゼ，NADH デヒドロゲナーゼ，などがあり，FAD を補酵素とする酵素には，① 各種の脱水素酵素，② 酸化酵素，③ 酸素添加酵素，④ 電子伝達系がある。脱水素酵素の中で，グルタチオン還元酵素は，過酸化脂質の除去過程に重要なかかわりを持っており，ビタミン B_2 が欠乏すると脂質過酸化物の顕著な増加が起こる理由となっている。

欠乏症　欠乏は成長停止，口角炎，口唇炎などが特徴的であり，脂質過酸化物の増大などもあげられる。また，摂取不足のみではなく，このビタミンの利用を妨げる疾病や薬物摂取・内分泌異常でも欠

乏症が生ずる。リボフラビンから補酵素誘導体への変換は、甲状腺や副腎の機能障害があれば阻害されるし、向精神薬クロルプロマジン等々の化学構造が類似している薬剤の服用は拮抗物質となり、欠乏症を誘起する。

過剰症　毒性は少ないことが知られているが、高用量の摂取は有益ではない。脂質異常症の治療に酪酸リボフラビンが60～120 mg/日程度の量で使われるが、発生頻度は1.9～5.3％と低いものの、副作用として服用直後から吐き気・嘔吐・軟便・下痢などの症状がみられる（日本での論文）。日米とも摂取上限量の設定はない。

③ ビタミン B_6（V.B_6）

基本的ビタミン機能　化学名をピリドキシンと称し、PLP（ピリドキサール-リン酸）などの形で補酵素作用を行う。基本的には、アミノ酸代謝のアミノ基転移酵素とアミノ酸脱炭酸酵素等の補酵素として不可欠である。すなわち、タンパク質の分解や再合成に欠かせないビタミンであり、タンパク質摂取量が多いと多くのビタミンB_6が必要となる。また、ビタミンB_6は、セロトニン・ドーパミン・アドレナリン・GABA（γ-アミノ酪酸（ギャバ））など、重要な神経伝達物質の合成にも必須な補酵素である。供給源は、魚や肉、卵、牛乳、野菜、大豆などにも含まれるが、動物性食品から摂ったほうが利用効率がよい。

欠乏症　欠乏すると、目・鼻・口・耳の周囲に湿疹を起こしたり、貧血になる。皮膚炎、けいれん、神経炎などになることもある。

過剰症　末梢神経炎などの治療にビタミンB_6が使用されている。UL（許容上限摂取量＝日本では60 mg/day）の20倍にあたる2 g以上を服用すると、大部分の人では1ヶ月～1年以内に末梢神経障害・疲労・神経過敏などが発症する（欠乏症と酷似）。このため、上限量の設定がある。

新規機能　ビタミンB_6の新しい機能としては、遺伝子発現制御機構への関与や、腎臓病を併発した透析処置糖尿病患者で多く見られる「糖化脂質＝脂質グリケーション」が、ピリドキサールリン酸（PALP）で阻害できることが見出された。

④ ビタミン B_{12}（V.B_{12}）

基本的ビタミン機能　化学名をコバラミンなどと称し、赤褐色のビタミンで化学構造の中心にコバルト（Co）元素を含有している。アデノシル-コバラミン（水素運搬体）、メチル-コバラミン（メチル基運搬体）が補酵素型で、メチルマロニル CoA ムター

---

word　セロトニン

5-ヒドロキシトリプタミン（5-HT）の構造をもつ生理活性アミン。中枢および末梢神経系の神経伝達物質で、膜に存在するセロトニン受容体を介してシグナルが伝達される。ピリドキサール-リン酸（PLP＝ビタミンB_6補酵素型）を補酵素とするL-トリプトファン脱炭酸酵素（デカルボキシラーゼ）によって生合成される。

word	ドーパミン

L-ドーパから L-ドーパデカルボキシラーゼにより生成する最初のカテコールアミンである。このステップにも PLP が必須である。これ自体で神経伝達物質の作用を持つほかに、カテコールアミンであるノルアドレナリンとアドレナリンの前駆体ともなる。

word	ノルアドレナリンおよびアドレナリン

ノルアドレナリンは、ドーパミンからドーパミン-β-モノオキシゲナーゼ（ビタミン C が関与）の作用で生成するカテコールアミンの一種。脳では青斑核から大脳皮質、視床下部、小脳に至るノルアドレナリンニューロン系が存在する。ノルアドレナリンとアドレナリンは、ともにアドレナリン受容体を介して情報伝達を行う。ノルアドレナリンは、アドレナリンよりもメチル基分だけ少ない分子である。アドレナリンは、副腎髄質ホルモンおよび神経伝達物質として働き、ノルアドレナリンからフェニルエタノールアミン N-メチルトランスフェラーゼにより生成される。哺乳動物の交感神経の終末から分泌される神経伝達物質はノルアドレナリンである。アドレナリンは著明な血糖上昇作用、心拍出力増加作用、末梢血管抵抗減少作用をもつが、ノルアドレナリンは血糖上昇作用は弱く、心拍出量を減少させ、末梢血管抵抗を増加させる。また、血圧上昇作用は、ノルアドレナリンがアドレナリンより著明である。

以上のうち、カテコール核をもつ生体アミンの3種、すなわちドーパミン、ノルアドレナリン、アドレナリンをカテコールアミン類と総称する。いずれの生合成にも、ビタミン B_6 補酵素（PLP）とビタミン C などの関与が必須となっている。

ゼの補酵素およびメチオニン合成酵素の補酵素として、それぞれサクシニル-CoA およびメチオニン生成に関与する。他のビタミンと比べて必要量はごくわずかだが、タンパク質や核酸の合成をはじめ、中枢神経機能の維持、脂肪の代謝においても重要な機能を果たしている。ビタミン B_{12} は、葉酸と協力して、骨髄で巨赤芽球から正常な赤血球を作り出す働きに関与している。

また、ビタミン B_{12} が小腸から吸収されるには、胃壁から分泌される内因子という糖タンパク質が結合していることが必須のため、胃の全摘手術を受けた人や胃粘膜に病変がある人は、欠乏症が起こる。また、B_{12} は植物体にはほとんど含まれないことから、厳密菜食主義者で欠乏することがある。供給源は、レバー・魚介類・チーズ・肉・卵などの動物性食品である。

欠乏症　ビタミン B_{12} が欠乏すると、造血作用がうまく働かず、悪性貧血となる。下肢のしびれも出て、進行すると運動失調などの神経障害を起こす。

過剰症の報告はない　副作用非発現量（3 mg/日、米国）程度では副作用はほとんどみられない。よって、日米とも摂取上限量の設定はなされていない。

新規機能　睡眠障害改善効果（1.5～3 mg/日＝大量）、高ホモシステイン血症の改善（動脈硬化予防）などの報告がある。

⑤ ビオチン

基本的ビタミン機能　脂肪酸合成系酵素であるアセチル-CoA カルボキシラーゼ（最近細胞質あるいはミトコンドリアに存在するものとして2種類に分けられることもある）、糖代謝系酵素であるピルビン酸カルボキシラーゼ、アミノ酸代謝の酵素であるプロピオニル-CoA カルボキシラーゼと β-メチルクロトニル-CoA カルボキシラーゼの補酵素としてビオチンは必須の成分である。これらの酵素本体の Lys 残基に結合して基質に CO_2 を渡す機能を持つ。三大栄養素のエネルギー代謝に必須であるために極めて重要なビタミンであるといえるが、日本においてはヒトでの欠乏症研究の遅れもあり、あまり注目されてきていない。乾癬や掌蹠膿疱症性骨関節炎などの難治性皮膚病などではビオチン欠乏が顕著であるが、基礎研究の立ち遅れからかビオチン欠乏症という範疇には入れられていない。また、腸内細菌が作るビオチンの身体への寄与は確かに考えられるが、例えばプロバイオティクスである乳酸菌類は腸内でビオチンをむしろ消費するので、一概に寄与しているとは言えないため、やはり積極的な摂取が望ましい。ビオチンの不

足状態につながりやすい。一般に言われるよりも潜在性の欠乏者数は多いものと予測される。

欠乏症 欠乏は成長阻害，皮膚炎などがあげられるが，実験動物での欠乏症は骨形成不全，妊娠期では胎仔の奇形（口蓋裂，短肢症，骨形成不全など，）などがある。妊娠期には多目のビオチン摂取が望ましいと予測されるため，乳児用粉ミルクには米国並みの添加が望ましいと考えられている。上述のように難治性の皮膚炎（乾癬，掌蹠膿胞症，掌蹠膿胞症性骨関節炎，アトピー性皮膚炎）ではほとんどの場合に血清ビオチン不足を伴っているので，ヒトでの欠乏症と言っても良いとの考え方もある。

過剰症 グラム単位の大量摂取ではない限り，これまでに過剰症の報告はない。このため，日米とも摂取上限量の設定はない。米国では副作用非発現量が 2.5 mg/日とされているが，これまでの報告から 10 mg/日程度と考えられる。現在，筆者らの研究室で長期多量摂取時の各組織における遺伝子発現解析を行っている最中である。また，上記よりも大量に（体重 kg あたり換算でグラム単位）摂取した場合に実験動物に欠乏症様の毒性があるとして，2009 年に日本ビタミン学会で発表された。多すぎる場合にはやはり問題があるものと予測される。

新規機能 乾癬，掌蹠膿胞症性骨関節炎などの難治性皮膚病などには，1 日 9 mg のビオチンが服用されている。また，多量投与により，インスリン分泌促進効果，ATP 産生促進効果，糖代謝改善による糖尿病病態の改善効果，高血圧改善効果などの種々の抗メタボリックシンドローム的な生理効果が認められている。

⑥ パントテン酸

基本的ビタミン機能 基本的にはエネルギー代謝で必須な中間体でもある CoA，アシルキャリアープロテイン（ACP）の構成成分などとして機能する。ミクロソームで行われる脂肪酸生合成の複合酵素系は，ACP が必須成分である。また，ミトコンドリア内で行われる脂肪酸の β 酸化（分解）においても必須の成分であり，三大栄養素の代謝でエネルギーが作り出される時に，140 種類以上もの酵素の補酵素として働く。アシル基の活性化と転移などの反応に寄与している。栄養素の代謝では CoA という名前が付いたエネルギー代謝上の中間体は多く，その重要性は容易に認識されるところである。パントテン酸という名前の由来は，「至る所にある」という意味ゆえ，供給源はあらゆる食品と言ってもよいが，なかでもレバー・肉・魚介類・卵・納豆などに多く含まれる。

> **word　GABA**
>
> 哺乳動物の小脳・脊髄後角・黒質・海馬などに多く存在す抑制性神経伝達物質と考えられる物質。中枢神経では主として抑制性ニューロンの神経終末で，主としてグルタミン酸からグルタミン酸デカルボキシラーゼ（GAD）の作用で生成される。この酵素も，ビタミン B_6 補酵素である PLP を必須としているので，ビタミン B_6 が欠乏すると，神経の抑制系が悪くなりケイレンを起こしやすくなる。

欠乏症 欠乏は成長阻害，皮膚炎，疲労，精神障害など多種類の欠乏症がある。

過剰症 これまでに過剰症の報告はない。このため，日米とも摂取上限量の設定はなされていない。

新規機能 パントテン酸よりも利用されやすい同族体であるパンテチンのデータが多い。パンテチン製剤としての臨床成績は，まず1) 血清脂質の改善作用である。1日 150 mg から 600 mg 程度の投与でコレステロール代謝の改善が認められた。次は，2) 腸管運動促進作用。パンテチンとして1日 600 mg を被験者に2週間投与して，便秘における排便回数や便の性状について検査したところ，有意に腸管運動が促進することが認められた。実験動物を用いた他の薬理効果については，ウサギを用いた粥状動脈硬化が改善すること，血中の中性脂肪およびコレステロール値が低下する効果，脂肪酸の β 酸化促進作用などの代謝改善効果が報告されている。副作用がないので，高齢者の便秘への適用などのパンテチンの有効な利用が望まれている。動物実験では，パンテチンの疲労回復効果も示された。

⑦ 葉　酸

基本的ビタミン機能 化学名はプテロイルグルタミン酸である。テトラヒドロ葉酸あるいはその誘導体として，水素元素の出し入れやメチレン基の出し入れの反応を行う酵素の補酵素である。タンパク質や細胞増殖に必要な核酸（DNA，RNA）を合成するために重要な役割を担っている。ヘモグロビン・核酸の生成に寄与することを介した正常な造血機能を保つために重要であるばかりでなく，細胞増殖の盛んな胎児が正常に発育するために特に重要なビタミンであるため妊娠時に多く摂取する必要がある。緑葉野菜・レバー・肉・果物・豆類などに多く含まれる。

欠乏症 欠乏すると，大赤血球性貧血，舌炎，口内炎なども観察される。基本的に核酸やタンパク質の合成，細胞の分化などに影響がみられる。神経管の形成は胎生3～4週に始まり，28週までに閉鎖される。この過程で神経系に障害が生じると，神経管障害（NTD）となる。白人の発症率が高いために米国の摂取基準値が多くなっているが，日本でも神経管障害の発症には注意したほうが良いとされている。

過剰症 経口投与の実験例はないが，ラットへの推奨量の 1,000 倍程度の非経口投与で，てんかん様発作が生ずる。過剰量の投与で，腸内で亜鉛などとの不溶性化合物を形成し，亜鉛などの吸収を妨げることが示唆される（米国の論文）。日本における成人の葉酸摂取許容

上限量は，1 mg（1,000 μg）/day となっている。

新規機能 これまでの疫学調査から，葉酸を受胎前後から妊娠期を通して大量に服用していると，ほとんどの場合に新生児におけるNTDの発症や再発が抑制されている。受胎前4週から妊娠12週まで，400 μgの葉酸を摂取していれば，NTDの発症を予防することが可能である（一度NTD児を出産した女性は，再発を防止するために4 mg/日の葉酸を摂る必要がある）。わが国における葉酸の所要量は200 μg/日である。これは，食事から摂ることができる量である。毎日400 μg摂るには，サプリメントで摂る必要性があるであろう。また，脳血管障害や心血管系疾患に関係するとされている高ホモシステイン血症に対しても，葉酸・ビタミンB_{12}・ビタミンB_6の服用が効果があるが，葉酸がホモシステイン値を下げるのに最も効果的であった。

⑧ ナイアシン

基本的ビタミン機能 ニコチン酸とニコチン酸アミドを総称してナイアシンと呼ぶ。タバコのニコチンとは違う物質である。体内でナイアシン補酵素となり（NAD^+，$NADP^+$など），約400種類という非常に多くの酵素の補酵素として機能している。糖質・脂質・タンパク質からエネルギーを産生する過程において，補酵素として重要な役割を果たしている。一例として，デヒドロゲナーゼ（アルコールデヒドロゲナーゼ，乳酸デヒドロゲナーゼ，イソクエン酸デヒドロゲナーゼ）などの補酵素として働く。細胞増殖や分化に関与するADP-リボース生成反応にかかわる補酵素などとしての機能もあり，その重要性が再認識されている。ナイアシンは，トリプトファンから一部は生合成されることが知られており，トリプトファン60 mgからニコチン酸が1 mg生成するとされる。しかし，ヒトが必要な量をまかなっていないことから，ビタミンに指定されている所以である。ナイアシンは，魚・肉・レバー・種実などに多く含まれる。

欠乏症 典型的な欠乏症はペラグラ（イタリア語のpelle agra＝「荒れた皮膚」）である。皮膚炎や下痢などを発症し，悪化すると頭痛・うつなどの神経障害を起こす。一般にトリプトファンが第一制限アミノ酸である（＝不足する）トウモロコシの主食地帯（かつての欧州，中米など）でナイアシン欠乏が多いのは良く知られた事実である。他の食べ物をあまり食べていなかったことが原因であった。日本でも，アルコール中毒患者の人にペラグラが見られることがある。

過剰症 脂質異常症治療などの目的で大量服用（3〜6 g/日）で，悪心・嘔吐・発汗・潮紅（発赤）が生ずる。この副作用はヒス

> **word 高ホモシステイン血症**
>
> ホモシステインは動脈硬化症の1つの要因であるとして言われてきている。先天性ホモシステイン尿症においては，患者はシスタチオニン-β-シンターゼ遺伝子の欠損により，高ホモシステイン血症を来す。結果として尿中にホモシステインが排泄されるようになり，患者は若年にもかかわらず（場合によっては10代から20代であっても），心筋梗塞や脳梗塞の原因となる動脈硬化を来すことが観察された。この現象からホモシステインと動脈硬化性疾患の関連が示唆され，疫学調査であるフラミンガムスタディやわが国での前向きコホート研究が進められている。体内ではDNAの合成に際して，ホモシステインが必須アミノ酸のひとつであるメチオニンに変換されるが，その際に葉酸の存在が必須である。同様に，ビタミンB_6，B_{12}もホモシステインを分解するときに必須なため，血漿ホモシステイン濃度の減少には，葉酸，V.B_{12}，V.B_6の服用が有効である。そのため，葉酸摂取量を男性で1日350 μg以上，女性で280 μg以上に上げると，1年当たり男性30500人，女性19000人が心血管疾患による死亡を防げる，という推計も出されている（JAMA, **274**, 1049-1057, 1995）。しかし，なおこれは仮説の域を出ていないので，さらなる研究を要する。

タミン放出による。服用を中止すると2日程度で和らぐ。過剰量摂取は，薬物としての肝臓への毒性が懸念されている（米国の論文，1994年）。このため，日本では1日あたりニコチンアミドとして300 mg（ニコチン酸として100 mg）の上限量が設定されている。

新規機能 糖尿病の予防作用（ニコチンアミド），脂質異常症薬（数gのニコチン酸），酸化ストレス軽減（ニコチンアミド），がんの予防（ニコチンアミド）などがあげられる。

2）その他の水溶性ビタミン：ビタミンC（アスコルビン酸）

ビタミンCは，水溶性ビタミンの中では唯一補酵素（B群ビタミン）には含まれない。

基本的ビタミン機能 化学名は，アスコルビン酸である。抗壊血病因子として発見された経緯から，アスコルビン酸（ascorbic acid. a = anti（= 抗），scorbutic = scurby（= 壊血病））と名づけられた。デヒドロアスコルビン酸との相互変換系を有し，体内で多くの酸化還元型の酵素反応にかかわる（水素元素の授受）。ドーパミン・アドレナリンなどの生成反応の触媒，コラーゲン生合成におけるプロリンおよびリジンの水酸化反応，脂質過酸化防御，鉄・銅代謝の調節，免疫能増強などがあげられる。このため，ビタミンCは皮膚や骨の形態維持や傷の修復などに欠かせないビタミンである。抗ストレス作用を有する副腎皮質ホルモンの合成を促進したり，腸管での鉄の吸収率を高めるなどの働きもある。抗酸化の機能もあり，多くの機能を有するビタミンである。供給源は，果物・野菜類・イモ類・緑茶に多く含まれる。

欠乏症 代表的な欠乏症は壊血病である。すなわち，疲労感を生じ，欠乏が長くなると毛細血管がもろくなり歯ぐきや皮下から出血する事態となる。16〜17世紀頃には長い航海中に壊血病となり各国はダメージを受けたが，いち早くこの病気にかんきつ類（レモンなど）が有効であることを経験的に知っていたオランダが，東インド進出などの貿易競争で他の欧州諸国よりも優位に立ったのはこれによると言われている（17世紀後半）。子どもの場合は，骨の発育不良が見られ，これは実験動物におけるビタミンC欠乏症と同じ骨形成不全である。ストレスを受けている場合や喫煙によって，必要量が増すことが知られている。

過剰症 シュウ酸塩の前駆物質であるために，腎臓結石の成分となり得る。体質によっては，大量摂取によって腎あるいは尿路結石が出ることもあるし，また排泄が多くなり尿中グルコース（尿糖）検査に影響を与える（陽性と間違える＝飲料摂取後には要注意）。日本で

は摂取上限量の設定はないが、米国では2g/dayの摂取上限量となっている。

新規機能 　美白・美肌効果、がん予防、動脈硬化の予防・治療効果などが知られている。

(2) 脂溶性ビタミン（それぞれの欠乏と過剰）

脂溶性ビタミンには4種類があり、それぞれ特有の重要な生理機能を有する。脂溶性ビタミンは、過去に取りすぎると肝臓に蓄積して過剰症を引き起こすとされたが、それは必ずしも全てのビタミンには当てはまらない。現在ではむしろその活性型（活性型ビタミンA（レチノイン酸）や活性型ビタミンD（$1,25\text{-}(OH)_2\text{-}$ビタミンD）など）が核内受容体と結合し過ぎることによる毒性のほうが心配されている。いくら抗がん作用があったとしても、むやみにサプリメントなどで摂らないように上限摂取量が決められているものがある。

① ビタミンA（V.A）

基本的ビタミン機能 　動物の組織（肝臓など）にあるレチノールやレチナールと、植物に存在するプロビタミンA（β-カロテンなど）などが供給源である。1分子のカロテンは2分子のレチノール（またはレチナール）が結合したものである。以下のように小腸粘膜における解裂酵素が働き、レチノール（またはレチナール）となる（下式）。カロテンの吸収率はレチノールなどよりも低率であり、さらに解裂酵素の作用段階もあり、2段階の代謝調節を受ける。

$$1 \times \text{カロテン} \rightarrow 2 \times \text{レチナール} \Leftrightarrow 2 \times \text{レチノール}$$

栄養素としての基本的な機能は以下の項目の通りである。

- 視物質（＝ロドプシン）の成分として視覚機能に寄与
- 生殖機能、免疫機能、味覚機能の維持、等々

新規機能 　とくに生体内酵素によって不可逆変換を受けて生成するレチノイン酸が特有の生理活性を有する。細胞増殖や分化に影響を及ぼす。

$$\underset{\text{(相互変換)}}{\text{レチノール} \Leftrightarrow \text{レチナール}} \underset{\text{(不可逆反応)}}{\rightarrow \text{レチノイン酸}}$$

すなわち、核内受容体であるレチノイン酸受容体（RAR）またはレチノイドX受容体（RXR）を介した機能である。これには、制がん作用、上皮細胞の正常性保持、などがあげられる。供給源は、レチノールはレバー、ウナギなどの魚介類・卵・牛乳・チーズなどであり、β-カロテンは緑黄色野菜類である。

欠乏症 欠乏すると，暗がりで目が見えにくくなり（暗順応の低下），明るくなった時にも目が見えにくくなり（明順応の低下），ひどくなると夜盲症になったり失明したりすることになる。また，皮膚や呼吸器の粘膜が弱くなり，感染症に罹りやすくなる。子どもでは成長障害が見られる。

過剰症 とくにレチノイン酸の毒性はきわめて強く，催奇形性の危険があるので妊婦や妊娠の可能性のある女性には投与が不可となっている。現在，ホッキョクグマ，ホッキョクギツネなどでは，肝臓にV.Aが異常蓄積している状況がある（レチニールエステルが蓄積→レチノイン酸に変換される割合が高まる）。米国では，推奨よりも100倍多い量の摂取で種々の過剰症が報告されている。皮膚のひび割れ，髪の毛の脱毛，食欲不振，疲労感蓄積，骨の痛みと脆弱性などである。一方で，カロテンは上で触れた代謝調節機構があるために，多量に摂取しても過剰症は起こらないとされている。ゆえに，核内受容体と結合するレチノイン酸は，サプリメントなどによって直接摂取すべきではないと言えよう。このため，日米両国ともV.Aの上限摂取量は3,000 μg（＝3 mg）RE/day に設定されている。なお，REはレチノール当量を表している。

② ビタミンD（V.D）の機能と過剰症

基本的ビタミン機能 シイタケなどに含まれるエルゴステロールや動物皮下組織の7-デヒドロコレステロールは，プロビタミンDとよばれ，紫外線によって各々プレビタミンD_2およびD_3となり，その後体温によってビタミンD_2およびD_3となるが，さらに肝臓（25位を-OH化）と腎臓の酵素（1位を-OH化）で水酸化を受けて，活性型ビタミンD（1,25-$(OH)_2$-ビタミンD_2およびD_3）となる。

活性型V.Dは，以下の作用を有する。

1) 核内レセプター（VDR）に結合し，さらにレチノイドXレセプター（RXR）と異種2量体を形成し，これがV.D標的遺伝子の応答配列（VDRE）に結合する。ここに多種の核内共役因子が集合し，転写が開始され，特定のタンパク質が合成される。
2) レセプターを介して，小腸でのカルシウム吸収の促進。
3) 骨形成の促進（破骨細胞の分化と活性化を介するが，他の多種多様の作用もある）。
4) 細胞の増殖・分化および細胞死の制御。小腸上皮細胞あるいは皮膚表皮細胞のような正常細胞の分化・増殖に必須な役割を果たしている。また，白血病細胞などのがん細胞の増殖抑制，良性細胞への分化あるいはアポトーシスを促進する（つまり，発がん抑制

作用)。

V.D は，レバー・魚・卵黄・乳製品・キノコ類などに多く含まれる。

欠乏症　成人，とくに妊婦や授乳婦では骨軟化症になり，子どもでは骨の成長障害が起こり，背骨や足の骨が曲がるクル病となる。また，高齢者や閉経後の女性ではとくに骨粗しょう症となる。

過剰症　V.D は，少量では栄養素作用（カルシウム代謝改善，骨成長促進），多量では医薬品作用（がん細胞の増殖抑制・分化誘導など），過剰量では高カルシウム血症，骨の（過剰）石灰化，腎結石，などの中毒作用が現れる。よって，日米両国とも，上限量は 50 μg/day に設定されている。

③ ビタミン E（V.E）

基本的ビタミン機能　1922 年にラットの抗不妊因子として発見されたビタミン E は，生体膜等における抗酸化作用が主たる生理機能とされている。すなわち，広く細胞膜に存在して過酸化脂質の生成を防ぎ細胞の老化を防いでいる。そして，冠状動脈疾患，動脈硬化症，アルツハイマー病などに対して予防効果があることが知られるようになってきた。日本国内では，ヒトでの V.E 欠乏症はごくまれに遺伝的欠損症で報告されているにすぎない。しかし，若年齢層と高齢者ではビタミン摂取量が潜在的に不足しているケースが見られるので，適量の V.E を摂取する必要がある。

種実類・植物油・魚介類・カボチャなどに多く含まれる。過酸化物は，ビタミン E のほかにビタミン C，ビタミン B_2，β-カロテン，セレン（微量元素），ナイアシンが含まれる食品などと一緒に摂取するとその生成が抑えられて抗酸化力が高まるとされている。

欠乏症　細胞膜の脂質が酸化され，未熟児や乳幼児などでは赤血球膜の抵抗性が弱り，溶血性貧血が起こることがある。ビタミン E 欠乏により，動物では不妊症や筋肉の萎縮が，ヒトではごくまれに感覚障害や神経症状が起こることがある。

過剰症　一般には，欠乏症や過剰症の発症はほとんど認められていない。過剰症は V.K との拮抗が言われているが（血液凝固障害），比較的まれである。このため，上限量も比較的多量であり，日本では 600〜800 mg/day（女性−男性，成人）に，米国では 1,000 mg/day に設定されている。

④ ビタミン K（V.K）

基本的ビタミン機能　すべてのビタミン K 同族体には（$V.K_1$，$V.K_2$ など），γ-グルタミルカルボキシラーゼ

(GGCX) を介した Gla-化能（凝固因子タンパク質，骨 Gla タンパク質（オステオカルシン）などの生成の補因子）がある。すなわち，血液凝固に必須な凝固因子や骨形成に必要なオステオカルシンなどの Gla-タンパク質の完成に必須な補因子である。しかし，$V.K_2$ の 1 種である MK-4（メナキノン-4）には，これ以外の独特の生理機能のあることが多数報告されている。

1992 年以後は，MK-4 の代謝と生理機能に関する新しい知見が続々発表されてきた（他の V.K 類にはない［Gla タンパク質にはよらない］生理機能がある）。組織内に存在する内因性酵素によるビタミン K_1（フィロキノン）の MK-4 への生体内変換が指摘された（無菌マウス・ラット，Komai ら：1992，無菌ラット，Suttie ら：1998 および Vermeer ら：1998，岡野ら：2007 年）。

ビタミン K は緑色野菜類（$V.K_1$）と納豆（$V.K_2$ のうちの MK-7）に多く含まれる。ヒトでのデータが少ないため，現在の摂取基準は血液凝固の基準からのみ設定されている。このため，骨形成や各組織内でのMK-4 の諸機能を考えた摂取基準になっておらず，少な目の所要量となっているために，健康維持の観点からはさらなる研究が必要である。

欠乏症 血液凝固不全となり，出血症を呈するようになる。新生児では頭蓋内出血や消化管出血（新生児メレナ）を起こすことがあり，成人では抗生剤を長期間服用している人での欠乏が知られている。後者では，腸内細菌からの提供不足の他に，その一部の化学構造（N-メチルテトラゾールチオール基）の関与も指摘されている。

過剰症 V.K は，過剰症として溶血性貧血と核黄疸と記載されているが，これは天然型ではない $V.K_3$（メナジオン＝合成品）を使用していた時代の記載であり（1955 年頃，30 mg を 3 日間。天然型である $V.K_1$ や $V.K_2$ では副作用なし），3 位側鎖のない構造をもつ $V.K_3$ はその強い化学反応性から現在ではヒトへの適用が認められていない。一方，天然型の $V.K_1$ や $V.K_2$ では目立った過剰症は認められていないので，日米両国とも上限量の設定がなされていない。なお，使われているV.K（＝天然型）の副作用として，最近の教科書にも誤って $V.K_3$ の過剰症について記載されているので，注意を要する。実際に，抗骨粗鬆症薬でもある MK-4（$V.K_2$）は，患者には 1 日 45 mg の内服で処方されているのである。

メナキノン-4（MK-4＝$V.K_2$）の新規生理機能 MK-4 には，以下の $V.K_1$ にはない作用のあることが次々と報告されてきている（ただし，$V.K_1$（緑色植物に存在）や MK-7（納豆の主成分）

も生体内で適宜 MK-4 に変換されるので，有効といえよう）。

1) 破骨細胞のアポトーシスの誘導，破骨細胞の分化促進因子（RANKL）の発現抑制による骨吸収の抑制（＝骨形成の促進）。すでに抗骨粗鬆症薬として使用されている。
2) 培養白血病細胞の apoptosis 誘導作用（＝発がん抑制への関与）
3) 動脈硬化抑制作用
4) 核内受容体（SXR or PXR）との結合能（Tabb, M.M., *et al.*, 2003）
5) 肝臓がん再発予防作用（例：Lamson, D.W., & Plaza, S.M., 2003）
6) 炎症性サイトカインの分泌修飾を介した抗炎症作用
7) ステロイドホルモン生合成系への直接的関与（精巣，脳）と性機能への影響（すなわち，MK-4 不足はテストステロン（男性ホルモン）濃度の低下を誘導する）。

これらを総じて考えれば，MK-4 は組織内活性型ビタミン K とも言えよう。

(3) その他

1) ビタミン様物質の例

ビタミン様物質のサプリメントの例として，コエンザイム Q10 について述べる（ユビキノン-10＝CoQ10）。CoQ10 は，医療用医薬品，OTC 薬（Over the Counter＝大衆薬）を経て，2001 年 4 月に厚生労働省が行った食薬区分の見直しにより，健康食品（サプリメント）として市場に流通し始めた。静脈栄養施行患者のデータから，生合成由来の CoQ10 は全体の 45％程度と見積もられているので，今のところビタミンとはみなされていない。市販されている CoQ10 は，すべて酸化型であるが，それを摂取すると生体内の酵素によって容易に還元され，還元型となり強い抗酸化作用を発揮する。CoQ10 は，生体内でエネルギー産生賦活作用（ATP 産生に寄与する電子伝達系を構成）と抗酸化作用の 2 つの重要な効果が期待できる。とくに，HMG-CoA 還元酵素の阻害剤（スタチンなど）服用時には生体内 CoQ10 が低下するので，サプリメントとして併用することが望ましいと言われている。しかし，市販の CoQ10 含有サプリメントの中には，品質管理が十分でないものがあるので，利用にあたっては注意を要する。

2) ビタミン類含有飲料

最後に，飲料中にビタミン類が使われている代表的な製品例を紹介する。1 つは，積極的に "○○ビタミンが摂取できる" という訴求型のビタミン飲料であり，もう 1 つは飲料の保存性や安定性を保つためにビタ

表 4-2 ビタミン飲料の代表例（一部抜粋）

メーカー	製品名	含有ビタミン				
A	J	ビタミンC	ビタミンE	ナイアシン	ビオチン	
	K	ビタミンC	ナイアシン	ビタミンB_2	ビタミンB_6	
	L	ビタミンC	ナイアシン	ビオチン		
B	M	ビタミンC	ビタミンB_6	ビタミンB_2	ビタミンB_{12}	ビタミンE
	N	ビタミンC	ビタミンB_1	ビタミンB_6	ビタミンE	ビタミンD
	O	ビタミンC	パントテン酸	ビタミンB_2	ビタミンB_{12}	ビタミンB_1，ナイアシン，ビタミンB_6
C	P	ビタミンC	ビタミンB_6	ビタミンB_{12}	ナイアシン	パントテン酸，ビタミンB_1，葉酸
	Q	ビタミンC	ナイアシン	パントテン酸	ビタミンB_1	ビタミンB_6，ビタミンB_{12}，葉酸
	R	ビタミンE	β-カロテン	ビタミンC	ビタミンE	葉酸
D	S	ビタミンC	ビタミンE	ビタミンB_6	ビタミンD	ナイアシン
	T	ビタミンC	ビタミンA	ビタミンB_1	ビタミンB_2	ビタミンB_6，ビタミンB_{12}，ビタミンD
	U	ビタミンC	ナイアシン	ビタミンB_6	ビタミンE	ビタミンB_1，ビタミンD，β-カロテン
E	V	ビタミンC	ビタミンB_1	ビタミンB_2	ビタミンB_6	ビタミンB_{12}，ビタミンA，ビタミンD
	W		ビタミンE	ナイアシン	パントテン酸	葉酸，ビオチン
F	X	ビタミンC	ビタミンB_1	ビタミンB_6		
	Y	ビタミンC	ナイアシン	ビタミンB_6		
	Z	ナイアシン	ビタミンB_2	ビタミンB_6		
G	AA	ビタミンB_1	ビタミンB_2	ビタミンB_6	ナイアシン	
H	BB	ナイアシン	ビタミンB_1	ビタミンB_2	ビタミンB_6	
I	CC	ビタミンB_1	ビタミンB_2	ビタミンB_6	ナイアシン	
	DD	ビタミンC	ビタミンB_1	ビタミンB_2	パントテン酸	

（G〜Iの製品はビタミン飲料）

ミンを含有している飲料である。後者は，主としてビタミンCの抗酸化作用を利用したものであり，多くの製品に使われているので省略する。ここでは，前者の訴求型のものについてのみ表4-2にまとめてみた。栄養機能を求めたものが多いが，最近の特徴としては食品添加物として認められて間もないビオチン添加飲料が多くなったことである。ビオチンの抗メタボ機能から考えても歓迎すべきことであるが，日本では乳児用粉ミルク中のビオチン不足（米国の40％程度）があるので，改善の必要があろう。調べてみて気付いたのは，13種類のビタミンのうちビタミンKだけが入れられておらず，いまだに軽視されていることである。天然型の各種ビタミンK同族体からメナキノン-4への変換が証明されるに到り，血液凝固作用以外に各組織で重要な機能を果たしていることが解明されつつあるので，いずれは重要視される時代がやって来るものと予測している。他のビタミンについても，なお解明されるべき点が多いことは言うまでもない。

最後に，各種ビタミン類の上限量と過剰症を表4-3にまとめた。

表 4-3　上限量の設定があるビタミン類

ビタミン類	食事摂取基準 (成人, 1日あたり)	主な食品の含有量 (100 g 中)	上限量(成人)	過剰症
ナイアシン	推奨量：10～15 mg NE	タラコ＝49.5 mg カツオ節＝45.0 mg	250～350 mg NE	脂質異常症薬として服用時に下痢・嘔吐・発汗・肝障害
ビタミン B_6	推奨量：1.2～1.4 mg	ニンニク＝1.5 mg クロマグロ＝0.85 mg	40～60 mg	末梢神経炎の治療薬として使用時の末梢神経障害
葉酸	推奨量：240 μg	生ホウレン草＝210 μg	900～1000 μg	悪性貧血治療時の神経障害, 蕁麻疹, 亜鉛吸収阻害
ビタミン A	推奨量：650～900 μg	豚レバー＝13000 μg ウナギ蒲焼＝1500 μg	2700 μg RE	胎児奇形, 頭痛, 脱毛, 皮膚のひび割れ, 疲労感蓄積
ビタミン D	目安量：5.5 μg	しらす干し＝46 μg 干しシイタケ＝17 μg	100 μg	骨の過剰石灰化, 高カルシウム血症, 腎結石
ビタミン E	目安量：6.0～6.5 mg	アーモンド＝31.2 mg サラダ油＝19.0 mg	650～900 mg	稀だが血液凝固障害 (V.K との拮抗)

コラム

ビタミン類の有効利用

　ビタミンには代謝を円滑にして体調を整えるものや抗酸化性のものなど, いろいろと有用な効果があるのは事実であるが, 食生活が整っている上での利用が基本である。つまり, でたらめな食生活をビタミン剤の入ったサプリメント飲料などでごまかそうとするのはいただけない。あくまでも, 栄養素や天然の食品素材がバランスよく摂取された食生活が基本であり, その条件を満たした上で不足気味な部分を補足するという考え方が良いのは言うまでもないことである。

　すでに述べたように, ビタミンを食事摂取基準 (旧「所要量」) の数倍から数十倍摂取すると, 保健効果が期待される。この効果を得るには, サプリメントによって補う必要があるが, どの程度摂取すれば良いかは個人ごとに違うために, 適切な摂取量の設定は難しいといえる。いったい我々は13種類もあるビタミン類を各々どの程度摂取すべきなのであろうか? 最近, 「サプリメントアドバイザー」の制度ができたが, 企業との癒着という問題もあり, いまのところ必ずしも公平な立場からの指導がなされている訳ではないようである。厚生労働省でも, 「1日許容摂取量」などのような対応が取られているのは「特定保健用食品」と「栄養機能食品」のみである。サプリメントについては, 行政側のさらなる対応が迫られている状況にあると言えよう。このような問題があるとはいえ, ビタミン類の健康維持にプラスとなる新規機能が期待されているのは事実である。ここでは, いわゆる薬理量または保健量のビタミン類摂取による新規機能と過剰症に関するデータについてもまとめた

(各項で記述)。

　ビタミン類は，体内の代謝（解糖系・ペントース-リン酸回路，TCA回路，アミノ酸代謝，脂肪酸代謝）を回転させたり，生体内で必須な物質を産生するための不可欠補助因子としての基本的な役割のほかに，薬理量・保健量での利用は健康の維持にプラスとなる効果を持っていることが知られてきた（新規生理機能）。ノーベル賞受賞者のポーリング博士のビタミンC多量摂取による疾病防御説などは，従来から有名な話である。欠乏症を治すビタミンの基本的な生理機能はほぼ理解されつくしているが，健康維持を念頭においた新しい機能となると，これは現在も研究が進行中である。例えばビタミンAやDの核内受容体の発見は比較的最近のことであり，この10数年で飛躍的にその生理機構の解明がなされてきた領域である。その他のビタミン類についてもまだまだ不明な点が多いために，更なる研究が必要である。

　水溶性ビタミンは，一般に毒性が低いものが多いが，多量に摂りすぎると副作用が出るものもあるので（各論参照），やはり注意を要する。また，脂溶性ビタミンは，肝臓などにある程度蓄えることができる。しかし，摂りすぎると，水に溶けにくいため尿中には排泄されず，胆汁から腸内に排泄される。そして，腸管から再び吸収されるので過剰症が起こりやすくなるとされてきたが，吸収経路や肝臓における代謝調節系があることなどから，最近考え方が変わってきた。脂溶性ビタミンでも天然型はむしろ安全性が高い一方，核内受容体に直接結合する「活性型ビタミンA」や「活性型ビタミンD」などの毒性（細胞の分化修飾作用など）には注意すべきであると指摘されるようになってきた。これは，近年の分子生物学的技術の発展による成果といえよう。

引用・参考文献

第一出版編集部編，『日本人の食事摂取基準［厚生労働省策定2020年版］』，(2020)，第一出版．

「食品成分表」は毎年更新のもの（市販書籍等）を使用する．たとえば，女子栄養大学出版部の『食品成分表2007』など．

中村丁次監修，『栄養の基本がわかる図解事典』，成美堂出版 (2006)．

橋詰直孝編，「ビタミンサプリメント」，からだの科学，217号，日本評論社 (2001)．

Sone H., Sasaki Y., Komai M., Toyomizu M., Kagawa Y., and Furukawa Y., *Biochem. & Biophys. Res. Comm.*, **314**, 824-829, 2004

Watanabe-Kamiyama M., *et al., Br. J. Nutr.*, **99**, 756-763, 2008.

Kimura S., Satoh H., and Komai M. : The roles of intestinal flora and intestinal function on vitamin K metabolism. *J. Nutr. Sci. Vitaminol.* (Tokyo) Suppl. **1992**, 425-428, 1992.

Ohsaki Y., Shirakawa H., Komai M., *et al.* : Vitamin K suppresses lipopolysaccharide-induced inflammation in the rat. *Biosci. Biotechnol. Biochem.*, **70**, 926-932, 2006

Shirakawa H., Ohsaki Y., Komai M, *et al.* : Vitamin K deficiency reduces testosterone production in the testis through down-regulation of the Cyp11a, a cholesterol side chain cleavage enzyme, in rats. *Biochim. Biophys. Acta*（General Subjects）, **1760**, 1482-1488, 2006.

白川仁，大崎雄介，駒井三千夫,「ビタミンKの生体内変換とその意義」, 化学と生物, **45**, 627-634, 2007.

5 ミネラル

5-1 ミネラルとは

　表5-1に人体各元素含量としての体内存在割合を％と体重70 kg当たりで示した。人体の60〜70％は水であるため，酸素（O）の占める割合が最も多く，炭素（C），水素（H），窒素（N）と続き，生体内元素の約95％を占めている。生体には，その4種を除いた残り56種の元素が存在しており，これらがミネラル（無機質）と呼ばれている。そのうち，カルシウム（Ca），リン（P），カリウム（K），ナトリウム（Na），硫黄（S），マグネシウム（Mg），塩素（Cl）が主要ミネラルであり，鉄（Fe），フッ素（F），ケイ素（Si），亜鉛（Zn），ストロンチウム（Sr），ルビジウム（Rb），鉛（Pb），マンガン（Mn），銅（Cu）は微量ミネラル，アルミニウム（Al），カドミウム（Cd），セレン（Se），ヨウ素（I），モリブデン（Mo），クロム（Cr），コバルトは超微量ミネラルとして分類されている。このうち，必須性が認められ，さらに栄養素として重要なミネラルであるCa, Fe, P, Mg, Na^+, K^+, Cu, I, Mn, Se, Zn, Cr, Moについては2010年版「日本人の食事摂取基準」により推定平均必要量，推奨量，目安量が設定されている。

5-2 代謝・栄養

(1) ミネラルの吸収に影響する要因

　ほとんどのミネラルは小腸上部で吸収されるが，その吸収率は，NaとKのほぼ100％を除くと，CaおよびMgで約50％，Feでは通常10％以下と極めて低い。しかし，ミネラルの吸収は同時に摂取する食品成分，生体側の状態に影響される。表5-2にミネラル吸収に関わる主な促進および阻害要因を示した。食品中のミネラルは不溶性の塩の形態をとっていることが多く，消化管でいかに可溶化（イオン化）されるかが，そのミネラルの生体内有効性（Bioavailability）を決定することになる

表 5-1　人体の元素含量

	元素	体内存在量（%）	体内存在量（体重70 kg 当たり）
多量元素	O	65.0	45.5 kg
	C	18.0	12.6
	H	10.0	7.0
	N	3.0	2.1
	Ca	1.5	1.05
	P	1.0 (98.5)	0.70
少量元素	S	0.25	175 g
	K	0.20	140
	Na	0.15	105
	Cl	0.15	105
	Mg	0.15 (99.4)	105
微量元素	Fe		6 g
	F		3
	Si	栄養機能食品成分	2
	Zn	Ca, Mg, Fe, Zn, Cu	2
	Sr		320 mg
	Rb		320
	Pb		120
	Mn	食事摂取基準策定	100
	Cu	ミネラル	80
超微量元素	Al	上記に加えて	60 mg
	Cd	P, Mn, Se, I, Mo, Cr	50
	Sn		20
	Ba		17
	Hg		13
	Se		12
	I		11
	Mo		10
	Ni		10
	Cr		2
	As		2
	Co		1.5
	V		1.5

表 5-2　ミネラルの吸収に影響する主な要因

吸収促進要因	吸収阻害要因
乳　糖	フィチン酸
難消化性オリゴ糖（発酵性）	シュウ酸
ペプチド・アミノ酸	ポリフェノール
有機酸（短鎖脂肪酸）	食物繊維
ビタミンC（主に鉄）	拮抗するミネラル
ビタミンD（主にカルシウム）	制酸剤
	一部の抗生物質，抗菌剤
	加齢

（図5-1）。したがって不溶性の塩の形成を強固にするものはミネラルの吸収を阻害し，可溶化をすすめるものはミネラルの吸収を促進する要因となるものが多い。抗酸化性の強いポリフェノールなどは，また，その

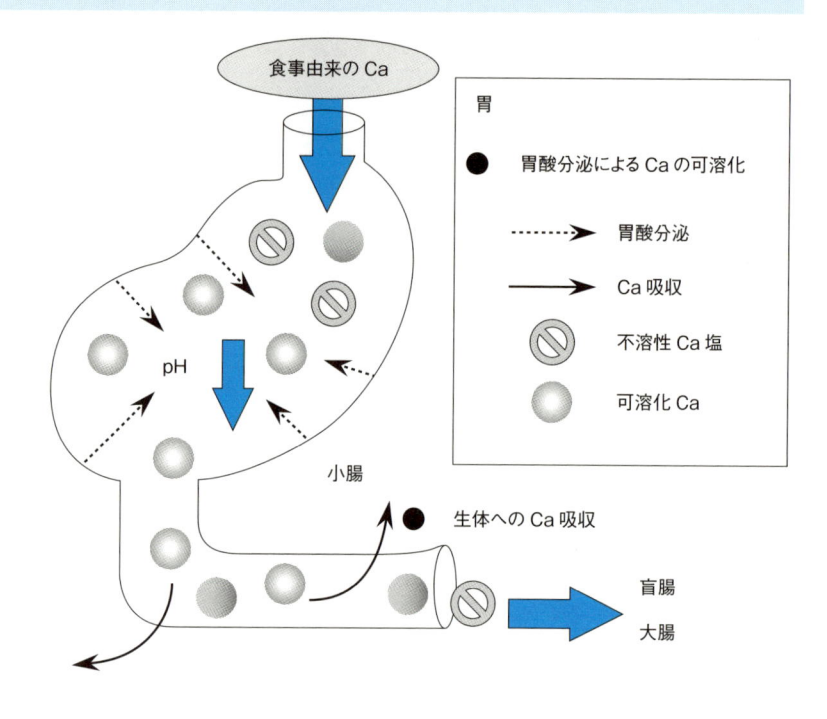

図 5-1　消化管におけるミネラル吸収（Ca の例）

他のミネラルの吸収に影響する要因としては，ミネラル間の相互作用もあげられる。例えば，Ca と P，Ca と Mg，Ca と Fe または Zn，Zn と Cu などは，吸収時に拮抗阻害が起こるといわれている。薬剤の中にもミネラルの吸収を低下させるものがある。テトラサイクリン系抗生物質，ニューキノロン系抗菌剤，骨吸収抑制剤（ビスホスフォネート）などは，Ca，Mg，Fe，Zn とキレート化合物を形成し，薬剤自身の吸収率も低下させる。生体側の要求量（欠乏・過剰）や加齢によってもミネラルの吸収率は左右される。生体側の欠乏度が高いミネラルはその吸収率が高くなる傾向を示し，加齢による消化管機能の低下はミネラルの吸収率を減少させる。

(2) ミネラルの輸送機構

ミネラルの輸送機構として，イオンチャンネルや Ca^+ または Na^+-K^+ ポンプ，カルモジュリン，カルビンディンなどの Ca 結合タンパク質（CaBP）などは古くから知られているが，ここ 10 数年間でさらに新しい輸送体が発見されている。1999 年に発見された CaT1（TRPV6：Transient Receptor Potential Channel Vaniroid Subfamily Member 6）は腸管吸収上皮細胞の微絨毛の刷子縁膜上に存在する Ca 輸送体で，吸収上皮細胞内に取り込んだ Ca をカルビンディン D9K に結合させ，Ca ポンプないし Na^+-Ca^{2+} 交換体により細胞外に排出させるはたらきをも

> **word　骨吸収抑制剤**
>
> 成人の骨では，古い骨を壊す骨吸収という現象と，新しい骨を作る骨形成という現象が釣り合っている。しかし，加齢，特に閉経に起因する女性ホルモンのエストロゲンの分泌不全により骨吸収も骨形成も亢進するが，骨吸収が骨形成を上回ることにより骨量が減少し，骨粗鬆症が発症する。よって，このような閉経後 I 型（高回転型）骨粗鬆症の治療には骨吸収を抑制することが重要となるため，骨吸収抑制剤が第一選択薬剤となる。

つ。また，Fe，P，Mg，Zn などの輸送体の解明も進んでいる。DMT-1（Divalent Metal Transporter-1）は Fe の輸送体として 1997 年に発見され，現在では Fe 以外の 2 価の金属イオン（Zn^{2+}，Mn^{2+}，Cu^{2+}，Cd^{2+}，Co^{2+}，Ni^{2+}，Pb^{2+}）とも反応し，プロトン（H^+）と共役することも確認されている。DMT-1 は細胞膜 12 回貫通型の膜タンパク質で，A と B のアイソフォームがあり，上皮系細胞では A 型が，血球系細胞では，A,B は同程度，赤芽球系細胞では B 型が優位に局在するといわれている（図 5-2）。Fe に関しては十二指腸上皮の刷子縁からの吸収を制御する。

word **DMT-1**
DMT-1 は日本人によって発見された。その発見者は，1997 年当時ハーバード大学医学部で講師をされていた軍神宏美博士（当時は 30 代）であり，その論文は世界で最も権威のある学術雑誌の 1 つである「Nature」に掲載された。

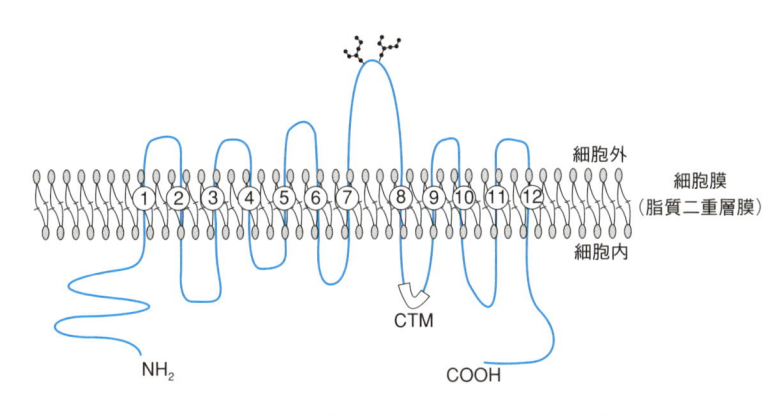

図 5-2　鉄輸送体タンパク質（DMT-1）の構造

腸管での P の吸収には Na 依存性の機序と非依存性の機序が存在するといわれ，Na 依存性的に構造の変化する P の輸送体はナトリウムリン（Na-Pi）共輸送体と呼ばれ，空腸の刷子縁より単離された。その後，腎臓の近位尿細管刷子縁からも単離された同共輸送体は，細胞膜 8 ないし 9 回貫通型の膜タンパク質であることが解明された。現在は Type Ⅲ までが発見され，各々がさらに細分化されている。

Mg 吸収に関わる輸送体としては，腸管粘膜に存在するイオンチャネルタンパクである Transient Receptor Potential（TRP）Channel Family に属する TRPM6 や TRPM7 が知られており，腸管管腔側から細胞内への輸送に関与するといわれている。しかし，Mg の吸収機構は，腸管ではなく，ほぼ腎臓での排泄によって調節されていることが，近年明らかとなってきた。

Zn 輸送体は主に 2 種類存在する。1 つは Zn を細胞内に取り込む機能のある ZIP（SLC39 ファミリー）で，もう 1 つは Zn を細胞内から放出する CDF/ZNT（SLC30 ファミリー）である。

また，Na^+ のように SGLT-1（Sodium/Glucose Cotransporter-1）を

はじめとするグルコースやアミノ酸などの他の栄養素とも共輸送を行う種々の輸送体も存在する。

(3) 各ミネラルの吸収・代謝，生理機能および欠乏・過剰症

1) 主要ミネラル

① カルシウム（Ca）*

生体に最も量的に多く含まれるミネラルで，その99％は骨，歯に存在している。給源は牛乳，乳製品，小魚などである。

吸収・代謝 小腸上部からCa輸送体（前述のCaBP）により吸収上皮細胞に取り込まれ，血中に移行する。血中のCa濃度は厳密に制御されており，わずかな低下により，副甲状腺ホルモン（PTH）によって，骨中Caの血液中への溶出の促進（骨吸収）が行われる。また，腸管からは活性型ビタミンDの作用でCaの吸収量が増加し，腎臓におけるCaの再吸収も促進される。一方，血中Ca濃度が上昇し過ぎると，甲状腺からカルシトニンが分泌され，PTHとは逆作用を示して血中Ca濃度を低下させ，骨の石灰化を促進する（骨形成）。通常は，このように骨吸収と骨形成のバランスが保たれている。Caの吸収率は食事中のタンパク質の種類や量，ビタミンD，乳糖などによって促進される。逆に食事中Ca：P比率が1：2を超えた場合や，シュウ酸，フィチン酸，高脂肪食の摂取などは，吸収低下の要因となる。Caの排泄は通常，糞中に最も多く，尿中への排出量は比較的少ないが，摂取食物によっても左右される。特にタンパク質の摂取過剰は尿中Ca排泄量を増加させることから，タンパク質の摂取量も考慮する必要がある。汗への排泄量はごくわずかである。

生理機能 歯・骨の形成，神経および筋肉の興奮性の調節，血液凝固促進，各種酵素活性の保持に関与する。Ca恒常性を保つために，わずかなCa^{2+}の濃度変化を感知するCa感知受容体：CaSR（Ca-sensing receptor）が働いている。Ca^{2+}の細胞内濃度増加は，インスリンを分泌する膵臓の細胞をはじめとする多くの分泌細胞において分泌シグナルとなっている。

欠乏症 若年期に不足すると成長が緩慢になり，骨や歯の形成障害を起す。更年期の女性ではエストロゲン欠乏による骨粗鬆症が原因で骨折の危険度が増加する。したがって，若年期からの充分なカルシウム摂取により，最大骨量（ピークボーンマス）を上げることが推奨されている。

② リ ン（P）

体内の80％のPはCa塩として骨や歯の成分になり，残りは筋肉，

---

* Calxは「小石，砂利，石灰石」を意味する。Caは石灰石を熱した石灰から発見された元素であることからCalciumと命名された。iumは金属を意味する接尾語である。

word　カルシトニンとPTH

カルシトニンは甲状腺から，PTHは副甲状腺から分泌されるが，カルシトニンは血中Ca濃度の低下促進，PTHは血中Ca濃度の上昇促進をする。甲状腺と副甲状腺のように近隣に位置しながら，まったく逆の作用を示すホルモンを分泌する組織は珍しい。

word　ピークボーンマス

骨粗鬆症罹患は遠い未来の事と考えている若者は少なくないと思う。ピークボーンマスの年齢は，参考書によって20代前後，前半，半ば，後半と異なる。もちろん個人差もある。しかし，最近の専門家の説によれば10代後半ともいわれ，若年化の傾向がある。特に女性の場合には閉経後の急激な骨量減少により骨粗鬆症になりやすいため，若い時からの備え（Ca摂取に限らず，三大栄養素の適正摂取，他の骨代謝に重要なミネラルおよびビタミンの充足，運動など）が重要である。寝たきりになってから後悔しても遅いのである。

> **コラム**
>
> **カルシウム摂取は肥満予防をする？　しかし，摂り過ぎは貧血に？**
>
> 　Caイオンは腸管内でステアリン酸などの長鎖脂肪酸とCa石けん（Ca Soap），すなわち不溶性塩を形成し，脂肪酸の吸収を阻害することは古くから知られていた。近年の疫学研究により，Ca摂取は体重や体脂肪と密接な関係があることも報告された。1日当たりのCa摂取量が低めの肥満女性がCaとビタミンDを併用摂取したところ，15週間後，血中，LDL/HDL比およびLDL-コレステロールは低下するとした報告からも，Ca摂取による肥満予防効果の可能性が示されている。しかし，Ca摂取過剰は他のミネラル吸収に悪影響を与えるとした報告もある。通常は同時に摂取する食品因子の影響を受けないといわれるヘム鉄ですら，Ca過剰摂取により，その吸収率が低下することが最近わかってきた。ダイエットはできても貧血に陥るのは避けたいところである。

脳，神経などに存在する。給源としては卵黄，肝臓，小魚，大豆，穀類などがある。

吸収・代謝　Caと同様，小腸から吸収され，血液によって各組織へ運ばれる。輸送体も存在する（前項）。Pの代謝はCaと同様にPTH，カルシトニン，ビタミンDによって調節されている。PTHは腎尿細管のPの再吸収を阻害する。この作用はCaとは逆の作用となる。P排泄の大部分は尿中にみられ，一部が糞中にみられる。

生理機能　歯や骨を構成するほか，核酸やATPのような高エネルギー化合物の構成成分になっている。生命はATPがADPに代謝される過程で生じるエネルギーによって維持されている。またPはリン脂質として細胞膜の構成成分にもなっている。さらに，筋肉収縮やホルモン分泌などにも関わっている。

欠乏症・過剰症　食品中に広く分布しているので，摂取不足による欠乏症は殆どみられない。加工食品の摂取増加に伴い，その添加物としてリン酸塩が使用されているため，Caと比較し，Pの摂取が過剰気味になると腸管で不溶性のリン酸カルシウムを作りやすく，Ca代謝を阻害する可能性がある。

③ **マグネシウム**（Mg）

体内の70%のMgは骨中にリン酸塩や炭酸塩として存在し，その他は筋肉，脳，神経などの軟組織に含まれる。給源は野菜，穀類，豆類，海草，小魚などである。

> **word　Mgの漢字**
>
> Mgは漢字で「金」偏に「美」と書く。Caに比較すると，あまり知られていないミネラルであるが，ダイエット食品としてブームとなった豆腐製造に用いる「にがり」の主成分として一時期有名になった。薬剤に詳しい方は通称「カマ」と呼ばれる酸化Mgは下剤，水酸化Mgは制酸剤としてご存知かと思う。栄養学的な重要性として，その摂取不足は心血管疾患，糖尿病など，メタボの要因になりうることも報告されている。Mgが栄養素代謝，ひいては生命維持に関する酵素の補酵素となり，漢字が示す如く，ある意味，美しくはたらいているからである。

吸収・代謝 小腸から吸収され，腎臓の制御を受け，余剰 Mg は尿中から排泄される。輸送体も存在する（前項）。

生理機能 骨の形成に関与する他，種々の組織の酵素反応に必要とされるため，エネルギー代謝，タンパク質合成，体温調節，神経の興奮，筋肉の収縮，ホルモンの分泌などの生理機能に関わっている。生命維持に関わる ATP と ADP 間でのリン酸イオンのやり取りによりエネルギー消費および蓄積が行われる。この相互変換の過程で Mg 複合体が形成されるため，解糖系や TCA 回路の多くの代謝ステップで Mg が必要とされる。Mg も Ca との摂取比率が重要で，Mg による脳動脈，心臓の冠状動脈へ過剰流入の抑制は，脳梗塞，心筋梗塞の予防に繋がる。

欠乏症 通常の食事で欠乏することはないが，食事の欧米化により，摂取量低下の可能性が生じる。また，慢性下痢などによる腸管での吸収障害や，利尿剤の長期投与，アルコールの大量摂取による排泄促進によって Mg 欠乏症が起る可能性もある。震え，筋肉の痙攣などの神経過敏症状，不整脈の他に，心臓，腎臓，筋肉などへの Ca 沈着などの欠乏症状がみられる。近年，慢性的な Mg 欠乏が心臓疾患発症の一因として考えられ，注目されている。

④ **ナトリウム**（Na）

体内では大部分が細胞外液に，食塩，リン酸塩，炭酸水素塩として存在する。給源としては大部分が食塩であるが，みそ，醤油なども摂取源である。

吸収・代謝 大部分が小腸上部で吸収され，一部は発汗により，または腸管からの排泄もあるが，ほとんどは腎臓を経て尿中に排泄される。腎臓は Na 排泄の調節器官で，副腎皮質ホルモン（アルドステロン）の作用によって体液中濃度が一定に維持される。

生理機能 細胞外液の浸透圧の調節，体液の pH の調節，水分代謝，神経の刺激，筋肉収縮などに関与する。

欠乏症・過剰症 通常の食事で欠乏することはないが，過度の下痢や発汗が続き体内の Na が減少すると，吐き気，食欲減退，筋肉の痙攣などを起す。しかし，わが国では欠乏よりも過剰摂取が問題とされ，高血圧，循環器疾患に悪影響を及ぼすといわれている。食塩の摂取は，1日当たり成人男性では 9 g 未満，成人女性では 7.5 g 未満，高血圧患者では 6 g が目標量となっている。また，最近では Na 単独の量に加え，K との摂取比率についても重要視されている。

⑤ カリウム（K）

Kは人体でCaとPに次いで3番目に多いミネラルで，生体内では細胞内液中に多く，脂肪組織にはほとんど含まれていない。給源は豆類，いも類，野菜・果実類などである。

吸収・代謝 Kの吸収はその大部分が小腸で行われ，Naに次いで吸収されやすく，主に腎臓から尿中へと排泄される。一部は肝臓に貯蔵されるが，ほとんどは筋肉，脳，心臓，骨などの組織に取り込まれる。細胞内液に多く，リン酸塩やタンパク質結合物として存在している。

生理機能 細胞内液の浸透圧の調節，酸・塩基平衡，生命維持に重要なエネルギー代謝，筋収縮，神経伝達，ホルモンの分泌などに関与している。Kは腎臓におけるNa^+の再吸収を抑制し尿中へのNa排泄を促す，または関連酵素の活性を調節することにより末梢血管を拡張する。Kの高濃度摂取による血圧降下作用はNa（食塩）の感受性のあるヒトで効果的であり，血圧上昇による心血管疾患発症リスクの予防になるといわれている。

欠乏症 通常の食事での過不足はないが，調理過程における損失（30％程度）を考慮に入れる必要がある。また，食欲不振，経口摂取不能など，食事由来のKの摂取量が少ない場合，腎機能の低下による再吸収障害，排泄増加，副腎の異常，慢性下痢，嘔吐などでK欠乏（低K血症）が生じる場合がある。Na摂取が増加するとNa排泄が増加し，K排泄も促進されるので，摂取比にも留意が必要である。Na/K摂取比は2程度が望ましいとされている。過剰症状としては実験動物で筋肉麻痺がみられ，呼吸停止を起すこともある。

⑥ その他の主要ミネラル

硫黄は，アミノ酸のメチオニン，シスチン，システインに含まれ，ビタミン類の微量活性物質として存在する。また，塩素（Cl）はNaとの関係が深く，胃酸の成分にもなっている。

2）微量・超微量ミネラル

① 鉄（Fe）

体内の65％以上の鉄は赤血球のヘモグロビンとして，約10％は筋肉のミオグロビンとして，12～25％（男女で差がある）はフェリチンやヘモシデリンという貯蔵鉄としてタンパク質と結合した形態で肝臓，脾臓，骨髄などに存在し，その他少量は酵素の成分となっている。Feの給源として量の多いものは海草類，豆類，緑黄色野菜だが，吸収率の良いものは肉類，魚介類である。

吸収・代謝 Feの吸収は小腸粘膜上皮細胞および輸送体（DMT-1：前項）により調節されている。貯蔵鉄量が少ない，すなわち，生体側の要求量が高い場合，その吸収率は上昇する。一般的には植物性食品に含まれる鉄よりも動物性食品に含まれる鉄の方が吸収率は良い（図5-3）。ヘム鉄は動物性食品多く，非ヘム鉄は植物性食品に多く含まれるが，動物性食品の鉄はすべてヘム鉄ではない。一般的にヘム鉄のほうが吸収は良いとされているが，量的には非ヘム鉄の占める割合が大きい。ヘム鉄の吸収率は同時に摂取する食品因子の影響をほとんど受けないが，非ヘム鉄の場合，その吸収率は，ビタミンC，有機酸，食肉因子（アミノ酸）などにより上昇する。体外へのFeの損失は主に糞中排泄によるが，その他にも汗，胆汁，脱落した粘膜，皮膚細胞などからも少量のFeが失われる。尿中への排泄は微量である。閉経前の女性では月経によるFeの損失があるため，鉄欠乏性貧血になりやすい。

> **word　ヘム鉄と非ヘム鉄はどちらが吸収されやすいか？**
>
> ヘム鉄と非ヘム鉄は，どちらが吸収の良い鉄であろうか？ヘム鉄はp.115にも記述したように，可溶化というステップを経ず，腸管の吸収上皮細胞より直接取り込まれることから，安定した吸収率を示すが，同時に摂取する他の食品因子の影響は受けにくい。腸管で非ヘム鉄の可溶化を促進する食品因子が存在した場合には，非ヘム鉄の方がヘム鉄よりも吸収率が高くなる可能性もある。

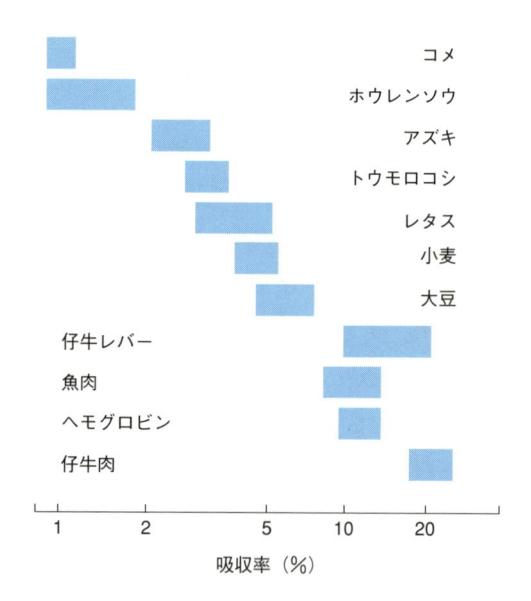

図5-3　動物性食品と植物性食品の鉄吸収率の違い

生理機能 酸素の運搬，エネルギー代謝，生体内の酸化還元作用，解毒などに重要な役割を果たしている。

欠乏症・過剰症 Feは地球上で最も豊富な元素の1つであるが，食品から充分量のFeを供給するのは容易ではない。穀類や豆類中のFeは腸管からの吸収率が特に低く，これらを多食している開発途上国では，鉄欠乏性貧血が発症しやすい。さらに最近ではダイエットによる食事量の減少に伴いFe摂取量が低下し，若い女性が貧血となるケースもある。また鉄欠乏症は外傷，胃潰瘍による多量の出血，

> **コラム**
>
> **ピロリ菌は鉄欠乏性貧血を助長する？**
>
> 　1980年代に発見されたピロリ菌（ヘリコバクター・ピロリ）は人間の胃の中に生息する細菌で，胃潰瘍・十二指腸潰瘍の原因となるといわれている。ピロリ菌の至適pHは6〜7であり，pHが4以下になると死滅する。胃内pHは1〜2であることから，ピロリ菌の生息には適さないが，ピロリ菌が保有するウレアーゼにより尿素からアンモニアが生成され，胃酸を中和することにより，通常は強酸性の胃内でも生息できる。最近の知見により，鉄欠乏性貧血者ではピロリ菌の鉄イオンの取り込み能が高く，その取り込みに依存した増殖を示すことから，それが鉄欠乏性貧血の一因となることがわかってきた。ピロリ菌保有者は潰瘍と貧血のダブルパンチに備える必要がある。

長期の下痢などでも引き起こされる。過剰症には，遺伝性疾患であるヘモクロマトージス（血色素症）と呼ばれるものがある。Feの吸収が増加し，過剰のFeが組織に蓄積して細胞障害を起こし，糖尿病，肝不全，心不全などが引き起こされる。

② 亜　鉛（Zn）

体内含有量は少ないが，ほとんどすべての細胞に存在している。筋肉，脳，肺，心臓などの軟組織の濃度は比較的一定で，骨，精巣，毛髪，血液などの濃度は，摂取量を反映する傾向がある。給源は魚介類，肉類，穀類などである。

吸収・代謝　小腸から非常に速く吸収され，門脈を経て肝臓で濃縮され，血漿を通じて組織に分布される。食事由来のZn摂取量が低いと吸収が増加し，過剰摂取のときは排泄が増加する。Znの体外損失は主に糞中排泄によるが，膵液，胆汁，粘液の分泌，粘膜細胞の剥離による損失もある。通常Znの尿中排泄は微量であるが，筋肉分解の亢進時や，タンパク尿時には増加する。

生理機能　種々の酵素成分として重要なはたらきをしており，インスリンなどの特定のホルモンとも密接な関係をもっている。また，核酸，タンパク質合成にも不可欠で，膜機能にも関与している。さらに骨組織の石灰化，味蕾の形態維持，皮膚の正常化，性腺の発育機能保持にも重要である。

欠乏症　通常の食事でほぼ必要量は補えるが，中心静脈栄養が施された患者および育児用粉乳を使用する乳児には注意が必要であ

> **word** がん細胞はZnの取り込み能が高い？
>
> 乳がん細胞ではZnを高濃度に取り込んでおり，腫瘍マーカーの1つとして亜鉛のトランスポーター（輸送体）があげられている。また，前立腺細胞もZnの取り込み能が高く，前立腺がん悪化の抑制との関連性も報告されている。

る。欠乏症状としては成長阻害，骨格異常，免疫機能の低下，皮膚炎，生殖機能の低下，味覚障害などがある。

③ 銅（Cu）

Cuの体内含有量もわずかではあるが，広く各組織に分布している。比較的多いのは，肝臓，脾臓，脳で，肝および脾臓はCuの貯蔵器官である。給源としては牡蠣（カキ），肝臓，豆類などがあげられる。

吸収・代謝 Cuは消化管の全部位から吸収されるといわれているが，主な吸収部位は小腸上部（十二指腸）である。さらに肝臓に取り込まれ，Cuタンパク質であるセルロプラスミンに変換され，血中に送られ，Feの輸送に関与する。排泄は，大部分が胆汁を介して腸管から糞中へと行われ，尿中へはわずかに排泄されるのみである。Znの過剰摂取によりCuの糞中排泄が増加する場合がある。

生理機能 Feの吸収と貯蔵の促進，ヘモグロビン合成の触媒など，Fe代謝に関与している。また脂質過酸化を防御する酵素の成分にもなっている（SOD : Superoxide dismutase）。その他，骨の基質となるコラーゲン（結合組織），メラニン合成にも関与している。

欠乏症・過剰症 通常，銅欠乏症が発症するのは，Cuの要求量が高い乳児である。欠乏症状は体重増加不良，貧血，骨の異常などである。またメンケス病という，腸管からCuが吸収されない先天性の疾患が有名で，その症状は特有な縮れた毛髪，筋力の低下，知能の発育遅延である。ウィルソン病は銅の排泄障害を引き起こす先天性疾患であり，肝臓および大脳基底核に銅の蓄積がみられる。放置すると重度の肝障害と中枢神経障害をきたす。

④ ヨウ素（I）

生体内では甲状腺に最も多く含まれており，甲状腺ホルモンであるチロキシンの構成成分となっている。腸管から吸収されたヨウ素は特異的に甲状腺に蓄積され，チロシンと共に，チロキシン（T4），トリヨードチロニン（T3）へと合成される。海草に多く含まれており，わが国では欠乏症の心配はないが，逆に過剰摂取による甲状腺腫や甲状腺機能障害が心配される地域（海岸沿い）もある。中央アジアなどの大陸内部で欠乏症が発生しており，その代表的な症状は甲状腺肥大である。

⑤ セレン（Se）

ビタミンEの生理作用と共通する点があり，ビタミンEの節約効果もある。脂質過酸化を防御するGlutathione Peroxidaseの成分でもある。腸管からのSeの吸収率は70-80％と高い。欠乏症は中国の克山病（ケシャン）（心筋疾患）が有名である。克山病は土壌中にSeが少ない克山地方に

住む小児，閉経前女性に頻発し，心肥大，心筋壊死・繊維化を主徴とし，冠動脈系の病変は起こらないことから，虚血性心疾患とは異なる。一方，カシン-ベック病は中国東北部からシベリアの低Se地域で認められた骨関節症である。いずれもSe以外の因子の関与も示唆されている。

⑥ その他の微量・超微量ミネラル

耐糖能因子である他に，脂質，タンパク質代謝に必要とされるクロム（Cr），ミトコンドリアに局在するSODの成分として抗酸化にはたらき，エネルギー代謝に関与するマンガン（Mn），ビタミンB_{12}の成分であるコバルト（Co），タンパク質やFeの代謝に関与するXanthine Oxidaseの成分であるモリブデン（Mo）などがある。各給源はIおよびSeと共に表5-3に示した。

表5-3 ヨウ素（I），セレン（Se），クロム（Cr），マンガン（Mn），モリブデン（Mo）の主な給源

I	Se	Cr	Mn	Mo
昆布	かつお	米ぬか	玄米	大豆
わかめ	いわし	けしの実	大豆	小麦胚芽
ひじき	牡蠣	わかめ	ゴマ	そら豆
	わかめ	たたみいわし	アーモンド	落花生
	昆布	田作り	しじみ	ぶた肝臓
	そば	チーズ	しそ	うるめいわし

（4）体液中の電解質としてのミネラル

水の重要な役割の1つは電解質の濃度差を作ることで，細胞内液と細胞外液とは，その電解質組成が全く異なっている。図5-4に体液の電解質組成を示した。細胞内液に最も多い陽イオンはKイオン（K^+：157 mEq/L）で，次いでMgイオン（Mg^{2+}：26 mEq/L）であり，いずれも細胞外液には少量しか存在していない。細胞内液に多い陰イオンとしては，リン酸イオン（HPO_4^-）があげられる。また，細胞外液陽イオンではNaイオンが90％以上を占めており（血漿Na^+：142 mEq/L，細胞間液Na^+：138 mEq/L），陰イオンではClイオンが最も多く（血漿Cl^-：103 mEq/L，細胞間液Cl^-：108 mEq/L），次いで重炭酸イオン（HCO_3^-：各々27 mEq/L）が多い。能動輸送や神経パルスの伝達などの多くの細胞活動は，この細胞内液と外液の濃度差を利用している。細胞は電解質の濃度差を確保するために，エネルギーを使い，細胞内から特定の電解質を細胞外に放出する。細胞内外でNa^+とK^+の濃度が違うのは，Na^+を細胞外に汲み出すポンプおよび細胞内にK^+を取り込むポンプのはたらきによるものである。細胞膜にはこの2つのはたらきを同時にこなすNa^+-K^+ポンプが存在している（図5-5）。このポンプは

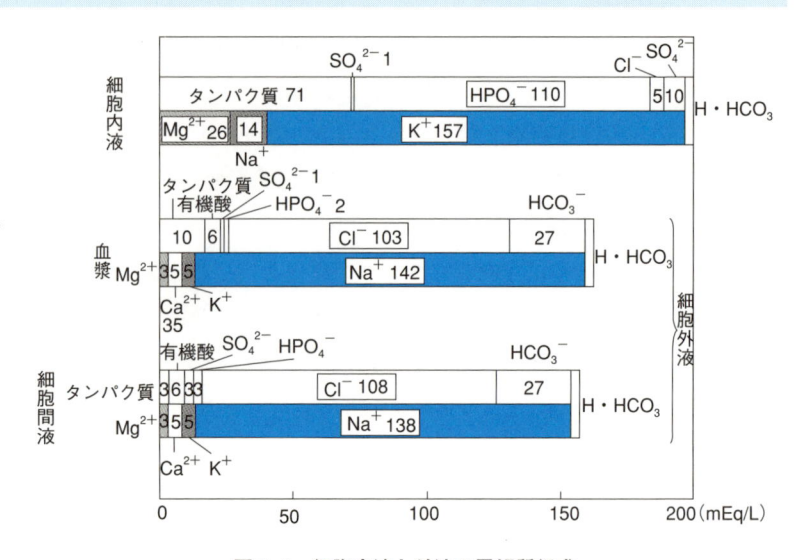

図 5-4 細胞内液と外液の電解質組成

　1モルの Na^+ を細胞内から細胞外に汲み出し，1モル分多い2モルの K^+ を細胞内に取り込む。細胞膜は Na^+ をほとんど通さないが，K^+ は比較的通しやすく，細胞内に取り込まれた K^+ は少しずつ細胞外に拡散していく。これにより，さらに細胞外液には陽イオンが増加し，細胞内では減少し，結果として細胞外の方がプラスに帯電し，電位差，即ち膜電位が形成される。細胞外の水分量が減少すると，細胞外の電解質濃度が増加して細胞内から電解質を放出できなくなるので，体に水を摂取することを促す。細胞外液の浸透圧は 290 mOsm（オスモル）前後の極めて狭い範囲で制御されており，細胞外液は，細胞内液との溶液成分を入れ替えることで，浸透圧を一定に保ちバランスをとっている。

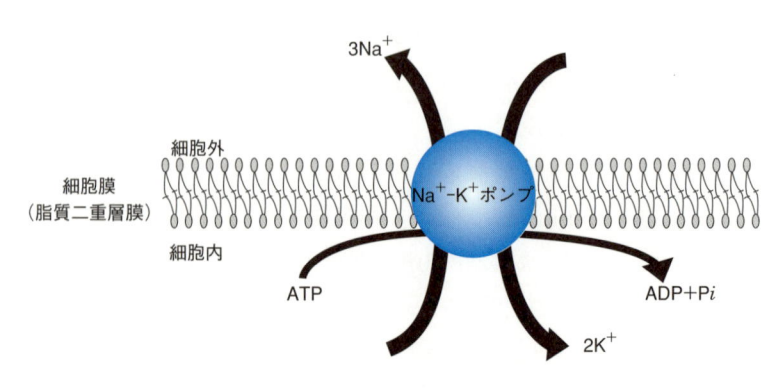

図 5-5　Na^+-K^+ ポンプの模式図

5-3 病　態

(1) 骨粗鬆症

　骨粗鬆症は骨量（骨塩量＋骨基質量）の低下と骨質（骨微細構造）の劣化を特徴とし，脆弱性骨折の危険率が高まった全身性疾患である。類似の疾患に骨軟化症（幼児ではクル病）があるが，骨軟化症では骨基質量の減少はみられない。骨粗鬆症は原発性と続発性に分かれ，原発性の代表的なものには閉経後女性に多いⅠ型（高回転型）の骨粗鬆症がある。この場合，卵巣機能の低下に伴う女性ホルモンであるエストロゲンの分泌不全により，古い骨を壊す骨吸収という現象と，新しい骨を作る骨形成という現象がいずれも亢進するが，骨吸収が骨形成を上回り，骨量が減少した結果，骨折を引き起こされる。また，閉経後から更に10～20年後，男性でもこの年代で起こる老人性Ⅱ型（低回転型）骨粗鬆症では，骨吸収および骨形成のいずれも低下するが，結果的には骨吸収が骨形成を上回り骨量が減少する。この主原因として加齢による腸管からのミネラル吸収の減少，腎機能低下によるビタミンD活性化の障害，ミネラルの再吸収の減少などがあげられる。

> **word　骨吸収と骨形成を司る細胞**
> マクロファージ様造血幹細胞から分化・活性化し，多核となった破骨細胞が古くなった骨を削り（骨吸収），その穴（吸収窩）に，間葉系幹細胞から分化・活性化した骨芽細胞がⅠ型コラーゲンや骨基質タンパク質，リン酸Caなどを分泌し，新しい骨を作る（骨形成）。

　骨はヒドロキシアパタイトと呼ばれるCaとリン酸を主成分とする結晶がコラーゲンに沈着してできており，Caの99％，Pの80～90％，さらにMgの70％が骨に存在している。また，その他骨代謝に関わるミネラルとして，Zn，Cu，Feなどがあげられることから，ミネラルの摂取不足は骨粗鬆症を助長する。

　特にCaの血中濃度は8.5～10 mg/dLの範囲で厳重に恒常性が維持されていることから，Caの摂取不足時には血中Ca濃度の低下に伴い副甲状腺ホルモン（PTH）の分泌が亢進され，骨吸収による骨からのCaの溶出，腎臓からのCaの再吸収の促進，腸管からのCa吸収の促進が起こる。Caの吸収にはビタミンD依存性Ca結合タンパク質（CaBP：Ca binding protein）であるカルビンディンが関与し，CaBPはCaを結合し，吸収上皮細胞内への取り込みを促進している。エストロゲンはビタミンDの活性化にも関与することから，間接的にCa代謝を調節している。

　続発性骨粗鬆症は原発性とは異なり，他の疾患によって骨代謝に変化を来し骨粗鬆症の病態を呈したもので，内分泌性，栄養性，薬物，不動性，先天性，その他の疾患によるものがあげられる。特に近年メタボリックシンドロームの中核をなす疾患として糖尿病は増加の一途をたどっている。Ⅰ型糖尿病では，インスリンの欠乏が知られており，Ⅱ型

word	オステオカルシン

骨基質タンパク質の一種で，骨の非コラーゲン性のタンパク質の約20％を占める。オステオカルシンのGla化（グルタミン酸残基γ位炭素のカルボキシル化）にはビタミンKが必要である。

word	ステロイド薬

合成糖質コルチコイド，副腎皮質ホルモン（コルチゾール）は関節リューマチ，膠原病，気管支喘息，アレルギー疾患，溶血性貧血，再生不良性貧血，副腎機能不全などの多様な疾患の治療に汎用されている。

糖尿病については，骨密度に関わらない骨の脆弱性が骨質の変化により説明されてきている。一方，骨芽細胞が産生するオステオカルシンがインスリンの産生や感受性に関与し，血糖値の調節や脂肪の蓄積に関連し，エネルギー代謝を制御していることも明らかとなってきた。今後，さらに糖尿病による骨の脆弱化は続発性骨粗鬆症の中でも大きな問題となるため，積極的な予防・治療への介入が必要とされる。ミネラルとの関連では，糖尿病でのビタミンD受容体数の減少およびインスリン作用不足により活性型ビタミンDの合成低下が引き起こされ，腸管におけるCa吸収および腎臓におけるCaの再吸収の低下が惹起されることが知られている。

また，ステロイド薬の生理量を超えた投与によるステロイド性骨粗鬆症も続発性骨粗鬆症の一種である。ステロイド薬は，主に骨芽細胞のアポトーシス（細胞死）を増強して骨形成を阻害するが，破骨細胞の分化・成熟誘導による骨吸収を促進し，腸管におけるCa吸収の低下も惹起する。ステロイド薬は骨量と骨質の双方を減衰させるため，骨量が低下しなくても骨折する場合もあり，脆弱性骨折の発症率は原発性骨粗鬆症よりも高い。さらに，ステロイド薬投与により抗炎症作用を享受する関節リウマチもまた，続発性骨粗鬆症に分類されている。

(2) 貧 血

貧血にはビタミンB_{12}や葉酸の摂取不足による大球性の悪性貧血と小球性の鉄欠乏性貧血がある。閉経前女性に多いのは圧倒的に後者である。鉄は本来，難吸収性かつ難排泄性なミネラルで，閉鎖的な代謝経路をとっているため損失は少ないが，閉経前女性の場合には月経による鉄損失を免れず，容易に潜在性の鉄欠乏状態に陥る。したがって，世界の人口は68億あまりであるが，鉄欠乏性貧血は先進国，発展途上国を問わず，その5億は鉄欠乏状態にあるといわれている。特に若年女性では，ダイエットによる食事のアンバランスが貧血を助長する。また，妊娠，出産，授乳などによっても鉄欠乏性貧血は発症する。長期間の鉄欠乏状態の継続により，第1段階は肝臓，脾臓，骨髄などの体内鉄プールからの貯蔵鉄の減少がみられ，第2段階では貯蔵鉄が枯渇後に血清鉄の減少が始まる。この状態は潜在性鉄欠乏または前貧血状態と呼ばれる。第3段階ではヘモグロビン（Hb）合成が阻害され，最終的には血中Hb値をはじめとする貧血指標の著しい低下が引き起こされ貧血に至る。Hbの他にヘマトクリット（Ht）値，赤血球平均容積（MVC），赤血球ヘモグロビン濃度（MCH）の低下，貯蔵鉄量を示す血清フェリチン濃度，トランスフェリン（Tf）飽和率の減少なども鉄欠乏性貧血診断の指標

となる。さらに詳細な鉄栄養状態を把握するためには，血清 Tf レセプター（sTfR）と共に赤血球亜鉛プロトポルフィリン（ZPP）濃度を測定することが重要であるともいわれている。

(3) 高血圧

高血圧は血圧調節機構の異常と考えられ，主に水や Na の蓄積を起こす腎機能の異常により体液量が増加し，ひいては心拍出量の増加を引き起こす。臓器の血流量が上昇すると自己調節により臓器での血管抵抗性が増加し末梢血管の抵抗性を高め，血圧は上昇，心拍出量は元も戻り，高血圧が維持される。Na が深く関与する食塩感受性高血圧は，本態性高血圧のうち，心拍出量増大型高血圧の体液増加型に分類される。食塩の過剰摂取が，個人差はあるものの，高血圧の原因となり得る。食塩感受性高血圧では，体内に内因性の強心作用剤のような心緊張性ステロイドが増加しており，これが血管平滑筋細胞膜の Na^+/K^+ ATPase（Na-K ポンプ）を抑制し，細胞内に増加した Na^+ が Na^+/Ca^{2+} 交換系により細胞外に汲み出されるのと交換に Ca^{2+} が細胞内に流入し，これにより血管収縮性が高まり，高血圧を来すとされている。

(4) その他

リガンド依存性の転写因子で核内受容体である PPARs（peroxisome proliferator-activated receptors）は 3 つのサブタイプ（$\alpha, \beta/\delta, \gamma$）をもち，内因性脂肪酸やその誘導体に応答して，脂質，糖質，アミノ酸などの代謝系，炎症，免疫系，アポトーシス，細胞分化などの多岐にわたるシグナル伝達系を制御するといわれている。したがって，PPARs シグナルの破綻は糖尿病，肥満，脂質異常症，炎症，がんなどの疾患を引き起こす。Mg はこの PPARs シグナルにおいて，タンパク質リン酸化などのコファクターとして重要な役割を果たしていることから，生体内 Mg^{2+} のコントロールは，これら疾患の予防につながると考えられている。

> **word　リガンド**
> 受容体を介してシグナル伝達を行う分子はリガンドとよばれ，水溶性と脂溶性に分けられる。

5-4　食品の機能

ミネラルは医薬品，保健機能食品，いわゆる健康食品として広範に販売されているが，ここでは，(1) 含有食品として，保健機能食品の中から栄養機能食品と特定保健用食品に分け，(2) 吸収促進食品としては特定保健用食品の中から取り挙げた。

(1) 含有食品
1) 栄養機能食品としてのミネラル

現在，栄養機能食品として Ca, Fe, Mg, Cu, Zn の規格基準および

表示基準が定められている。栄養機能食品とは「身体の健全な成長，発達，健康の維持に必要な栄養成分（ビタミン，ミネラル等）の補給・補完に資する食品であり，食生活において特定の栄養成分の補給を主たる目的として摂取する者に対して表示するもの」と定義されている。

表5-4に栄養機能食品としてのミネラルの規格基準と栄養機能表示および注意喚起表示を示した。下限値については，1日当たりの摂取目安量や摂取方法の表示を必須条件に，国民の食生活が1日3食であることを基本とし，それの少なくとも1食分にあたる栄養量を下限値としている。一方，上限値については，科学的根拠に基づき設定されたUL（許容上限摂取量）やNOAEL（副作用非発現量）から国民が現実に摂取している栄養摂取量を差し引いた値と，薬事法の規定に基づく新指定医薬部外品（カルシウム剤等の内服剤）の製造（輸入）承認基準における1日最大分量値を比較して，低い方の数値を上限値としている。

栄養機能表示は，主に生理機能についての記載であり，該当する成分は栄養素であるビタミン，ミネラルであるため，その生理機能は科学的根拠が医学的・栄養学的に広く認められ，確立している。基本的には医薬品のように疾病に対する効能を謳うことができないが（Caと骨粗鬆症に関する疾病リスク低減表示は特定保健用食品で可），しかし，これ

表5-4 栄養機能食品としてのミネラルの規格基準と栄養機能表示および注意喚起表示

栄養成分	1日当たりの摂取目安量に含まれる栄養成分量の下限値〜上限値	栄養機能表示	注意喚起表示
カルシウム	250〜600 mg	カルシウムは，骨や歯の形成に必要な栄養素です。	本品は，多量摂取により疾病が治癒したり，より健康が増進するものではありません。1日の摂取目安量を守ってください。
鉄	4〜10 mg	鉄は，赤血球を作るのに必要な栄養素です。	
マグネシウム	80〜300 mg	マグネシウムは，骨や歯の形成に必要な栄養素です。マグネシウムは，多くの体内酵素の正常な働きとエネルギー産生を助けるとともに，血液循環を正常に保つのに必要な栄養素です。	本品は，多量摂取により疾病が治癒したり，より健康が増進するものではありません。多量に摂取すると軟便（下痢）になることがあります。1日の摂取目安量を守ってください。乳幼児・小児は本品の摂取を避けてください。
銅	0.5〜5 mg	銅は，赤血球の形成を助ける栄養素です。銅は，多くの体内酵素の正常な働きと骨の形成を助ける栄養素です。	本品は，多量摂取により疾病が治癒したり，より健康が増進するものではありません。1日の摂取目安量を守ってください。乳幼児・小児は本品の摂取を避けてください。
亜鉛	3〜15 mg	亜鉛は，味覚を正常に保つのに必要な栄養素です。亜鉛は，皮膚や粘膜の健康維持を助ける栄養素です。亜鉛は，タンパク質，核酸の代謝に関与して，健康の維持に役立つ栄養素です。	本品は，多量摂取により疾病が治癒したり，より健康が増進するものではありません。亜鉛の摂りすぎは，銅の吸収を阻害するおそれがありますので，過剰摂取にならないよう注意してください。1日の摂取目安量を守ってください。乳幼児・小児は本品の摂取は避けてください。

らを理解することにより，欠乏症も推察できる。例えば，CaやMgの摂取不足により骨粗鬆症が，Feの摂取不足により鉄欠乏性貧血への罹患が想定できる。Znは味覚を感じる味蕾の正常な発達に必要であることから，Zn欠乏では味覚障害が引き起こされる可能性が背景となって，その機能が表示されている。注意喚起表示については，その多くが過剰摂取予防を意識した文言となっている。あくまでも保健という意味をはずさないように，その摂取が疾病治癒に繋がらないことを強調している。また，一部，ミネラル同士（ZnとCu）の吸収における拮抗作用も取り上げている。

2）特定保健用食品としてのミネラル

特定保健用食品とは，身体の生理学的機能等に影響を与える保健機能成分を含んでいて，「お腹の調子を整える」など，特定の保健の目的が期待できることを表示できる食品である。このような，「保健の用途」を表示するには，個別に生理的機能や特定の保健機能を示す有効性や安全性等に関する科学的根拠に関する審査を受け，厚生労働大臣の許可を受けることが必要とされており（健康増進法第26条），許可を受けたものには，許可証票がつけられている。特定保健用食品のミネラル含有食品は，今のところCaとヘム鉄に限られている。次項の吸収促進食品と共に表5-5にまとめた。Ca含有食品の中には吸収促進因子を含むものがある。また，骨粗鬆症との関連で平成17年より特定保健用食品における疾病リスク低減表示（表5-6）が許可されたものもある。

また，Feの中ではヘム鉄が特定保健用食品として許可されている。一般的に，ヘム鉄は非ヘム鉄よりも吸収性に優れているといわれるが，それは，腸管の吸収上皮細胞からメタロポルフィリンとして直接取り込まれることから，非ヘム鉄のように可溶化という段階を経る必要はなく，また，他の食品因子に殆ど影響されることなく（Ca過剰では唯一吸収阻害の報告がある），安定した吸収率を示すからである。しかし，ヘム鉄の吸収は阻害されにくいと同時に他の食品成分による吸収促進作用も認められない。

（2）吸収促進食品

1）特定保健用食品のミネラル吸収促進作用

ミネラル吸収を促進する成分を含んだ特定保健用食品を表5-5に示した。その多くはミネラルの溶解性を高めるものである。カゼインホスホペプチド：CPPは，乳タンパク質であるカゼインの消化産物であるが，pHが中性域でもリン酸Caなどの不溶性塩を作らず，Caを可溶化し，腸管からのCa吸収を促進させる。クエン酸リンゴ酸カルシウム（CCM）

> **word** メタロポルフィリン
>
> メタロMetalloは金属を意味する接頭語で，ポルフィリンは，ピロールが4つ組み合わさった環状構造を持つ有機化合物である。中心部のNはFeやMgをはじめとする多くの元素と安定な錯体を形成している。ヘムはポルフィリン環の中心にFeが配位したものである。

表 5-5 ミネラル関連の特定保健用食品（特保）許可品目

	商品名	食品の種類	関与する成分	区分
ミネラルのみ	カルシウム強化スキム	粉末乳飲料	カルシウム	疾病リスク低減表示特保
	森永カルシウムの達人	乳飲料	カルシウム	疾病リスク低減表示特保
	飲む豆乳ヨーグルト仕立	はっ酵豆乳	カルシウム	疾病リスク低減表示特保
	黒酢とカルシウム	果汁入り飲料	カルシウム	疾病リスク低減表示特保
	毎日コツコツふりかけ	ふりかけ	カルシウム	疾病リスク低減表示特保
	カルシウム育ち ちくわ	焼きちくわ	カルシウム	疾病リスク低減表示特保
	マルハフィッシュソーセージ	フィッシュソーセージ	カルシウム	疾病リスク低減表示特保
	カルケア	錠菓	カルシウム	疾病リスク低減表示特保
	ヘム鉄飲料 fe	清涼飲料水	ヘム鉄	特保
	Fe プルーン	ゼリー	ヘム鉄	特保
ミネラル＋吸収促進成分	カルシウムとうふ	とうふ	CPP	特保
	こつこつカルシウム	清涼飲料水	CPP	特保
	鉄骨飲料	清涼飲料水	CPP	特保
	カルシウムパーラー	清涼飲料水	CPP	特保
	オリゴでカルシウム	錠菓	FOS	特保
	ホネうれしいタブレット	錠菓	FOS	特保
	カルバイタル	顆粒	ポリグルタミン酸	特保
吸収促進成分のみ	ミロ	乳飲料	FOS	特保
	メイオリゴ W	テーブルシュガー	FOS	特保
	オリゴのおかげダブルサポート	テーブルシュガー	乳果オリゴ糖	特保

表 5-6 カルシウムの疾病リスク低減表示

関与成分	特定の保健の用途に係る表示	摂取をする上の注意事項	一日摂取目安量の下限値／上限値
カルシウム（食品添加物公定書などに定められたものまたは食品等として人が摂取してきた経験が十分に存在するものに由来するもの）	この食品はカルシウムを豊富に含みます。日頃の運動と、適切な量のカルシウムを含む健康的な食事は若い女性が健全な骨の健康を維持し、歳をとってからの骨粗鬆症になるリスクを低減するかもしれません。	一般に疾病は様々な要因に起因するものであり、カルシウムを過剰に摂取しても骨粗鬆症になるリスクがなくなるわけではありません。	300 mg/700 mg

も含有する有機酸のはたらきにより，Ca 吸収の可溶化を促進させる。ポリグルタミン酸は納豆のネバを作っている成分で，D-グルタミン酸と L-グルタミン酸がおよそ 8：2 の比率で存在するアミノ酸のポリマーである。この成分も，腸管でのカルシウムとリン酸などとの不溶性塩の生成を抑制し，腸管でのカルシウムの吸収を促進させる。以上は小腸におけるミネラル吸収を促進する成分であるが，難消化性オリゴ糖の場合には吸収促進部位が異なり，小腸ではなく，大腸における Ca，Mg，Fe および Cu の吸収促進を特徴とする（特保としては Ca および Mg の吸収促進が認可）。フラクトオリゴ糖（FOS）および乳果オリゴ糖は小腸では消化吸収されず，大腸内細菌に資化され，有機酸を作る難消化性オリゴ等，すなわちプレバイオティクス* である。この有機酸による腸内 pH 低下が大腸からのミネラル吸収促進の主要因であり，FOS の Ca

*1 7.4（p.159）参照

吸収促進効果については，大腸おける CaBP 発現を高めることも要因であるといわれている。胃酸による Ca の可溶化は小腸上部からのミネラル吸収に重要であるため，胃切除（GX）患者ではミネラルの吸収不全による骨量減少，貧血などが引き起こされる。GX ラットに FOS を摂取させたところ，大腸からの Ca，Mg，Fe 吸収が促進され，鉄欠乏性貧血は緩和され，骨形成不全は抑制されることが確認されている。さらにヒト臨床試験では健常者での安定同位体を用いた Ca 吸収試験により，FOS は Ca 吸収を促進することが確認された（図5-6）。さらに女性被験者による貧血改善効果も認められている（図5-7）。FOS の整腸作用は 3 g/日，ミネラル吸収作用は 5〜10 g/日である。鉄剤の効きめが悪い貧血者は小腸からの Fe 吸収能が低下していることが考えられるため，大腸からの Fe 吸収を促進する FOS および同様な機能を有し，FOS 同様特定保健用食品として許可されている乳果オリゴ糖をはじめとする他の発酵性難消化性糖質であるプレバイオティクスの併用摂取を試みることも一考に価する。

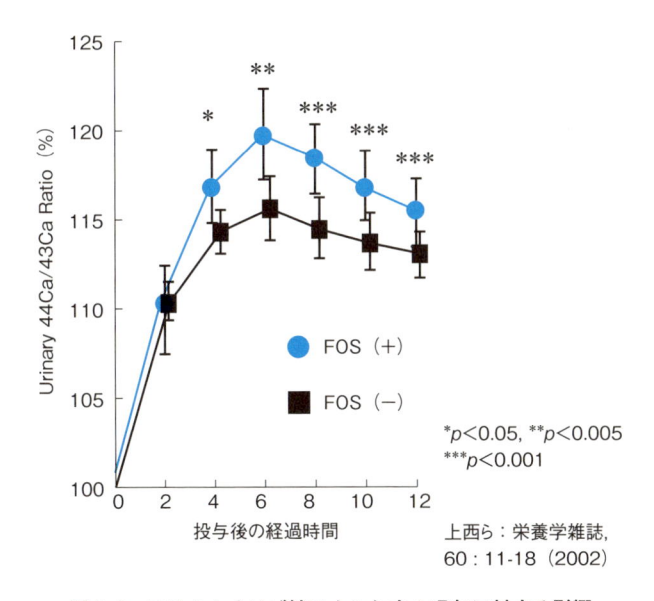

図 5-6　フラクトオリゴ糖のカルシウム吸収に対する影響
（ヒト尿中 $^{44}Ca/^{43}Ca$ 比増加率）

$*p<0.05, **p<0.005$
$***p<0.001$

上西ら：栄養学雑誌，60：11-18（2002）

その他，関与成分として「骨の Ca 維持に役立つ」という表示内容の大豆イソフラボンや「Ca が骨になるのを助ける骨タンパク質のはたらき高める」というビタミン K_2，「骨密度を高めるはたらきがある」とした乳塩基性タンパク質（MBP）は，Ca の吸収促進作用をもつわけではないので分類を異にする。また，歯の再石灰化を促進するキシリトール，フノラン（フクロノリ抽出物），リン酸水素カルシウム，リン酸化オリ

> **word　大豆イソフラボン**
>
> 構造が女性ホルモンであるイソフラボンと類似しており（6-2-7参照），骨吸収抑制作用を有することから，「骨の Ca 維持に役立つ」というトクホの表示内容となっている。Ca 吸収を促進するわけではないので注意が必要である。

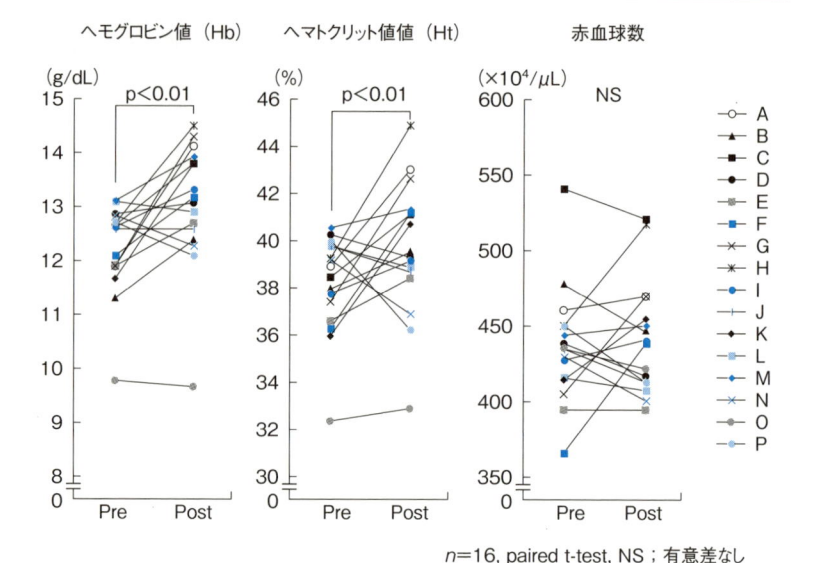

図5-7 FeおよびFOSの併用摂取により貧血指標の改善効果（ヒト）

ゴ糖カルシウム（Pos-Ca），乳タンパク分解物（CPP-ACP）についても，いまのところ，腸管におけるCa吸収促進作用は確認されていない．

2）その他の食品

フラクトオリゴ糖同様，発酵性の高い難消化性糖質にはミネラル吸収促進作用がある．ラフィノース，ポリデキストロース，ガラクトオリゴ糖，ダイフラクトースアンヒドリド（DFA）Ⅲなどがあげられる．特にDFAⅢについては大腸のみならず小腸においてもCa吸収促進作用を示すことが報告されている．また，DFAⅢはCaを細胞間隙（タイトジャンクション）を単純拡散で透過させる可能性も示されている．

引用・参考文献

第一出版編集部編，『日本人の食事摂取基準［2020年版］厚生労働省「日本人の食事摂取基準」検討会報告書』，（2019）．

糸川嘉則編：『ミネラルの事典』，朝倉書店（2003）．

上原万里子，武田厚司：バイオファクター研究のブレークスルー：「微量元素・ミネラル」（Ⅲ）（2）鉄．ビタミン，**76**, 213-221, 2002.

堀　美智子：薬とサプリメントの相互作用．医学のあゆみ，**208**, 985-990, 2004.

Peng JB, Chen XZ, Berger UV et al. : Molecular cloning and characterization of a channel-like transporter mediating intestinal calcium absorption. *J. Biol. Chem.*, **274**, 22739-22746, 1999.

Gunshin H, Mackenzie B, Berger UV et al. : Cloning and characterization of a mammalian proton-coupled metal-ion transporter. *Nature*, **388**, 482-488, 1997.

Murer H, Hernando N, Forster I et al. : Regulation of Na/Pi transporter in the proximal tubule. *Annu. Rev. Physiol.*, **65**, 531-542, 2003.

Touyz RM. : Transient receptor potential melastatin 6 and 7 channels, magnesium transport, and vascular biology: implications in hypertension. *Am. J. Physiol. Heart Circ. Physiol.*, **294**, H1103-1118, 2008.

Gaither LA, Eide DJ. : Functional expression of the human hZIP2 zinc transporter. *J. Biol. Chem.*, **275**, 5560-5564, 2000.

Roughead ZK, Zito CA, Hunt JR. : Inhibitory effects of dietary calcium on the initial uptake and subsequent retention of heme and nonheme iron in humans: comparisons using an intestinal lavage method. *Am. J. Clin. Nutr.*, **82**, 589-597, 2005.

木村修一，左右田健次編：『微量元素と生体』「第3章　食品に含まれる必須元素の存在形態と有効性」，p.39，秀潤社（1987）．

Yokota SI, Konno M, Mino E et al. : Enhanced Fe ion-uptake activity in Helicobacter pylori strains isolated from patients with iron-deficiency anemia. *Clin. Infect. Dis.*, **46**, e31-3, 2008.

上原万里子：栄養機能食品の上手な使い方．臨床病理レビュー，**135**，70-75，2006．

上原万里子，秋山聡子：骨リモデリングと骨質を高める食品成分．食品と開発．**44**，12-14，2009．

Wolf G. Energy regulation by the skeleton. *Nutr. Rev.*, **66**, 229-233, 2008.

太田篤胤：フラクトオリゴ糖とカルシウム吸収・骨代謝．*Clin. Calcium*, **16**, 677-1684, 2006．

上西一弘，太田篤胤，福島洋一ら：フラクトオリゴ糖の配合が麦芽飲料中カルシウムの吸収に及ぼす影響と長期飲用時の安全性に関する検討．栄養学雑誌．**60**，11-18，2002．

6 機能性非栄養素

6-1 機能性非栄養素とは

　多くの食品素材・加工食品には炭水化物，タンパク質，脂質，ビタミン，ミネラルなど5大栄養素が含まれており，これらは体の成長，エネルギーの確保など生命の維持に欠くことができない食品成分である。一方，食品成分にはこれらと異なる成分も多く含まれており，中には疾病の予防，進行の抑制，生体調節など健康を維持する上で有用なものも多い。このような成分はヒトを含めた動物の生命維持に必ずしも必要といえないことから，非栄養素とも呼ばれている。フィトケミカル（植物由来化学物質：Phytochemical）の中には抗酸化，抗炎症，免疫機能の調節，ホルモン用作用，代謝酵素活性修飾（フェーズⅠ, Ⅱ），血管新生阻害，アポトーシス誘導，細胞分化誘導，細胞増殖抑制，がん遺伝子発現抑制などを通し，がんの発生を予防したり，生活習慣病を予防するものも多く，代表的な非栄養素として脚光を浴びている（図6-1）。

　フィトケミカルとしてはケルセチンとその配糖体，カテキン類，イソ

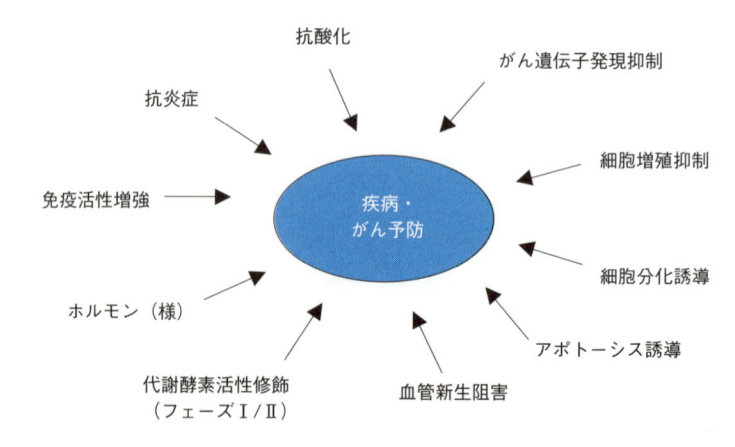

図6-1 フィトケミカルによる疾病・がん予防作用機序
（津田洋幸　他，FFIジャーナル，211，9，740-747（2008）一部修正）

フラボン，アントシアニンなどのフラボノイド系ポリフェノール類，カロテン，β-クリプトキサンチン，リコペン，ルテイン，アスタキサンチン，フコキサンチンなどのカロテノイド類，アリシン，イソチオシアネート，スルフォラファンなどの含硫化合物，コーヒー酸，クロロゲン酸などのケイ皮酸類，レスベラトロール，クルクミンなどのポリフェノール類，植物ステロール類，グルカン，フコイダンなどの糖関連化合物などがよく知られている。

6-2 フラボノイド，カロテノイド，ポリフェノール，カテキンなど

6-2-1 フラボノイドと抗酸化・ラジカル消去

柑橘類，タマネギ，ホウレンソウ，緑茶，大豆などには多様なフラボノイドが含まれており，通常，C_6-C_3-C_6 のジフェニルプロパンの基本骨格を持つ。基本骨格の C_3 部分の構造の違いにより，フラバン，フラバノール，フラバノン，フラバノノール，フラボン，フラボノール，イソフラボン，カルコン，フラバン-3,4-ジオール，オーロンなどに分類される。アントシアニンも広義のフラボノイドであり，アントシアニンの場合は基本骨格をアントシアンジンと呼んでいる（図6-2）。

多くの食品素材中に見いだされるケルセチンとその配糖体，ルテオリンとその配糖体のように構造のB環上の4'位に隣接する水酸基を2個有する（カテコール型）フラボノイド，ケンフェロールとその配糖体のようにB環上の4'位に水酸基1個を有する（モノフェノール型）フラボノイドは抗酸化・ラジカル消去能を示すが，カテコール構造を有する方が活性が高い。また，これらのフラボノイドでは2位と3位間の2重結合が単結合に還元されると抗酸化能に低下がみられる。

カテコール構造*1 を有するフラボノイドを含めたポリフェノールの活性酸素種（Reactive Oxygen Species；ROS）の捕捉は図6-3のように示すことができるが，ラジカル捕捉反応中間体の o-セミキノンラジカルは酸素分子とも反応して逆にROSを増やし，さらに酸化障害を増加させることもあるので注意が必要である。体内ではキサンチンオキシダーゼ（XOD），NADPHオキシダーゼなどの作用によりROSの産生がみられるが，フラボノイドの中にはこれらの阻害を通し，体内酸化に抑制的に作用するものもある。ケルセチンの場合は，B環の3'位や4'位がグルクロン酸で抱合された代謝産物でもXODを阻害するとの報告もあり，ラジカル捕捉には必ずしもB環がカテコール構造をとる必要がないとの報告もある。

茶のカテキン類の抗酸化能では（-）-エピカテキンガレート ［（-）-

*1

カテコール

ケルセチン（カテコール構造）

ベンゼン環上のオルト位に2個の水酸基を有する有機化合物がカテコールであり，ラジカル消去・抗酸化作用を示す。また，ベンゼン環上に水酸基を1個有するモノフェノールに比べ，ラジカル消去・抗酸化作用が強い。非栄養素の1つ，フラボノイド類にはその部分構造にカテコールを持つものが多い。タマネギに多く含まれるケルセチンは部分構造にカテコールを有する。この場合，その部分構造をカテコール構造と称する。

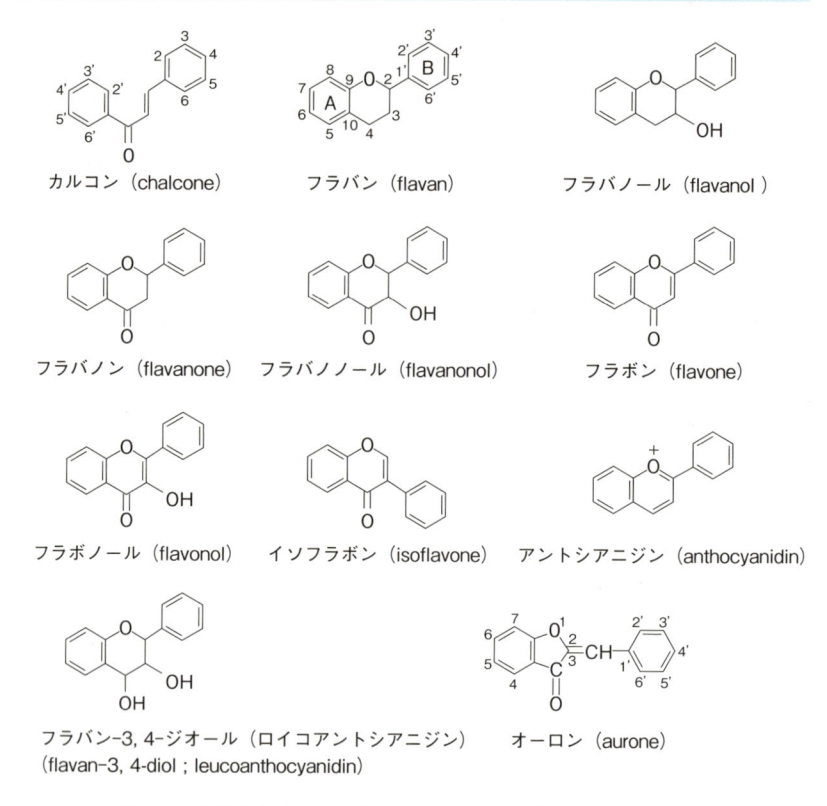

カルコン (chalcone)　　フラバン (flavan)　　フラバノール (flavanol)

フラバノン (flavanone)　　フラバノノール (flavanonol)　　フラボン (flavone)

フラボノール (flavonol)　　イソフラボン (isoflavone)　　アントシアニジン (anthocyanidin)

フラバン-3,4-ジオール（ロイコアントシアニジン）　　オーロン (aurone)
(flavan-3, 4-diol ; leucoanthocyanidin)

図6-2　食品中にみられる主なフラボノイドの基本化学構造と種類

抗酸化物質　　σ-セミキノンラジカル　　σ-キノン

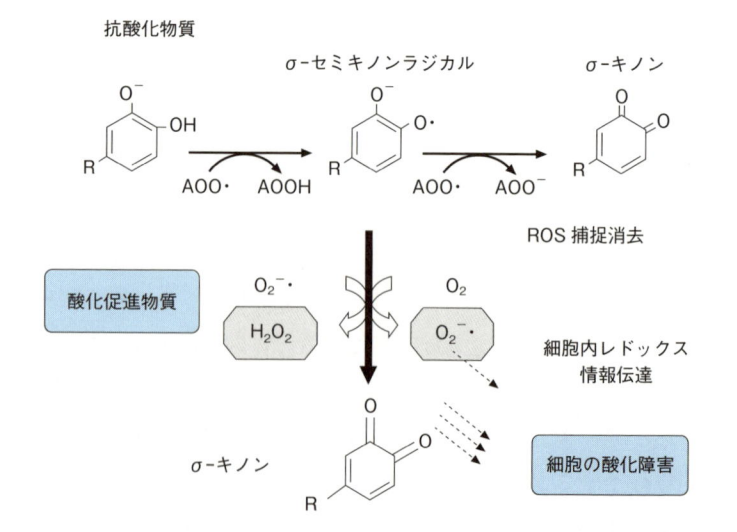

ROS 捕捉消去

酸化促進物質

細胞内レドックス情報伝達

σ-キノン

細胞の酸化障害

図6-3　カテコール型フラボノイドによるラジカル捕捉作用とROS産生作用
（寺尾純二，芦田　均：化学と生物，**44**, 10, 688-698（2006））

ECg］，（-）-エピガロカテキンガレート［（-）-EGCg］のように3位に没食子酸構造を有するものが，没食子酸を有しない（-）-エピカテキン［（-）EC］，（-）-エピガロカテキン［（-）EGC］に比べて強い抗酸化能を示す。農薬パラコートを投与するとシトクロムP450を介してパラコートラジカルが体内に生成し，さらに各種ラジカルの生成を伴って肺の浸潤をはじめとした各種酸化障害がみられるが（図6-4），（-）-EGCg,（-）-ECg の投与においては（-）-EGC,（-）-EC の投与に比べて遥かに強い抑制効果がみられ，没食子酸部分（ガロイル基）がカテキン類の強い体内抗酸化能と密接に関わっていることが支持されている。

緑茶に含まれる主要なカテキン類の化学構造

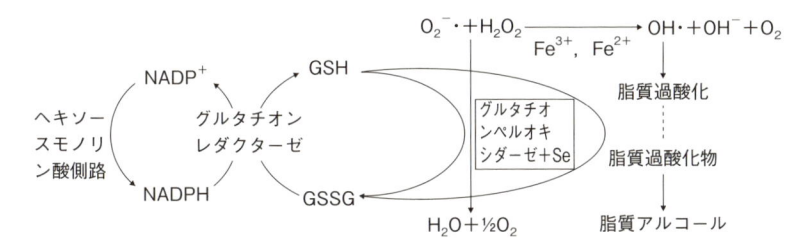

(-)-EC

(-)-EGC

(-)-ECg

(-)-EGCg

図6-4 パラコート代謝に伴う活性酸素種の生成と消去
PQ^+ =パラコートラジカル, PO^{2+} =パラコート, $O_2^-\cdot$ =スーパーオキシドアニオンラジカル, H_2O_2 =過酸化水素, OH・=水酸ラジカル, OH^- =水酸イオン, GSH =還元型グルタチオン, GSSG =酸化型グルタチオン（Bismuth 他 1990）
（大庭理一郎，五十嵐喜治，津久井亜紀夫：『アントシアニン』，建帛社（2000））

6-2-2 カテキン類と構造・機能

カテキン類はコレステロールの合成系の阻害を通し，コレステロール低下作用を示すことが知られているが，その作用機序としてスクワレン（Squalene）からの（3S）2,3-オキシドスクワレンを生成する酵素，スクワレンエポキシダーゼ（Squalene epoxidase）の阻害が知られている（図6-5）。EGCgの阻害活性が最も高く，次いでECg, EGCとなり，ECでは阻害が見られない。3位に結合するガロイル基，B環のガロイル構造が阻害活性と密接に関係していることがわかる。

また，カテキン類，とくにガロイル基の3"あるいは4"がメチル化されたEGCg（epigallocatechin 3-O-(4-O-methyl)gallate）はマスト細胞からのヒスタミンの遊離の抑制，チロシンリン酸化阻害作用を示し，I型アレルギーに対して効果を示すことが明らかにされている（図6-6）。

2位と3位の炭素が不斉炭素のため，それぞれの構造について4種類の立体異性体が存在するが，緑茶の含まれるものはほとんどがマイナス-エピ（（-）-Eと記す）体である。緑茶（上級煎茶）中の（-）-EC,（-）-ECg,（-）-EGCおよび（-）-EGCgの量はおおよそ乾物100gあたり，1.3, 2.1, 3.9, 6.9gである。EC, ECg, EGCおよびEGCgと記した時はそれぞれについて特定の立体異性体をさすことにはならないが，緑茶の場合は，構成成分として多い（-）-EC,（-）-ECg,（-）-EGCおよび（-）-EGCgを想定して単にEC, ECg, EGCおよびEGCgと記している場合が多い。

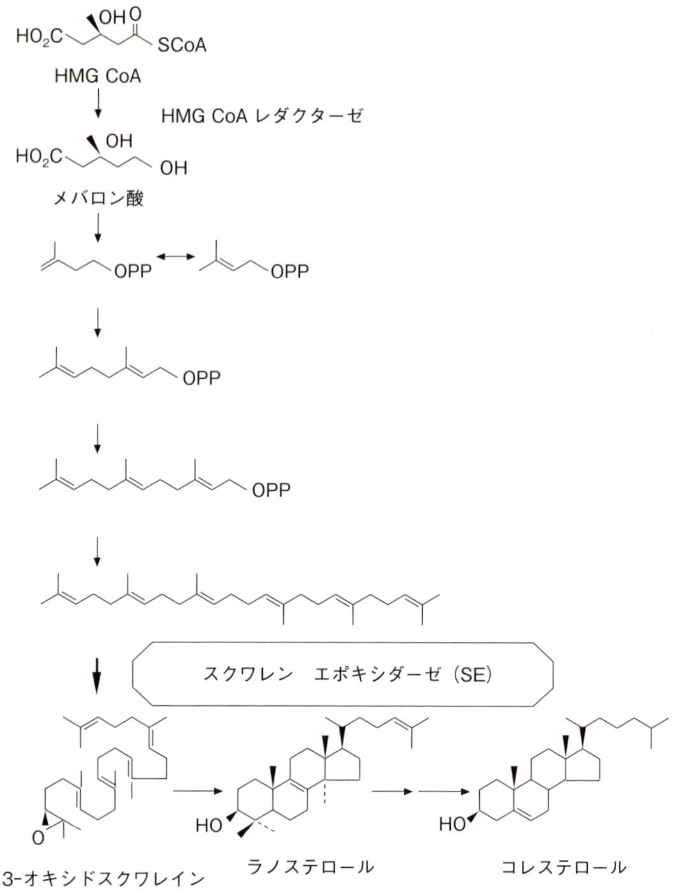

アグリコン

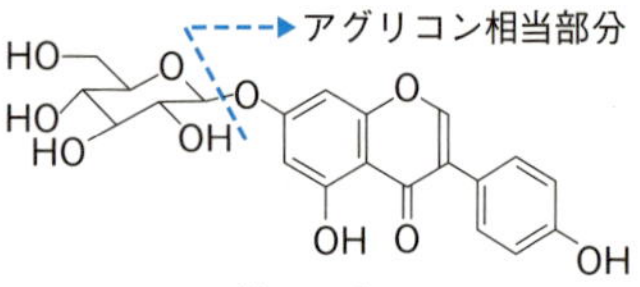

ゲニスチン

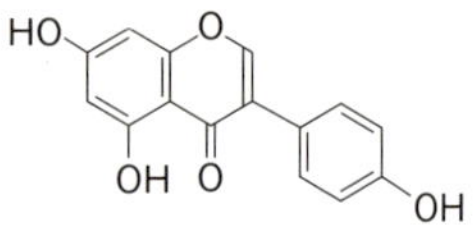

ゲニステイン

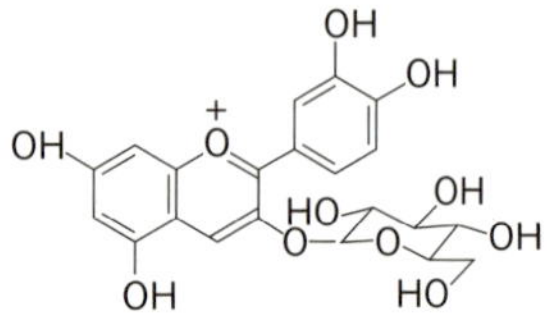

シアニジン 3-O-グルコシド

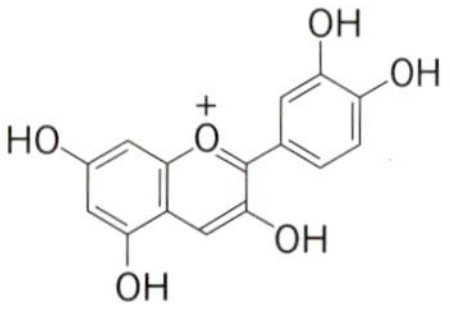

シアニジン

食品素材中に見られる多くのフラボノイドはその部分構造に糖を持つ場合が多い。大豆に含まれるイソフラボンの1つ，ゲニスチン (Genistin) はゲニステイン (Genistein) とグルコース (Glucose) がエーテル結合した化合物である。この場合ゲニステイン部分をアグリコン (Aglycone) と称する。すなわち，ゲニスチンのアグリコンはゲニステインとなる。アントシアニンの1つ，シアニジン 3-O-グルコシド (Cyanidin 3-O-glucoside) ではシアニジン (Cyanidin) がアグリコンとなる。なお，アントシアニンの場合はアグリコンをアントシアニジン (Anthocyanidin) と称する場合がある。

図 6-5 カテキン類によるコレステロール生合成酵素阻害
HMG CoA：3-ヒドロキシ-3-メチルグルタリル　コエンザイム A
（阿部　郁朗：茶ポリフェノールによるコレステロール生合成阻害作用，FFI ジャーナル，204, 12-15, 2002）

6-2-3　イソフラボンと生理作用

大豆の「えぐみ」の形成しているイソフラボンは大豆中 0.2〜0.4％程度含まれている。体内で女性ホルモンのエストロゲンと似た働きをすることから，植物エストロゲン（フィトエストロゲン）と呼ばれることもある。部分構造がエストロゲンと似ていることからエストロゲンレセプター（ER-α，ER-β）への結合能が高く，女性ホルモン作用を示すことがある（図 6-7）。ER-α は女性生殖器系（子宮，膣，卵巣）に豊富にみられ，乳腺，視床下部，内皮細胞，血管平滑筋にも一部みられる。一方，ER-β は前立腺，卵巣に豊富にみられ，肺，脳，血管にもみられる。イソフラボンの摂取に伴う作用・副作用は，エストロゲンレセプターを介した同一のメカニズムによると考えられている。閉経後の急速な女性ホルモンの減少が原因となる骨粗鬆症に対しては，イソフラボン

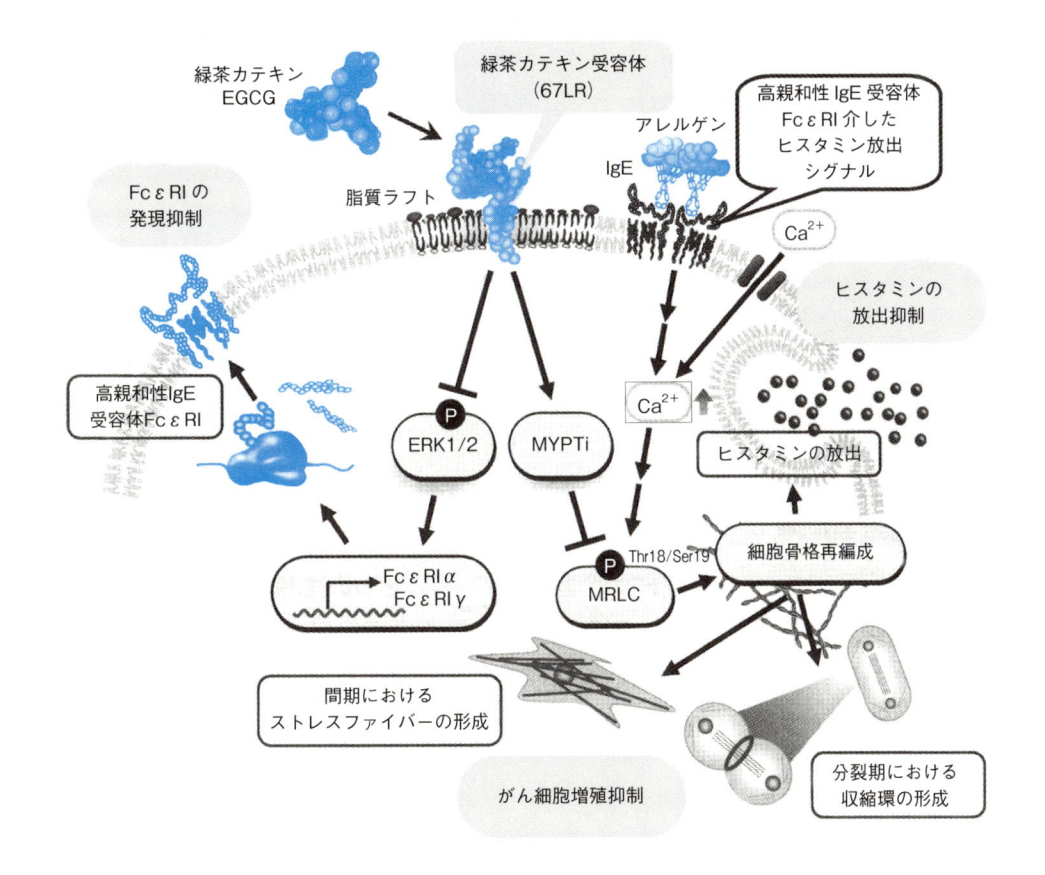

図6-6 緑茶カテキン受容体 67LR（67kDa ラミニンレセプター）分子を介した EGCg の生理作用発現の模式
ERK1/2, extracellular-signal regulated kinase 1/2 ; MYPT1, myosin phosphatase targetting subunit 1 ; MRLC,myosin regulatory like chain,
（立花宏文：緑茶カテキン受容体の発現─カテキンの生理作用とその効き方に関与─　化学と生物，**44**, 7, 432-433（2006））

のエストロゲン作用のため骨吸収が抑制され，骨粗鬆症のリスクが軽減される。一方ではイソフラボンがエストロゲンと類似の構造をもつことから，拮抗的に働き，エストロゲンの過剰が原因の1つとされる乳がんの抑制に有効なことが指摘されている。イソフラボンの過剰摂取は子宮内膜増殖症を引き起こすことが知られており，その1日の目安摂取量（上限値）は70～75 mg/日（アグリコン量として）とされている。閉経前，閉経後の女性，および男性については，通常の食生活に加えて，特定保健用食品での大豆イソフラボンの1日上乗せ摂取量の上限を30 mg/日としている。納豆（1パック45 g）2パックには70 mg，豆腐一丁には80 mg程度のイソフラボンが含まれている。イソフラボンの1つダイゼインは腸内細菌フローラによってエストロゲン作用や抗酸化性が高いエコール（Equol）に変換される（図6-8）。乳酸桿菌（Lactobacillus gasseri）投与マウスではエコールへの変換率が低いことが知られ

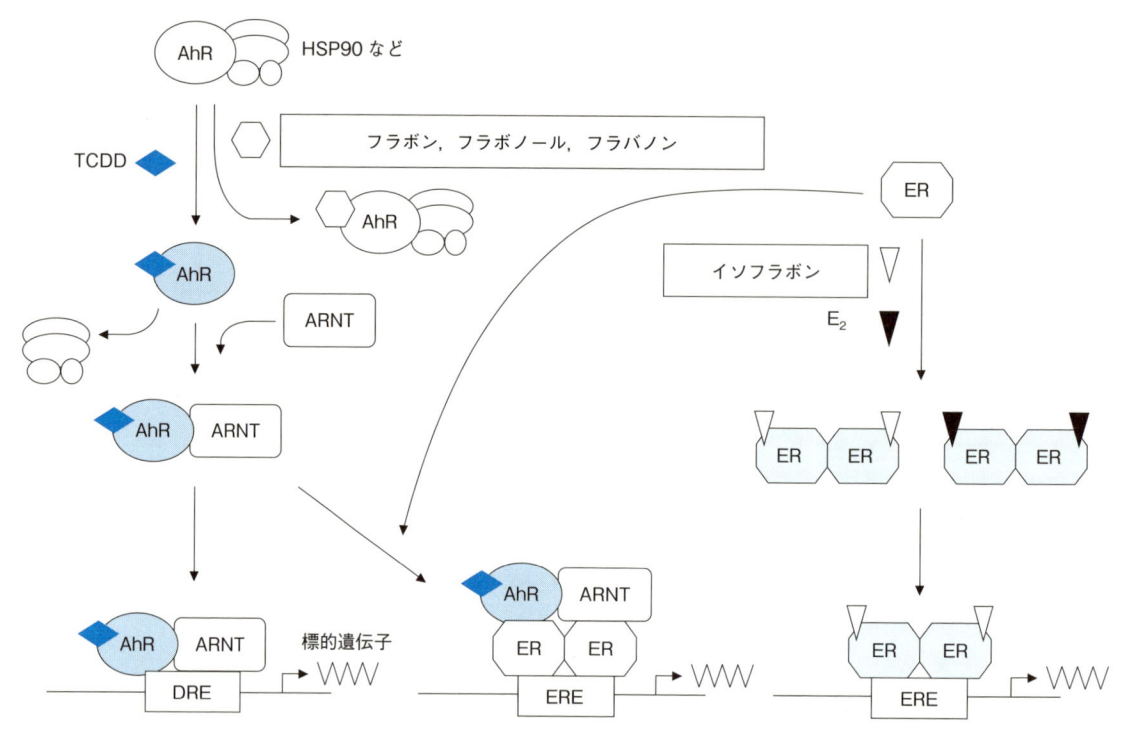

図6-7 アリール炭化水素受容体とエストロゲン受容体とのクロストーク

AhR：アリール炭化水素受容体，ARNT：アリール炭化水素受容体核移行因子，DRE：ダイオキシン応答配列，E_2：17β-エストラジオール，ER：エストロゲン受容体，ERE：エストロゲン応答配列，HSP90：90kDa熱ショックタンパク質，TCDD：2,3,7,8-四塩化パラジオキシン

(寺尾純二, 芦田 均：化学と生物. **44**, 10, 688-698 (2006))

ており，腸内細菌フローラの適切な維持・改善がイソフラボンの体内利用を高める上で重要である。エコールを産生しにくい腸内細菌フローラのヒトも見られる。エコールは前立腺がんの予防にも効果的なことが知られている。

6-2-4 ポリフェノールの体内利用

摂取後のフラボノイドの体内利用率はその化学構造に依存するが消化管から体内への移行は5～50％程度と言われているが，カテキン類では5-8％程度であることから，移行量は一般に低いと考えてよい。EGCgとほぼ当量のシアニジン3-グルコシドを経口投与した時の血漿中濃度はEGCgの1/10程度との報告もあり，アントシアニンの移行量はさらに劣る。フラボノイドを経口摂取したヒトの血漿濃度は10^{-9}～10^{-6}M程度あり，それ以上になることはまれである。消化管からの移行量はその腸管での溶解度の違いなどによって大きく左右される。ビタミンCの同時摂取はフラボノイドの吸収を高めることが知られている。

食品素材中のフラボノイドを含むポリフェノールの多くは配糖体として含まれ，摂取後腸管腔に到達すると，一部は腸内微生物によって加水

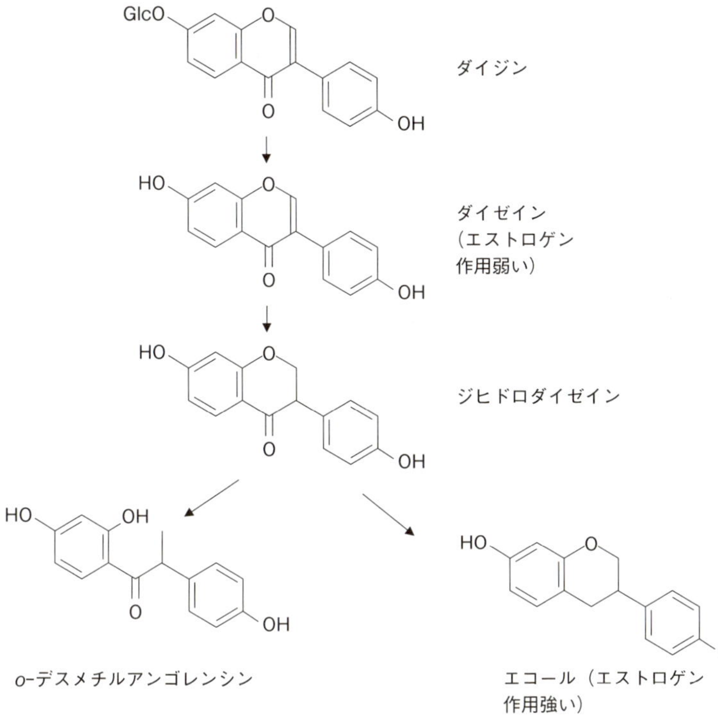

図6-8 腸内細菌による大豆イソフラボンの代謝

分解されてアグリコンを生成し，粘膜上皮細胞を通り，血中から肝臓へ移行する．肝臓ではUDP-グルクロノシルトランスフェラーゼの作用によりグルクロン酸抱合体，スルフェターゼにより硫酸抱合体，カテコール-O-メチルトランスフェラーゼによりメチルエステルなどに変換される．その後血中へ移行する．一部は粘膜上皮細胞でグルクロン酸，硫酸抱合などを受けた後，血中へ移行し，さらには肝臓へと移行後，メチル化などを受けて血中へと移行する．一部は配糖体，遊離型（アグリコン）の形で粘膜上皮細胞，血中，肝臓，血中へと移行する．したがって，血中には摂取したフラボノイド配糖体と腸内細菌によって生成したアグリコン，抱合化を受けたグルクロン酸抱合体，硫酸抱合体，メチル化受けたメチルエステルなど多く混在してみられる（図6-9）．カテキン類を摂取したヒト血中カテキン類の遊離型：硫酸抱合型：グルクロン酸抱合型の比は2〜3：2〜3：1程度と推定されている．抱合体，メチルエステルの一部は胆汁へ移行し，十二指腸内に放出されることが知られている．

フラボノイド類の吸収部位は胃から大腸にわたり広範であるが，親水性が高いカテキン類，アントシアニンなどは胃から小腸上部，ケルセチンなどは小腸上部から下部，疎水性が高いゲニステインなどイソフラボ

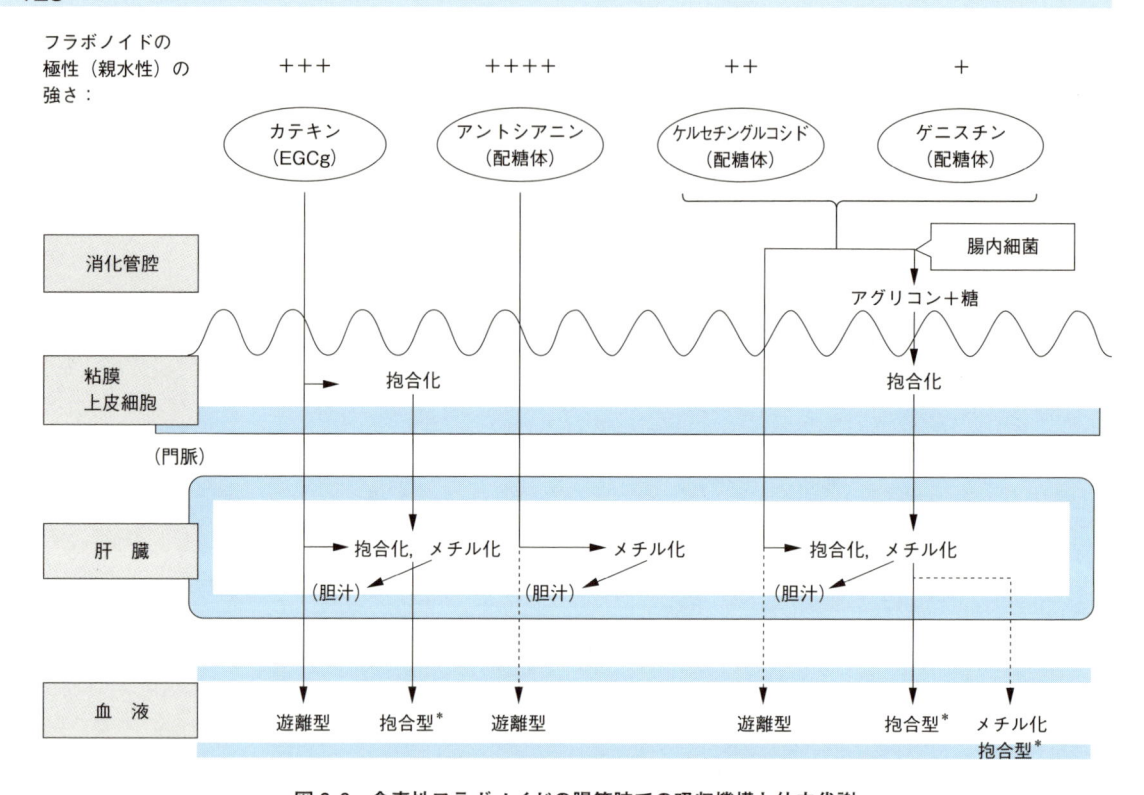

図 6-9 食事性フラボノイドの腸管腔での吸収機構と体内代謝
＊グルクロン酸および硫酸抱合体として
(宮澤陽夫, 仲川清隆, 浅井 明：天然抗酸化物質の吸収と代謝, 化学と生物, 38, 2, 104-114 (2000))

ン類は小腸下部から大腸部にかけて吸収されやすい（図 6-10）。

6-2-5 ポリフェノール受容体

ポリフェノールとの相互作用が知られている受容体として，フラボンやフラボノールと親和性を示すアリール炭化水素受容体（AhR），植物エストロゲンとして知られているイソフラボンと親和性を示すエストロゲン受容体（ER），EGCg と親和性を示す 67 kDa ラミニン受容体（67 LR）などがある。AhR は疎水性の高いフラボンやフラボノールのアグリコンと高い親和性を示すが，B 環が 3 位の水酸基に結合しているイソフラボンとは親和性を示さない。逆に，ER はイソフラボンとの親和性を示すが，フラボンやフラボノールとの親和性はほとんどない。67 LR は比較的親水性の高いフラボノール構造の EGCg と親和性を示すが，EGCg の AhR, ER への結合はみられない。フラボノイドはこれらの受容体に対して生理的濃度において作用することから，体内に存在する微量なフラボノイドやその代謝産物は，これらの受容体を介した情報伝達経路を作動させたり，遮断することよって生体機能を調節していると考えられている。

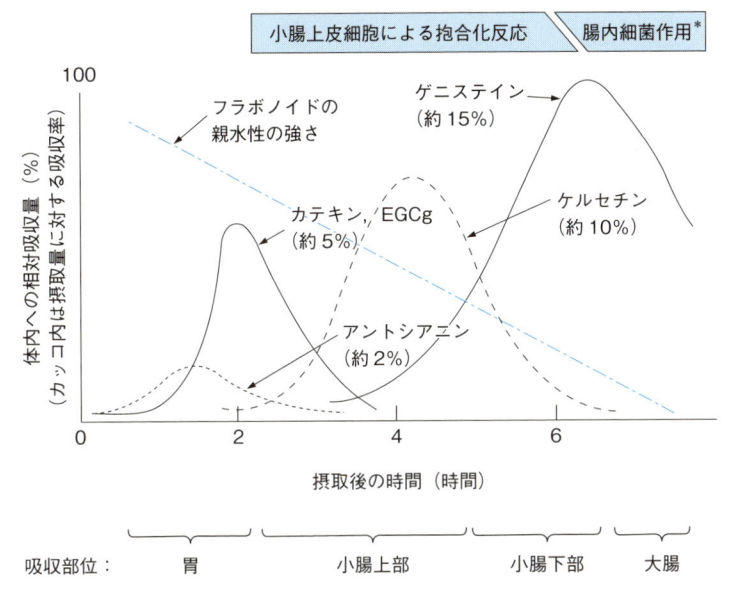

図6-10 主な食品フラボノイドの吸収部位,吸収量おおび極大吸収時間
＊腸内細菌によるアグリコン生成,環開裂,脱水反応など
(仲川清隆, 浅井 明:天然抗酸化物質の吸収と代謝, 化学と生物, 38, 2, 104-114 (2000))

6-2-6 ポリフェノールとアリール炭化水素受容体(AhR)との相互作用

ダイオキシン類は別名ダイオキシン受容体とも言われるAhRに,外因性リガンドとして受容体タンパク質に結合することによって毒性発現に関わる様々な化学的変化を引き起こす。AhRは細胞中で90 kDaの熱ショックタンパク質(Hsp90),XAP2, p23などのタンパク質と複合体を形成し不活性な状態で存在しているが,ダイオキシンなどのリガンドと結合すると形質転換を起こし,核へ移行してパートナータンパク質を解離する。その後核内で別のパートナータンパク質のAhR核内移行因子(ARNT)とヘテロ二量体を形成し,DNA上のダイオキシン応答配列(DRE)に結合する(図6-7)。この応答配列は薬物代謝酵素であるシトクロムP450 1A (CYP1A) サブファミリーなどのエンハンサー領域に存在しており,転写因子であるAhR/ARNT二量体の結合によって転写が開始される。AhRノックアウト動物では,ダイオキシンの毒性が発現しないことから,この受容体の形質転換がダイオキシンにおける毒性発現の初期段階とされている。したがって,AhRの形質転換を阻害・抑制できればダイオキシン類や多環性芳香族炭化水素の毒性は軽減されると考えられている。

AhRの内在性リガンドは不明であるが,リガンドに対する特異性が

---

word　XAP2とp23

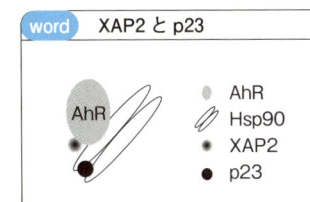

・AhR
／Hsp90
＊XAP2
● p23

細胞膜を通過したダイオキシンは,細胞質において,2分子のHsp90(シャペロンの1つ)と会合しているAhRにリガンドとして結合するが,Hsp90(2分子)-AhR(1分子)複合体のHsp90部分にはXAP2 (hepatitis B virus X-associated protein 2) と名付けられた分子量37 kDaの因子とコシャペロンとしてのp23が会合している。XAP-2はAhRとHsp90を結びつけてその複合体を安定化するとともに,複合体を細胞質にとどめる働きをしている。p23はHsp90に結合し,その安定化に関わっている(図6-7の一部を詳細に記した)。

低く，数多くの化合物と結合することが明らかにされている。フラボノイド（主としてアグリコン），クルクミン，レスベラトロールなどのポリフェノールは AhR のリガントとして作用し，形質転換に影響を及ぼすことが示唆されている。無細胞系では，フラボンとフラボノールは強いアンタゴニストとしての効果を示すが，フラバノンは中程度の効果を示す。カテキン類の効果は弱く，イソフラボンとアントシアニンには効果がみられない。カテキン類は AhR でなく，そのパートナータンパク質の Hsp90 などに作用し，形質転換を抑制すると考えられている。C 環の 4 位がカルボニル基，3 位が水酸基のフラボノールは AhR の形質転換を高めるが，3 位に糖が結合した配糖体や，3 位に B 環が結合したイソフラボンでは活性が著しく低下する。カテキン類（フラバノール類）は AhR とは結合しないとされているが，形質転換抑制効果は 3 位に没食子酸がエステル結合したガレートにおいて強い。没食子酸のみでも効果がなく，効果の発現にはカテキン骨格が必須である。カテキン類の B 環の酸化・環拡大反応によって生成するテアフラビンも試験管内でカテキン類よりも強い効果を示す。フラボノイドの AhR およびそのパートナータンパク質との結合部位についてはまだ，明確にされていない。

　ダイオキシン類は内分泌撹乱物質，いわゆる環境ホルモンの 1 つとしてされているが，ダイオキシン類がエストロゲン作用あるいは抗エストロゲン作用を示すさい，AhR と ER の間にクロストークのあることが明らかにされている（図 6-7）。ダイオキシン類によって活性化された AhR/ARNT ヘテロ二量体が，リガンドの結合していないエストロゲン受容体（ER）と複合体を形成することで，エストロゲンが ER と結合した場合と同じ効果を発揮する。一方では，エストロゲンが結合した ER の作用を弱めることで抗エストロゲン作用を示すとされている（図 6-7）。

6-2-7　イソフラボンとエストロゲン受容体（ER）との相互作用

　ゲニスティン，ダイゼインなどのイソフラボンは女性ホルモンのエストロゲンと類似の構造をもつことから，ER と結合してエストロゲン様作用を示したり，エストロゲン作用を競合的に阻害することが知られている（図 6-7）。イソフラボンの ER への結合能は内在性リガンドとしてのエストラジオール（E_2）に比べて弱い。したがってイソフラボンがいわゆる環境ホルモンとしての内分泌かく乱作用を示すことはほとんどなく，むしろ加齢や閉経後に伴って減少するエストゲン分泌量の低下の緩和に有効と考えられている。

　ER には α と β の 2 種類のサブタイプがあり，エストラジオールは両

サブタイプに強い親和性を示すが，β型よりもα型に対する親和性が2倍程度高い。イソフラボンの場合，ゲニステイン，ダイゼインのいずれもβ型への親和性が高く，また，ゲニステインの方がダイゼインよりも高い親和性を示す。腸内ではダイゼインからはエコールや o-desmethylangolensin などが，ゲニステインからはジヒドロゲニスティンなどが代謝産物として生成するが（図6-8），エコールではそのもとの化合物ダイゼインに比べ，受容体への親和性が高い。したがって，エコールの産生環境の構築はイソフラボンの体内利用・機能を高める上で重要である。

エコールの産生には腸内微生物が関わっているが，ヒトによっては産生能がない場合もあり，個体差が著しく大きい。エコールの光学異性体 $R(+)$ 体と $R(-)$ 体は α および β 型受容体のいずれに対しても同じような親和性を示すが，$S(-)$ 体はβ型受容体に対する親和性が高く，α型受容体に対する場合に比べ10倍も高い。ヒトやラットの尿に見いだされるのはほとんど $S(-)$ 体であり，代謝過程で，より活性の高い $S(-)$ 体が産生されていることが示唆されている。

6-2-8 カテキン受容体

緑茶カテキン類の中で最も多いEGCgは，基底膜に存在する細胞外マトリックスタンパク質の一種であるラミニンに結合する細胞膜タンパク質としての67kDaラミニン受容体（67LR）に結合することが知られている。67LRは脂質二重膜のラフトに存在し，悪性度の高いがん細胞に高発現し，その増殖，浸潤，転移などに関与する（図6-6）。EGCgがヒト子宮頸がん細胞株において，ミオシン軽鎖のリン酸化レベルを低下させることなどから，EGCgやメチル化カテキンは，ミオシン軽鎖のリン酸化を抑制することでがん細胞の増殖や，ヒスタミンの放出を抑制すると考えられている。EGCgはERK1/2（Extracellular-signal regulated kinase 1/2）のリン酸化を抑制して高親和性IgE受容体 Fc ε RI の発現の抑制，あるいはミオシン軽鎖フォスファターゼのミオシン結合サブユニット（MLPT1）のリン酸化抑制を通してのミオシンⅡの調節軽鎖（MRLC：Myosin regulatory light chain）のリン酸化抑制などを通してヒスタミン放出を抑制すること考えられている。（図6-6）

6-2-9 カロテノイドと機能

プロビタミンA活性をもつ α-カロテン，β-カロテン，β-クリプトキサンチンの他，活性のないルテイン，ゼアキサンチンのような水酸化カロテノイド，水酸基に加えてケト基をもつアスタキサンチン，褐藻類に含まれ，アレン構造をもつフコキサンチンなどがカロテノイドとして

知られている（図6-11）。カロテノイドの機能としては，活性酸素の消去，フリーラジカルの捕捉，生体防御機能の賦活化，光防御，悪性新生物（がん）の生成抑制の他，高血圧，心疾患，糖尿病などの生活習慣病の予防，さらには骨代謝，抗炎症，眼精疲労などへの効果が報告されている。

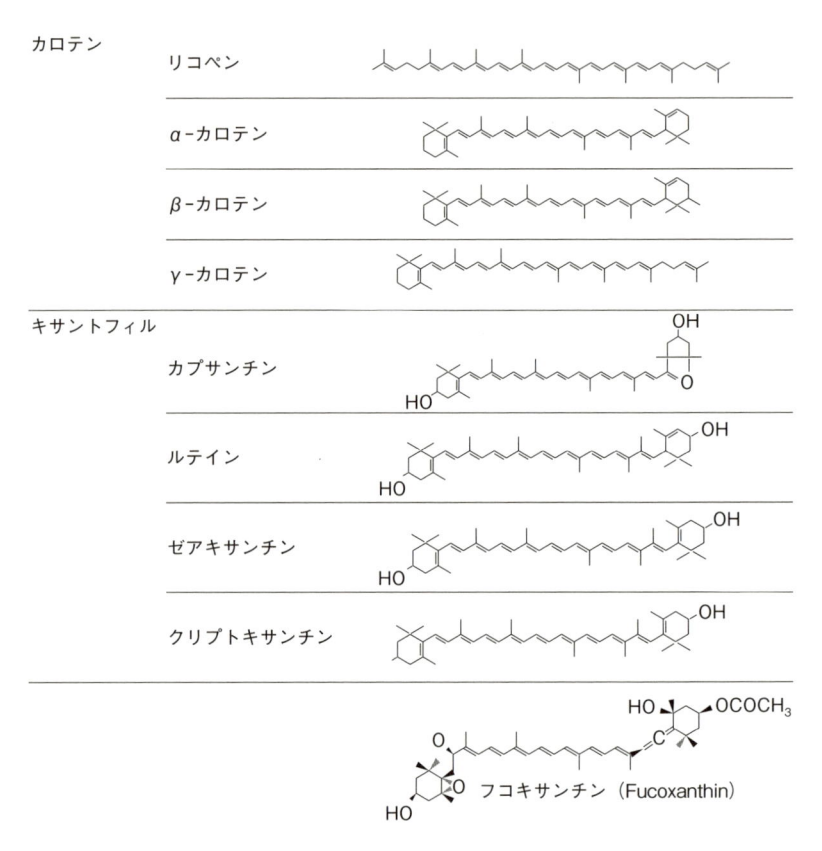

カロテン		
	リコペン	
	α-カロテン	
	β-カロテン	
	γ-カロテン	
キサントフィル		
	カプサンチン	
	ルテイン	
	ゼアキサンチン	
	クリプトキサンチン	
	フコキサンチン（Fucoxanthin）	

図6-11 カロテノイドの分類と構造

　β-カロテンは細胞膜の疎水領域において生じた活性酸素（一重項酸素）を消去すると同時に酸化され，次いで細胞膜に共存するビタミンEなどの体内抗酸化物質によって還元を受けβ-カロテンに戻る。酸化されて生じたビタミンEラジカルは細胞膜に隣接する細胞内水領域に存在するビタミンCなどによって還元を受ける。このような一連の酸化・還元反応を通し，膜脂質の過酸化が抑制されている。β-カロテンの生理機能，とくにその摂取と肺がんとの関連についてはコホート研究などある。フィンランドでの男性喫煙者約3万人を対象としたATBC（Alpha-Tocopherol, Beta-Carotene, Cancer Prevention study）研究ではβ-カロテン20 mg，ビタミンE 50 mgを5～8年間近く喫煙者に，毎日

投与したしたところ，日常的食生活でみられる血清中β-カロテン濃度が10倍以上増加したにもかかわらず，総死亡率と肺がんの発生率が増加したことが報告されている。その後β-カロテンが抗酸化活性を発揮する条件，緑黄色野菜に含まれる他のカロテノイドとの組み合わせ摂取，その摂取量についても検討が行なわれるようになった。アスタキサンチンによる動脈硬化の抑制はそのLDL酸化抑制と密接に関わっていることが知られている。とくに柑橘類に多いβ-クリプトキサンチンは他のカロテノイドに比べて発ガン抑制能力に優れていることが知られており，その要因の1つはβ-クリプトキサンチンの体内での強いラジカル消去作用によるとされている。また，発ガン物質・生体異物は第1相（フェーズI）酵素群（チトクロームP450など）の働きによって究極発がん物質に変換され，次いで第II相（フェーズII）酵素（グルタチオン-S-トランスフェラーゼ，キノンレダクターゼなど）によって無毒化され，第III相（フェーズIII）のABC（ATP-binding cassette）トランスポーターによって細胞外に排出される。β-クリプトキサンチンには第II相酵素の増強作用がみられる（図6-12）。また，β-クリプトキサンチンは核内転写因子PPARγ（peroxisome profirator activated receptor）のアンタゴニストとして作用し，脂肪細胞の肥大化を抑制する作用のあることが指摘されるようになった。

　海藻カロテノイドの（フコキサンチンには抗がん作用のあることが知られており，その抗がん活性はがん細胞の核内転写因子PPARγの働きと密接に関係していることが知られている。フコキサンチンおよびその体内吸収時産物としてのフコキサンチノールを3T3-L-1前駆脂肪細胞に添加し，脂肪蓄積をオイルレッド法により検討すると脂肪蓄積が減少すること，一方，β-カロテン添加では逆に増加するが知られており，フコキサンチンは脂肪細胞の分化に対してβ-カロテンとは異なる影響を有すると考えられている。フコキサンチンの活性本体はフコキサンチノールなどの代謝産物考えられており（図6-13），これらのカロテイノイドは3T3-L-1の核内受容体PPARγの発現を減少させることで，脂肪蓄積抑制作用を示すと考えられている。フコキサンチンは筋肉細胞中のグルコーストランスポーター4（GLUT-4）遺伝子発現の上昇，血糖値上昇に関わるアディポサイトカインの分泌抑制作用などを示すことも知られており，糖尿病の誘発を抑制することが明らかとなった（図6-14）。

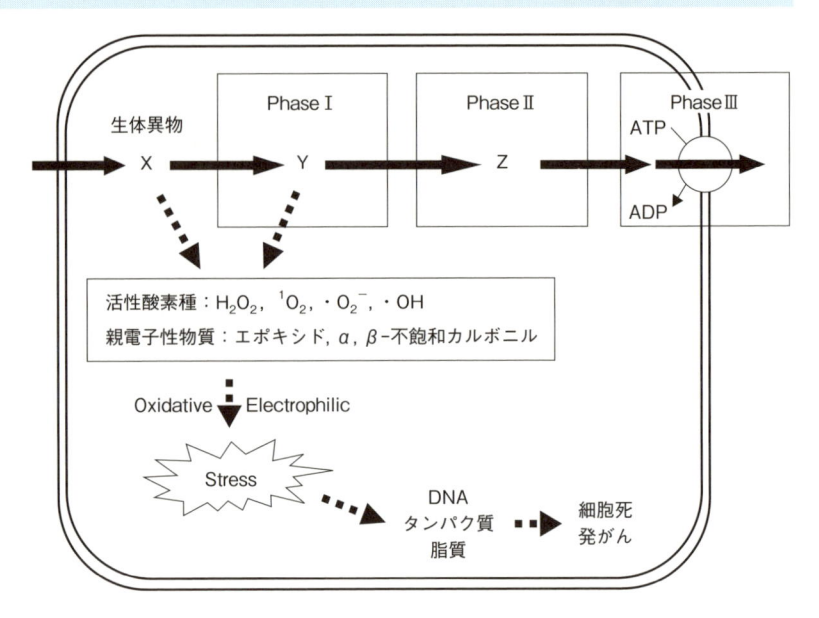

図 6-12 生体異物からの防御機構フェーズ I〜III

細胞に取り込まれた生体異物（X）はチトクローム P450 等により代謝されるが（PhaseI），多くの代謝物（Y）は親電子的で反応性が高い。時としてその親電子性物質はタンパク質あるいは核酸と反応し，細胞毒性や染色体障害性・発がん性を示すことがある。一方，PhaseII において，代謝物（Y）がグルタチオンなどの親水性官能基との抱合反応を受け（Z），それによって細胞毒性が中和される。そうして生じた抱合体（Z）Phase III の ABC トランスポーターにより積極的に細胞外に排出される。

宮下和夫：海藻カロテノイド，フコキサンチンの多機能性，化学と生物，**46**, 7, 483-489（2008）

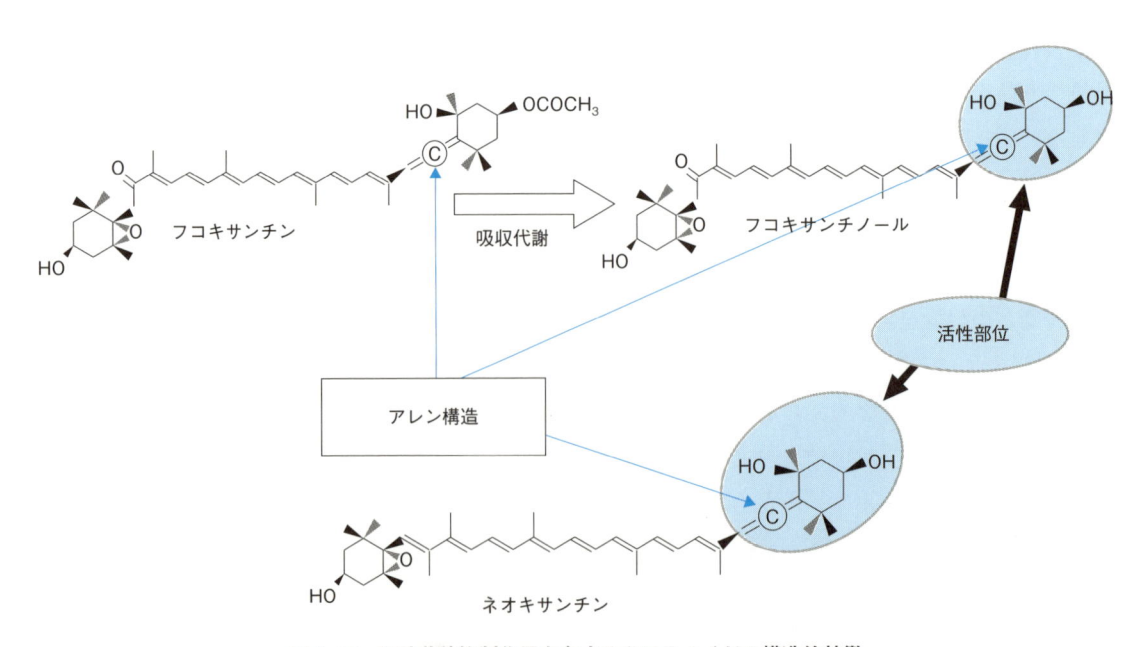

図 6-13 脂肪蓄積抑制作用を有するカロテノイドの構造的特徴

宮下和夫：海藻カロテノイド，フコキサンチンの多機能性，化学と生物，46, 7, 483-489（2008）．

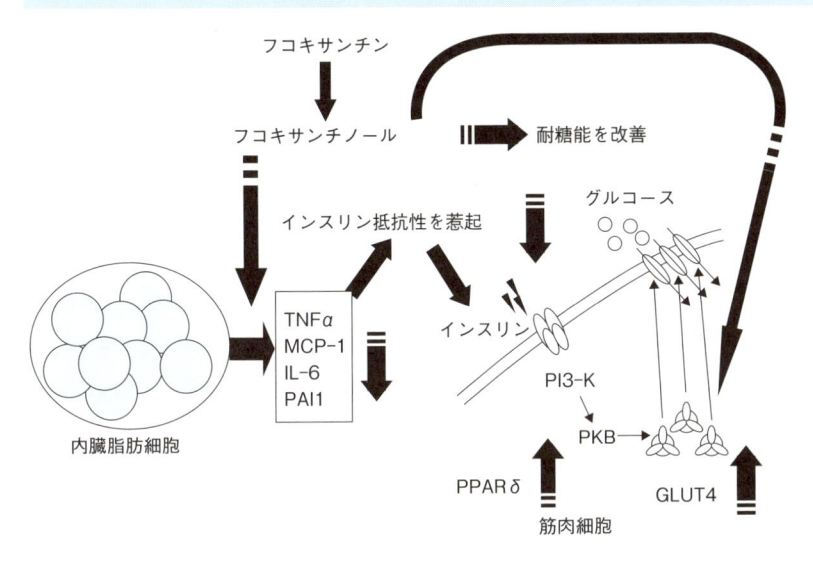

図6-14 フコキサンチンの抗糖尿病活性の分子機構
宮下和夫：海藻カロテノイド，フコキサンチンの多機能性，化学と生物，46, 7, 483-489 (2008)．

6-2-10　核内転写因子 Nrf2 を活性化する非栄養素

　食品成分の中には，生体がもつ抗酸化力・解毒力といった生体防御機能に関わる抗酸化酵素や第2相酵素の転写を活性化する塩基性ロイシンジッパー型の転写因子 Nrf2（nuclear factor erythroid 2 related factor 2）を活性化するものある。Nrf2 は，酸化ストレスのない状態では，細胞骨格を形成しているアクチン繊維を足場として，細胞質に存在するタンパク質 Keap1 と結合した状態にある。Keap1（Kelch-like ECH-associated protein 1）は cullin 3（Cul 3）型ユビキチン E3 ライゲースのアダプターとしての機能をもつため，Keap1 に捕捉された Nrf 2 は Cul3 により恒常的にユビキチン化を受け，プロテアソーム系により分解を受ける。細胞が活性酸素種，親電子物質の攻撃により酸化ストレスにさらされると，Keap1 タンパク質を構成するアミノ酸のうち，2つのシステイン残基が酸化されるとともに，Nrf 2 はタンパク質リン酸化酵素（PKs）によってリン酸化を受け，プロテアソーム系による分解をうけることなく，核内へと移行する。核内に移行した Nrf2 は Maf 因子とヘテロダイマーを形成し，ARE（antioxidant response element）に結合することにより，NAD（P）H：キノンレダクターゼ，グルタチオン-S-トランスフェラーゼなどの薬物代謝第2相酵素やヘモオキシゲナーゼなどの抗酸化酵素タンパク質を誘導する（図6-15）。非栄養には元来親電子性のものと，生体内で代謝されて親電子性物質になるものがある。最近では食品素材中に Nrf 2 を活性化するフィトケミカルの含まれ

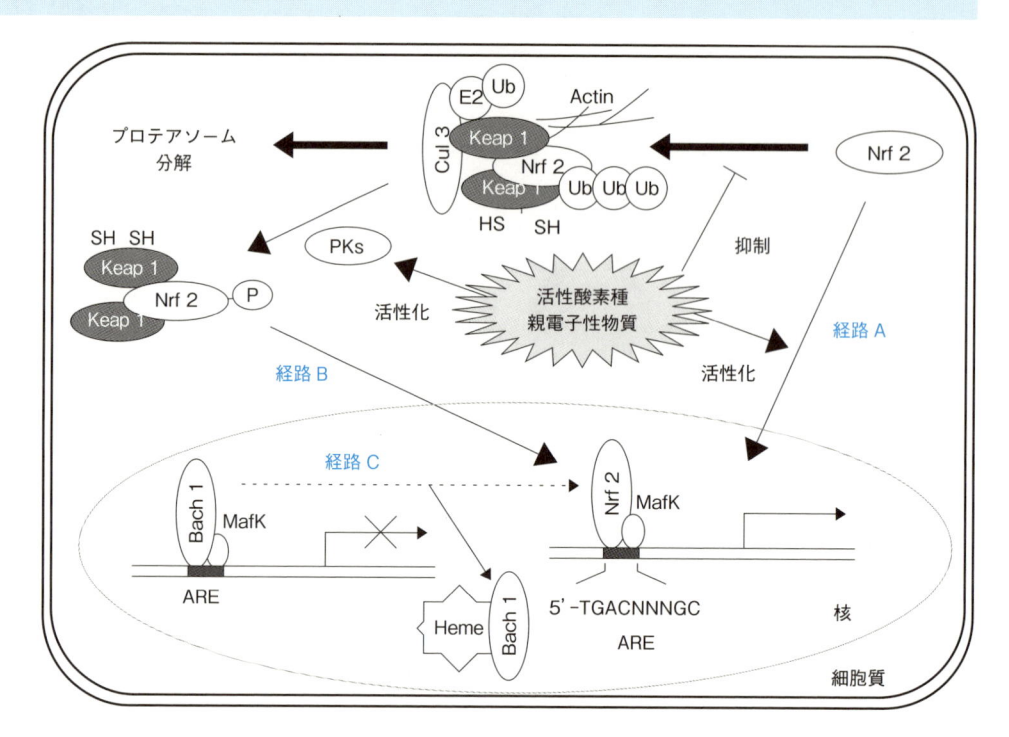

図6-15　Nrf2の活性化機構

（**経路A**）酸化ストレス条件または親電子性物質存在下において，Nrf2のプロテアソーム分解が抑制され，Nrf2が核へと移行する。
（**経路B**）PKC，P38MAPK，PI3K，PERKなどのタンパク質リン酸化酵素（PKs）によりNrf2がリン酸化され核へ移行する。
（**経路C**）ヘムが転写抑制因子Bach1と直接的に相互作用しDNAから離れることで，Nrf2が結合可能になる。
Nrf 2：nuclear factor erythroid 2 related factor 2，Ub：ubiquitin，MafK：Maf kinase，PKR：RNA-dependent protein kinase，PERK：PKR-like endoplasmic reticulum kinase，PI3K：phosphatidylinositol 3-phosphate 5-kinase，ARE：antioxidant response element
（安達達彦，萩谷祐一郎，仲川　大，石川　智久　FFIジャーナル，**214**, 1, 35-47, 2008）

図6-16　Nrf2を活性化するフィトケミカルの化学構造

表 6-1　Nrf 2 を活性化するフィトケミカル

生理活性物質	食品・植物	参考文献
ジチオールチオン		Kwak et al., Mutat. Res., 2001
イソチオシアネート	あぶらな科	Zhang et al., Proc. Natl. Acad. Sci. USA, 1994
スルフォラファン		Zhang et al., Proc. Natl. Acad. Sci USA, 1994
エラク酸	イチゴ, ザクロ, ラズベリー	Barch et al., Carcinogenesis, 1994
シンナムアルデヒド	漢方薬　桂皮	Liao et al., Carcinogenesis, 1994
カーウェオール	コーヒー	Hwang et al., FEBS Lett., 2008
クロロゲン酸		Feng et al., J. Biol. Chem., 2005
トリテルペノイド	柑橘類, ハーブ類	Dinkova-Kostova et al., Proc. Natl. Acad. Sci. USA, 2005
ゲネステイン	穀物, 豆類	Hernandez-Montes et al., Biochem. Biophys. Res. Commun., 2006
ジアリルスルフィド	たまねぎ, にんにく	Gong et al., Arch, Biochem. Biophys., 2004
クルクミン	ターメリック	Balogun et al., Biochem. J., 2003
没食子酸	茶葉	Yeh et al., Carcinogenesis, 2006
カプサイシン	唐辛子	Joung et al., Antioxid Redox Signal, 2007
リコピン	トマト	Lian and Wang, Int. J. Cancer, 2008
ゼルンボン	ハナショウガ	Nakamura et al., FEBS Lett., 2004
レスベラトロール	ブドウ	Chen et al., Biochem. Biophys. Res. Commun., 2005
コーヒー酸フェネチルエステル	プロポリス	Balogun et al., Biochem. J., 2003
エピガロカテキンガレート	緑茶	Wu et al., Life Sci., 2006
エピガロカテキン		Ogborne et al., Biochem. Biophys. Res. Commun., 2008
シトラール	レモングラス	Nakamura et al., Biochem. Biophys. Res. Commun, 2003
カルノシン酸	ローズマリー	Satoh et al., J. Neurochem., 2008
カルノソール		Martin et al., J. Biol. Chem., 2004

(安達達彦, 萩谷裕一郎, 仲川　大, 石川　智久　FFIジャーナル, 214, 1, 35-47, 2008)

ることが明らかにされるようになった（表6-1, 図6-16）。これらの成分を摂取することにより，Nrf 2/Keap1 系を制御できれば，酸化ストレスや親電子性物質が関連した発がんを予防できる可能性がある。

6-3　特定保健用食品と機能性非栄養素

6-3-1　特定保健用食品とは

　近年，食品の機能に関わる研究が急速に進み，食品には大きく，5 大栄養素にみられるような生命維持のための機能（1次機能），味・香り・臭い・歯ごたえといった味覚・感覚に関わる機能（2次機能），体の調子を整える生体調節機能（3次機能）といった3つの機能の備わっていることが明らかにされるようになった。特定保健用食品（トクホまたは特保）は，食品の3次機能に着目した食品であり，「食生活において特定の保健の目的で摂取する者に対し，その摂取により当該保健の目的が期待できる旨の表示をする食品」と定義されている。

> **コラム**
>
> ## フィトケミカルとしてのアントシアニン，シアニジン 3-O-グルコシド (Cy 3-Glc) は肝臓 X 受容体α (LXRα) を活性化する。
>
> 1991〜1992年代，フランスでは乳脂肪の摂取量が多いにもかかわらず，心疾患が少ないとするフレンチパラドックスで一気に話題になった赤ワインの成分，アントシアニンの体内機能についても分子レベルで急速に解明されつつある。動物個体レベルの実験に使用可能な単一成分としてのアントシンを容易に得にくいことがアントシアニンの生理機能研究が遅れている理由の1つである。
>
> 最近では比較的容易に分離・取得可能な Cy 3-Glc を使用しての生理機能解明が進み，その，活性酸素種による Caco-2 細胞アポトーシスの抑制，ペルオキシゾーム増殖剤応答性受容体 (PPARγ) と肝臓 X 受容体α (LXRα) の発現と転写活性の増強，リポポリサッカライド誘導性酸化窒素シンターゼ (i-NOS) とシクロオキシゲナーゼ (COX-2) の mRNA とタンパク質レベルでの阻害作用などが明らかにされるようになった。Cy 3-Glc による LXRα の活性化はその抗炎症作用と密接に関わっているとされている。神経保護効果についても明らかにされつつあるが，ほとんどが in vitro での結果であり，in vivo での検証に大きな期待が寄せられている。
>
> **シアニジン 3-グルコシド (Cy 3-Glc) によって誘導される PPARγ と LXRαの経時的変化**
>
> THP-1 マクロファージを 100μM の C 3-Glc で 0〜24 時間処理を行った。PPARγ と LXRα の mRNA 発現量は RT-PCR で測定を行った。PPARγ と LXRα の mRNA レベルは GAPDH で補正し，0 時間 (1と設定) に対する相対値として示した。結果は平均値±標準誤差として示した。0 時間に対して $*p<0.05$, $**p<0.01$, $***p<0.001$ で有意差あり (PPARγ)。0 時間に対して $\dagger p<0.05$, $\dagger\dagger p<0.01$, $\dagger\dagger\dagger p<0.001$ で有意差あり (LXRα)。
>
> (Wang et al.: *Life Sciences* 2008;83;176-184)

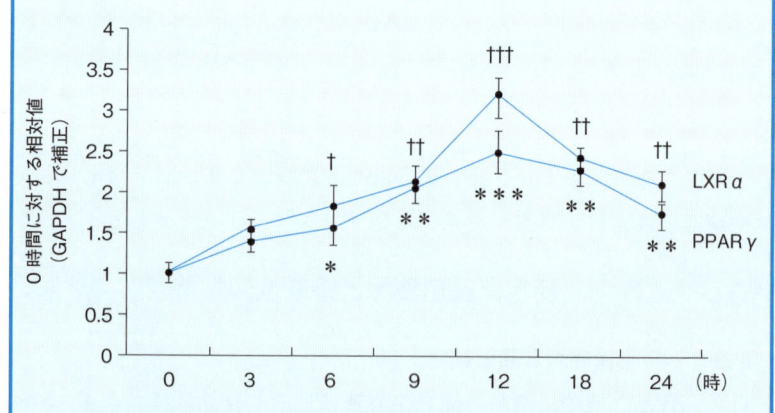

特定保健用食品の制度が創設された背景には，近年解明された食品の多様な機能を，生活習慣病等の予防や健康の保持・増進に積極的に活用しょうとする社会的ニーズがあったこと，食品の機能に関わる不正確あるいは非科学的情報の混乱を避けるため，国が科学的根拠にもとづく情報提供を積極的に行なう必要があったことなどがある。機能性食品でなく，特定保健用食品という言葉が使用されたのは，"機能"という表現が医薬品の有する"機能"と混同される恐れがあり，機能のみに注目した"機能性食品"という言葉よりも，栄養機能や感覚機能を合わせもつ特別用途食品の1つとして評価する方が妥当と考えられたことによる。特定保健用食品は，一般に認識されている機能性食品の中で，その保健の用途ならびにヒトにおける有効性，適切な摂取量，摂取に伴う安全性などが，個々の食品で医学・栄養学的に明らかにされた食品に該当するものとされている（図6-17）。

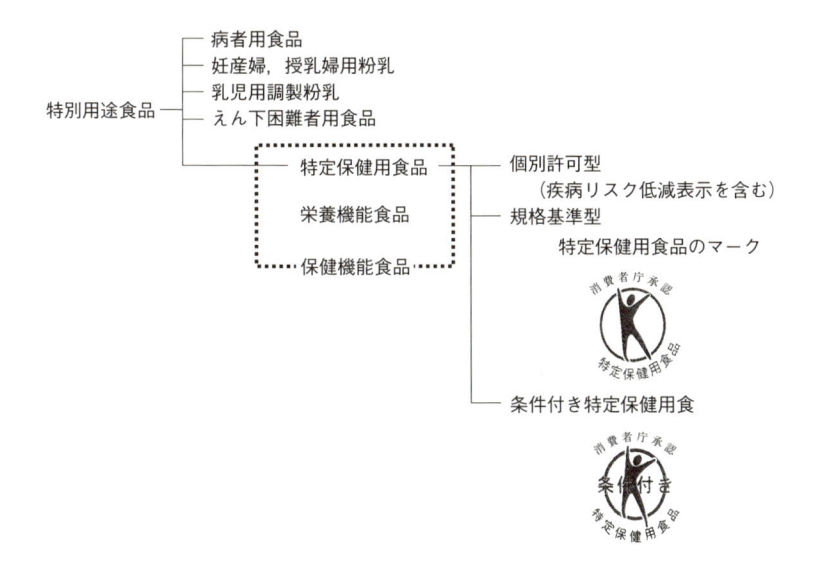

図6-17　厚生労働省が表示を許可している食品の種類とマーク
保健機能食品は健康増進法と食品衛生法によって規定されている食品．規格基準の範囲内であれば個別検査をうける必要がない（マークは2009年9月1日より，なお2011年8月31日まで移行期間を設けている）

2005年2月，食品機能の広範な活用と，食品機能について正確で十分な情報を国民に提供する視点から，特定保健用食品制度に新たに，「条件付き特定保健用食品」，「規格基準型特定保健用食品」が加えられた他，「疾病リスクの低減効果」の表示が認められるようになった。「条件付き特定保健用食品」は，これまでの特定保健用食品の審査で要求されている有効性の科学的根拠のレベルには届かないが，臨床試験などにおいて一定の有効性が確認された食品に対して，限定的な科学的根拠のある旨

表 6-2　条件付き特定保健用食品についての科学的根拠の考え方

試験	無作為化比較試験		非無作為化比較試験
作用機序	有意水準 5% 以下	有意水準 5〜10% 以下	(同 5% 以下)
明　確	特定保健用食品	条件付き特定保健用食品	条件付き特定保健用食品
不明確	条件付き特定保健用食品	条件付き特定保健用食品	×

を表示の上，許可された食品である。（表 6-2)。「規格基準型特定保健用食品」は。これまでの特定保健用食品で許可実績が多く科学的根拠が蓄積されている関与成分を含む食品であり，薬事・食品衛生審議会の個別の審査が行なわれることなく，新開発食品保健対策室において基準規格に適合するかについて審査されて許可されるものである。安全性については当該製品による過剰摂取試験が求められているが，有効性に関する資料は省略できる。「疾病リスク低減表示」については，これまでの特定保健用食品でも許可されなかったが，リスクの低減が医学的，栄養学的に確立された場合に，その表示が認められ，使用されている。現時点では「カルシウムと骨粗鬆症」，「葉酸と神経管閉鎖障害」の 2 つの表示が認められている。

　特定保健用食品以外の食品が，特定保健用食品と紛らわしい名称の使用，特定の保健の目的が期待できる旨の表示をすることはできない。

```
特定保健用食品
商品名：○○
名称：清涼飲料水
原材料名：○○，○○-○○
賞味期限：○○／△△／□□
内容量：○○ g
許可表示：○○○は△△を含んでいるため，食生活で不足する食物繊維が手軽に摂れ，
　　　　　お通じを良好に保つことに役立ちます。
　　　　「食生活は，主食，主菜，副菜を基本に，食事のバランスを。」
栄養成分量および熱量：1 粒当たり
　　エネルギー○○kcal　たんぱく質○g　脂質○g　炭水化物○g　ナトリウム○mg
　　カルシウム○mg　関与成分○○g
1 日当たりの摂取目安量：1 日当たり 2 袋を目安にお召し上がりください。
摂取方法：水に溶かしてお召し上がりください。
摂取上の注意事項：1 度に多量に摂りすぎると，おなかがゆるくなることがあります。
　　　　　　　　　1 日の摂取量を守ってください。
料理又は保存の方法：直射日光を避け，涼しいところに保存してください。

製造者：○○○○会社　東京都○○区○○

(1 日あたりの摂取目安量に含まれる該当栄養成分の量が栄養素等表示基準
値に占める割合：関与成分が食事摂取基準の定められた成分である場合)
```

図 6-18　特定保健食品のパッケージにみられる表示例

6-3-2 特定保健用食品の表示内容，関与成分と許可マーク

特定保健用食品は，個別評価型の食品であり，その有効性，安全性，適切な摂取量などに関する科学的根拠が，個々の食品ごとに評価されている。具体的には表6-3に示した項目について基本的要件を満たさなければならない。認められている保健の用途の表示は「健康の維持・増進に役立つ，または適する旨の表現」であり，医薬品と誤解されないようにするため，疾病の診断・治療・予防等に関係する表現は認められていない。認められている例は，次のようである。

表6-3 特定保健用食品の許可を受けるための基本的要件

1. 食生活の改善が図られ，健康の維持増進に寄与することが期待できるものであること。
2. 食品または関与成分について，保健の用途の根拠が医学的，栄養学的に明らかにされていること。
3. 食品または関与成分の適切な摂取量が医学的，栄養学的に設定できるものであること。
4. 食品または関与成分が添付書類等からみて安全なものであること。
5. 関与成分について，次の事項が明らかにされていること。ただし，合理的理由が有る場合は，この限りでない。
   (1) 物理学的，化学的及び生物学的性状ならびにその試験方法
   (2) 定性及び定量試験方法
6. 同種の食品が一般に含有している栄養成分の組成を著しく損なったものでないこと。
7. まれに食べられているものではなく，日常的に食べられている食品であること。
8. 食品または関与成分が，専ら医薬品として使用されているものではないこと。（食品または関与成分が，「無承認無許可医薬品の指導取締まりについて」（昭和46年6月1日付け薬発第476号薬務局長通知）（平成13年3月27日付け医薬発第243号改正）の別紙「医薬品の範囲に関する基準」の別添2「専ら医薬品として使用される成分本質（原材料）リスト」に含まれるものでないこと。また，その取扱いは，「医薬品的効能効果を標ぼうしない限り食品と認められる成分本質（原材料）」の取扱いについて（平成13年6月28日付け食基発第20号医薬局食品保健部基準課長通知）によること。）

（独立行政法人国立健康・栄養研究所監修：『健康・栄養食品アドバイザリースタッフ・テキストブック』，第一出版（2008））

① 容易に測定可能な体調の指標の維持に適するまたは改善に役立つ旨
② 身体の生理機能，組織機能の良好な維持に適するまたは役立つ旨
③ 身体の状況を本人が自覚でき，一次的であって継続的，慢性的でない体調の変化の改善に役立つ旨

特定保健用食品において表示すべき事項は表6-4のような内容となっており，実際のパッケージには表6-5のように表示されている。特定保健用食品中の保健機能に関与する成分は「関与成分」と呼ばれており，現在，食物繊維，オリゴ糖，ペプチド，乳酸菌類，タンパク質，機能性脂質，ポリフェノール，糖アルコール，ミネラル類等多くの種類がある。一般的に特定保健用食品の開発では，関与成分を用いた多くの試験管内

表 6-4　特定保健用食品において表示すべき事項

1. 特定保健用食品
2. 商品名
3. 名称，原材料名，賞味期限，内容量
4. 許可表示，「食生活は，主食，主菜，副菜を基本に，食事バランスを。」
5. 栄養成分表示
6. 1日当たりの摂取目安量
7. 摂取方法
8. 摂取をする上での注意事項
9. 調理または保存の方法
10. 製造者
11. 1日あたりの摂取目安量に含まれる該当栄養成分の量が栄養素等表示基準値に占める割合（関与成分が食事摂取基準の定められた成分である場合）

(独立法人国立健康・栄養研究所監修：『健康・栄養食品アドバザリースタッフ・テキストブック』，第一出版（2008））

実験，動物実験が行なわれており，その後，関与成分を含んだ実際の商品を用いてのヒト試験によって表示する保健作用の有無が最終的に確認されている。

6-3-3　特定保健用食品の種類と関与成分としての機能性非栄養素

2009年4月時点において，許可・承認されている特定保健用食品は847品目となっている。これまでに認められている主な保健の用途の表示内容と関与成分，作用機序，食品の種類などを表6-5に示した。関与成分としては多い方から食物繊維，オリゴ糖，ペプチド，乳酸菌類，タンパク質，脂質関連化合物，ポリフェノール（カテキン類，イソフラボン，フラボノール配糖体など），その他，糖アルコール，ミネラル類の順で，これらの中には本来の5大栄養素に入らない機能性成分（機能性非栄養素）が多い。

（1）　おなかの調子を整える食品と関与成分

販売されている特定保健用食品の大多数を占めており，関与成分としては大きく，オリゴ糖，乳酸菌・ビフィズス菌類，食物繊維類の3つに分けられる。腸内には乳酸菌やビフィズス菌のように生体にとって好都合な菌（善玉菌）と，アンモニアなどを生成する生体にとって不都合な腐敗菌（悪玉菌）が生息している。オリゴ糖類はヒト腸内において善玉菌の割合を増やす作用がある。プレバイオテックスとも呼ばれている。オリゴ糖としては。大豆オリゴ糖，フラクトオリゴ糖，イソマルトオリゴ糖，乳果オリゴ糖，ガラクチュロース，ガラクトオリゴ糖，ラフィノース，コーヒー豆マンノオリゴ糖などがある。

定着した乳酸菌は，外来の病原菌による腸管感染や有害菌の増殖を抑制すること，オリゴ糖は腸内細菌によって分解・資化利用されるが，分解・醗酵産物として生じる短鎖脂肪酸は腸内環境を酸性化し，その結

表 6-5 特定保健用食品の保健用途の表示内容と関与成分，想定される作用機序ならび食品の種類

保健の用途の表示内容	関与成分	想定される作用機序	食品の種類
お腹の調子を整える食品	オリゴ糖（フラクトオリゴ糖，ガラクトオリゴ糖，大豆オリゴ糖，乳果オリゴ糖，イソマルトオリゴ糖，ラクチュロース，コーヒー豆マンノオリゴ糖など）	善玉菌であるビフィズス菌の増加	飲料，テーブルシュガー，ビスケット，食酢など
	乳酸菌，ビフィズス菌類	乳酸菌により腸内環境の改善	発酵乳，飲料，スナック麺，飲料，シリアル，スープなど
	食物繊維類（難消化デキストリン，グアガム，サイリウム種皮，小麦ふすま，キトサン）	便量を増やし排便を促進	
コレステロールが高めの方に適する食品	大豆タンパク質	コレステロールの吸収を抑制	ハンバーグ，ソーセージ，スープ，豆乳
	キトサン		ビスケット，スナック麺，魚肉練り製品
	低分子化アルギン酸ナトリウム		飲料
	リン脂質結合ペプチド		飲料
	サイリウム種皮食物繊維		飲料
	植物ステロール		食用調理油，マーガリン
血圧が高めの方に適する食品	ラクトトリペプチド	アンギオテンシン変換酵素（ACE）を阻害	飲料
	カツオ節オリゴペプチド		みそ汁，飲料，スープなど
	イソロイシルチロシン		
	サーディンペプチド		飲料
	カゼインドデカペプチド		飲料
	わかめペプチド		ゼリー
	杜仲葉配糖体（ゲニポシド酸）	副交感神経を刺激	飲料，ゼリー
	γ-アミノ酪酸	末梢交感神経系の抑制	飲料，錠菓
	酢酸	血管の拡張	飲料
ミネラルの吸収を助ける食品	CCM（クエン酸リンゴ酸カルシウム）	カルシウムの溶解性に影響	飲料
	CPP（カゼインホスホペプチド）	カルシウムと結合し吸収を促進	飲料，豆腐
	フラクトオリゴ糖	フラクトオリゴ糖から形成される有機酸によりカルシウムの吸収促進	錠菓，飲料
	ポリグルタミン酸	カルシウムとリン酸などとの不溶性塩の形成を抑制	カルシウム含有食品
	ヘム鉄	鉄の吸収が優れているヘム鉄を利用	飲料，ゼリー
虫歯の原因になりにくい食品	パラチノース	虫歯菌の栄養源にならない甘味料	ガム，飴，錠菓
	マルチトール		
	エリスリトール		
	還元パラチノース		
	茶ポリフェノール	虫歯菌の増殖を抑制	
歯の健康維持に役立つ食品	CPP-ACP（カゼインホスホペプチド-非結晶リン酸カルシウム結合体）	歯の脱灰の抑制と再石灰化を促進	ガム
	キシリトール，マルチトール，リン酸-水素カルシウム，フクロノリ抽出物（フノラン），リン酸化オリゴ糖カルシウム	虫歯菌の栄養源にならず，歯の脱灰の再石灰化を促進	ガム
血糖値が気になり始めた方の食品	難消化性デキストリン	ブドウ糖の小腸からの吸収を緩やかにする	みそ汁，飲料，包装米飯加工食品
	豆鼓エキス		
	グァバ茶ポリフェノール	糖の吸収を遅延	飲料
	小麦アルブミン	デンプンの消化を遅延	スープ
	L-アラビノース	小腸のショ糖分解酵素の働きを抑制	テーブルシュガー
食後の血中中性脂肪が上昇しにくい食品	ジアシルグリセロール	小腸でトリアシルグリセロールに合成されにくいことに関係	食用調理油
	グロビンタンパク分解物	食後の中性脂肪の過度の増加抑制に関係	飲料
	EPA/DHA	中性脂肪を合成しにくくする	飲料
体脂肪がつきにくい食品	ジアシルグリセロール	小腸でトリアシルグリセロールに合成されにくいことに関係	食用調理油
	茶カテキン	脂質の消費の促進	飲料
骨の健康が気になる方に適する食品	ビタミンK_2高産生納豆菌	骨タンパクの形成に影響するビタミンK_2を供給	納豆
	大豆イソフラボン	骨からのカルシウム溶出の抑制に影響	飲料
	MBP（乳塩基性タンパク質）	骨吸収の抑制と骨形成の促進に影響	飲料

（独立行政法人 国立健康・栄養研究所 監修：『健康・栄養食品アドバイザリースタッフ・テキストブック』，第一出版（2008））

果，有用細菌の乳酸菌をさらに増加させる。短鎖脂肪酸には腸の蠕動運動を活発化させる作用がある。水に不溶あるいは難容性の食物繊維は排便量を増加させる。また，保水性に優れているため，便を柔らかくして排便をされ易くする。一方，水溶性の食物繊維は，オリゴ糖と同じように腸内細菌に分解・利用されることによって効果を発揮すると言われている。

(2) コレステロールが高めの方に適する食品と関与成分

血清コレステロールを低下させるには，コレステロールの吸収あるいは生合成を抑制する，血中への放出を抑制する，などの方法がある。食物繊維，大豆タンパク質，キトサン，低分子化アルギン酸ナトリウム，リン脂質結合ペプチド，サイリウム種皮由来食物繊維，植物ステロール（エステルも含む），茶カテキンなどにはそれらのいずれかの効果が認められており，関与成分となっている。

食物繊維は各種食品成分や腸内に分泌される内因性分子（胆汁酸など）を吸着し，体外に排出する作用を持つ。この吸着作用により，食事由来コレステロールの吸収阻害，コレステロールなどの脂溶性成分の吸収に重要な役割を果たす胆汁酸の再吸収阻害が生じ，コレステロール値が改善すると言われている。リン脂質（レシチンなど）は腸管内において脂質の乳化に関与することから，乳化に伴う腸管内でのコレステロールの溶解性の増加はその吸収の低下をもたらす。

動物ステロールはそのほとんどがコレステロールであるが，植物ステ

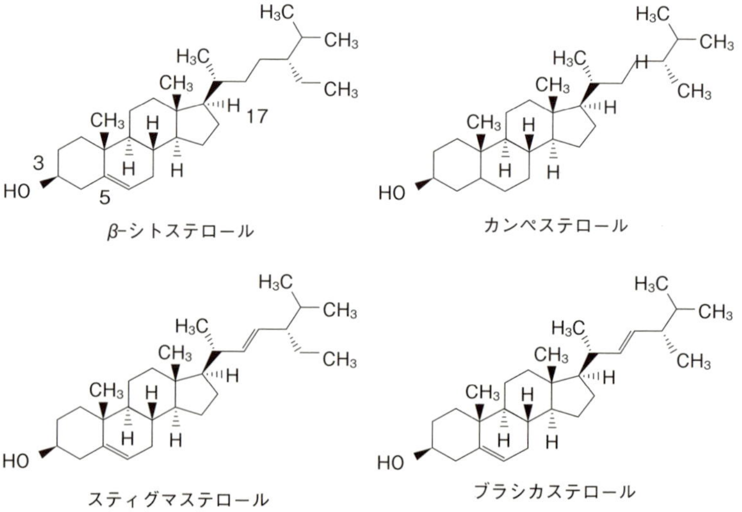

図6-19 コレステロール低下作用成分としての植物ステロールの化学構造
植物スタノールは5位の二重結合が飽和になったもの，脂肪酸エステルは脂肪酸が3位にエステル結合

ロールはその種類が多い。しかしながら，ヒトが摂取している植物ステロールのほとんどはβ-シトステロール，カンペステロール，スティグマステロール（図6-19）であり，植物中ではその多くは3位で脂肪酸とエステル結合した形で含まれる。コレステロールと構造が類似することから，コレステロールの吸収を抑制する。植物ステロールが，コレステロールの吸収抑制作用を発揮するためには消化管内で遊離型の植物ステロール（遊離植物ステロール）と脂肪酸に加水分解されることが必要となる。遊離植物ステロールはコレステロールのミセルへの溶解を競合阻害することにより，コレステロールの吸収を抑制すると考えられている。ヒトでの植物ステロールエステルの有効量は750 mg/日以上とされている。また腸管微絨毛膜へ取り込まれるシトステロールはコレステロールの1/5程度と考えられている。取り込まれた植物ステロールは小腸上皮細胞や肝臓に存在するATP binding cassette transporter（ABC）G5とG8のヘテロダイマーを介して小腸内腔や，胆汁中に排泄されることが知られている。茶カテキンもコレステロールの吸収阻害とLDL-コレステロールの低下作用に関与する成分として利用されている。とくにガレート型カテキン（図6-20）では消化管において胆汁酸ミセルと会合し，ミセル中のコレステロールと結合して不溶化脱離させるため，コレステロールの吸収が抑制される。

ブロッコリー，キャベツ由来の天然アミノ酸S-メチルシステインス

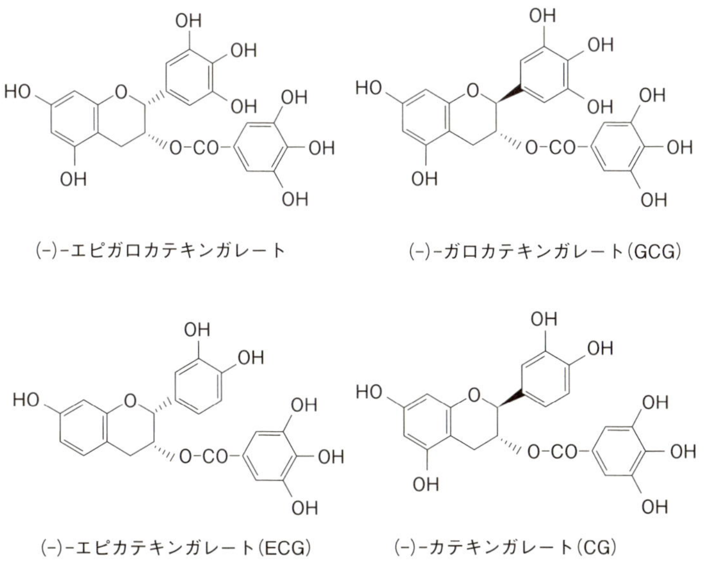

図6-20 強いコレステロール低下作用を示すガレート型茶カテキンの化学構造

ルホキシド（SMCS）はLDL-コレステロール低下作用を示すことが知られており，これらを素材にした飲料が特定保健用食品と利用されている。なお，ブロッコリースプラウトには発がん物質などを体外に排泄されやすい構造に変換する酵素（第2相解毒酵素）の作用を高めるイソチオシアネート，スルフォラファンなどが含まれる点でも注目されている。

(3) 血圧が高めの方に適する食品と関与成分

ラクトペプチド（関与成分：Val-Pro-Pro, Ile-Pro-Pro），かつお節ペプチド（Leu-Lys-Pro-Asn-Met），サーディンペプチド（Val-Tyr），ローヤルゼリーペプチド（Val-Tyr, Ile-Tyr, Ile-Val-Tyr），ノリペンタペプチド（Ala-Lys-Tyr-Ser-Tyr），わかめペプチド（Phe-Tyr, Val-Tyr, Ile-Tyr）カゼインデカペプチド（Phe-Phe-Val-Ala-Pro-Phe-Pro-Glu-Val-Phe-Gly-Lys）ゴマペプチド（Leu-Val-Tyr）などのペプチド類の他，杜仲葉配糖体，γ-アミノ酪酸（GABA），酢酸などを関与成分とする食品が知られている。効果を示すペプチド類はC-末にチロシン，プロリンをもつものが多い。これらの多くはアンジオテンシンI変換酵素の阻害を通して血管収縮作用を示すアンジオテンシンIIの産生抑制，また，血圧低下作用を示すブラジキニンの分解を抑制して血圧上昇抑制作用を示す。杜仲茶に含まれるゲニポシド酸は副交感神経の刺激を通して血管拡張作用を示し，血流の抵抗を減少させることによって血圧の上昇を抑制する。γ-アミノ酪酸は末梢での交感神経の活動を抑えることで血管の収縮を引き起こすノルアドレナリン（ノルエピネフィリン）の分泌を抑制し，交感神経の活発な活動が原因となる血圧の上昇を抑制する

燕龍茶（ヤンロン茶）は中国原産の羅布麻（ラフマ）の葉を焙煎したお茶であり，血圧が高めの方に適した食品として利用されている。関与

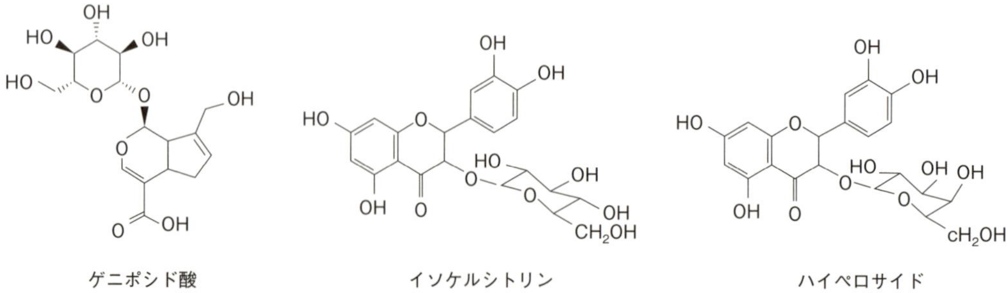

ゲニポシド酸　　　　　　イソケルシトリン　　　　　　ハイペロサイド

図6-21　血圧降下関与成分としての，杜仲葉に含まれるゲニポシド酸と，燕龍茶（ヤンロン茶）に含まれるイソケルシトリン（ケルセチン3-O-グルコシド），ハイペロサイド（ハイペリンとも言う．ケルセチン3-O-ガラクトシド）の化学構造

成分としてはハイペロサイド（ケルセチン 3-O-ガラクトシド），イソケルシトリン（ケルセチン 3-O-グルコシド）が知られており（図 6-21），血管内皮弛緩因子の一酸化窒素（NO）を介した血管平滑筋弛緩による降圧作用を示す。その他ケルセチン，ルチン，ケルセチン 3-O-(6"-O-アセチル）グルコシド，ごく微量のアストラガリン（ケンフェロール 3-O-グルコシド）なども含まれている。

(4) ミネラルの吸収を助ける食品と関与成分

「ミネラルの吸収を助ける食品」にはCCM（クエン酸リンゴ酸カルシウム），CPP（カゼインホスホペプチド），ヘム鉄，ポリグルタミン酸，フラクトオリゴ糖，ガラクトオリゴ糖などを関与成分とする食品があり，主に飲料，錠菓などとして利用されている。CCM，CPP，フラクトオリゴ糖は消化管においてカルシウムの溶解性を高めることによってその吸収を促進する。ヘム鉄は非ヘム鉄に比べて鉄が吸収されやすいため，ヘム鉄を含む食品の利用が行なわれている。

(5) 虫歯の原因になりにくい食品ならびに歯の健康維持に役立つ食品と関与成分

「虫歯の原因となりにくい食品」に含まれる関与成分には，パラチノース，マルチトール，エリスリトール，還元パラチノース，茶ポリフェノールなどがあり，食品としてはガム，キャンディーなどがある。茶ポリフェノールには虫歯菌（ミュータンス菌）の増殖抑制作用があり，パラチノース，マルチトール，エリスリトール，還元パラチノースなどの糖類は虫歯菌の栄養源となりにくい特性を有する。また甘味料としても利用されている。

「歯の健康維持に役立つ食品」に含まれる関与成分には，CPP-ACP（カゼインホスホペプチド-非結晶リン酸カルシウム複合体），キシリトール，マルチトール，第2リン酸カルシウム，フクロノリ抽出物（フノラン），リン酸化オリゴ糖カルシウム（POs-Ca）などがある（図 6-22）。CPP-ACP，第2リン酸カルシウム，フクロノリ抽出物は，歯の脱灰の抑制や，歯の再石灰化の促進作用などを示す。

(6) 血糖値が気になり始めた方の食品と関与成分

L-アラビノース，グアバ葉ポリフェノール，小麦アルブミン，豆鼓（トーチ）エキス，難消化性デキストリン，難消化性デンプンなどを関与成分とする食品であり，飲料，みそ汁，スープなどがある。難消化性デキストリン，グアバ葉ポリフェノール，小麦アルブミンはブドウ糖の吸収を遅延させることによって，急激な血糖値の上昇を抑制する。豆鼓エキスはα-グルコシダーゼ（マルターゼ，スクラーゼの総称）を阻害

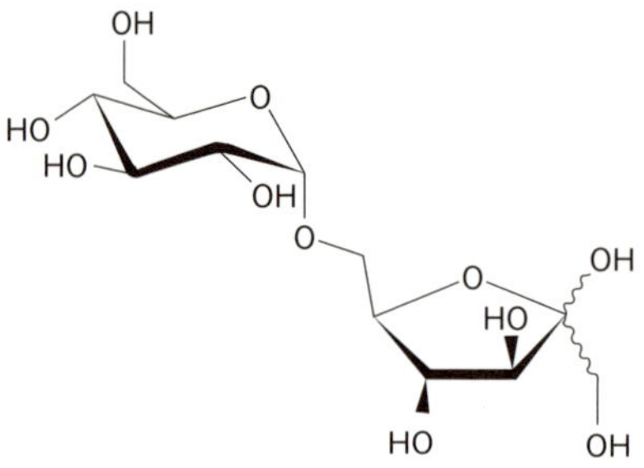

パラチノース 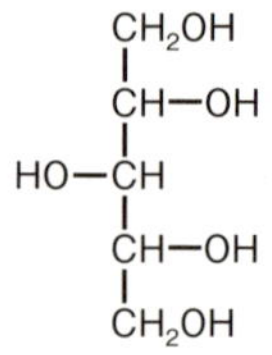　　　　　　　　　キシリトール

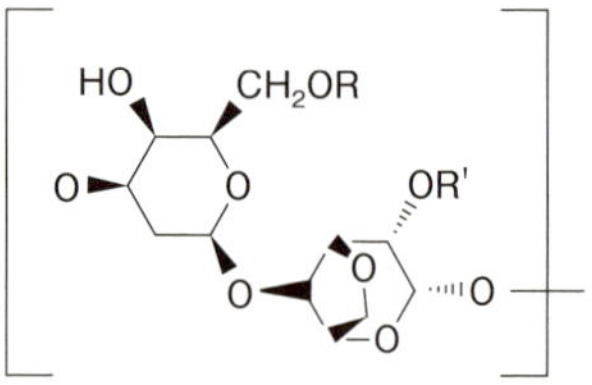

R = SO_3^- : CH_3 (100 : 15)
R' = H : SO_3^- : CH_3 (73 : 20 : 4)

フクロノリ抽出物（フノラン）

図6-22　虫歯の原因になりにくい，歯の健康に役立つ食品に含まれる関与成分の化学構造

し，糖類の消化を遅延させることで血糖値の上昇抑制作用を示す。豆鼓は大豆を麹を用いて発酵し，塩漬けにして熟成して得られる食品であり，納豆菌で発酵させてつくる納豆とは全く異なる食品である。豆鼓エキス製造におけるこれらの一連の過程が阻害作用の発現に重要なポイントとされている。L-アラビノースはスクラーゼを特異的に阻害するため，グルコースとしての吸収量が減少し，血糖値の上昇が抑制される。グアバ葉ポリフェノールはまた，マルターゼ，スクラーゼ，α-アミラーゼなどを阻害するため，糖の吸収が穏やかに行なわれる。

(7) 食後の血中中性脂肪が上昇しにくい食品ならびに体脂肪がつきにくい食品と関与成分

「食後の血中中性脂肪が上昇しにくい食品」としては，ジアシルグリセロールを関与成分とする食用調理油，グロビンタンパク分解物，エイコサペンタエン酸（EPA）・ドコサヘキサエン酸（DHA）などを関与成分とする飲料などがある。ウーロン茶重合ポリフェノールは膵リパーゼの作用を阻害し，腸管からの脂質の吸収を抑制することが知られている。関与成分としてはホモビスフラバン類が考えられている（図6-23）。

「体脂肪がつきにくい食品」としては，茶カテキン，コーヒー豆マンノオリゴ糖（マンビオースとして），グロビンタンパク分解物などを関

ウーロンホモビスフラバン A   ウーロンホモビスフラバン B

図6-23　血中脂肪上昇抑制関与成分とて黒烏龍茶に含まれるウーロンホモビスフラバンの化学構造

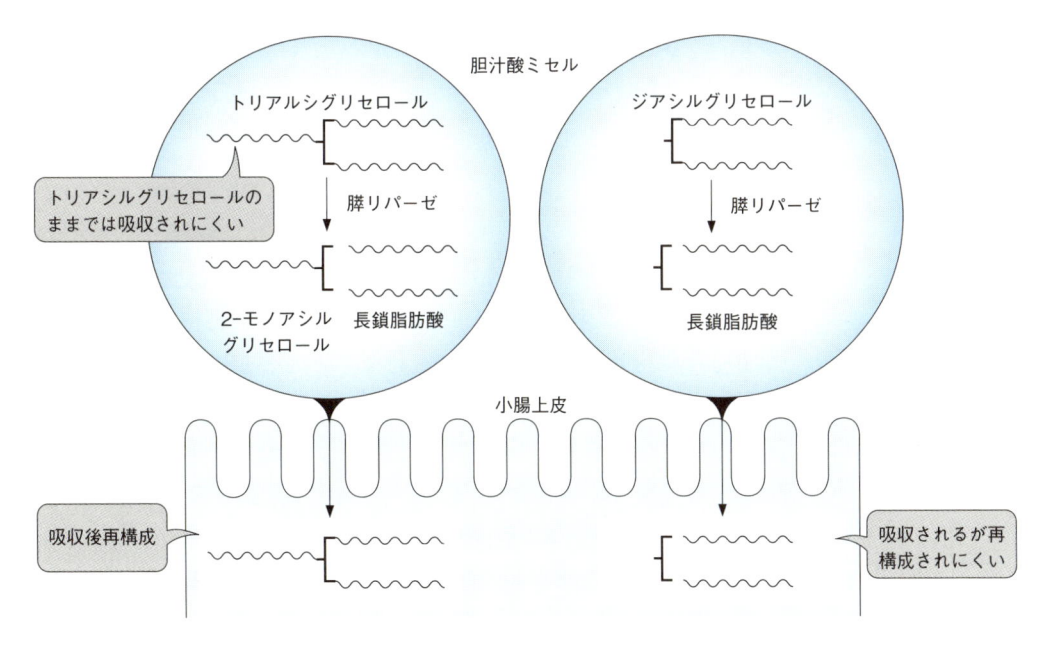

図6-24　トリアシルグリセロールと構造脂質ジアシルグリセロールの消化と再合成の比較
ジアシルグリセロール摂取時は消化・吸収後も2-モノアシルグリセロールの生成量が少ないため，再合成されるトリアシルグリセロールも少なくなり，体内脂肪の蓄積が少ない。
（久保田紀久枝・森光康次郎：編：『食品学―食品成分と機能性―，第2版』，東京化学同人（2008））

与成分とする飲料などがある。グロビンタンパク質の酵素分解産物（Val-Val-Tyr-Pro など）は小腸における膵リパーゼの働きの抑制，インスリンを介したリポプロテインリパーゼの活性化による食後中性脂肪の代謝促進などを通して体脂肪の蓄積を抑制する。1位と3位に脂肪酸が結合したジアシルグリセロールは，分解・吸収されても2-モノアシ

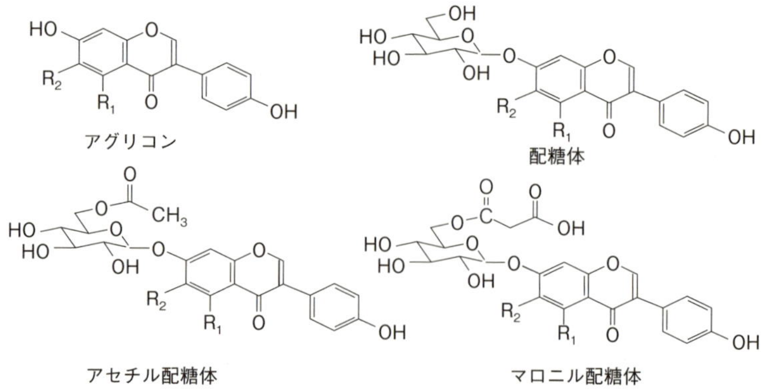

図 6-25　歯の健康関与成分としての，大豆主要イソフラボンの化学構造

アグリコン
　$R_1=R_2=H$，ダイゼン（Daidzein）；$R_1=OH$．$R_2=H$，ゲニスティン（Genistein）
配糖体
　$R_1=R_2=H$，ダイジン（Daidzin）；$R_1=OH$．$R=H$，ゲニスチン（Genistin）
アセチル配糖体
　アセチルダイジン，アセチルゲニスチンなど
マロニル配糖体
　マロニルダイジン，マロニルゲニスチンなど
　その他，グリシティン（Glycitein）とその配糖体，マロニル体なども含まれる．植物体ではアグリコン量はその配糖体に比べて少ない．

ルグリセロールを生成しにくいため，トリアシルグリセロールを摂取した場合に比べて，中性脂肪が再合成されにくく脂肪蓄積が抑制される（図 6-24）こと，またβ-酸化を受けやすいことが知られているが，2009 年 10 月，関連商品について許可の失効届が提出された。茶カテキン（((-)-エピガロカテキンガレート，(-)-ガロカテキンガレート，(-)-エピカテキンガレート，(-)-カテキンガレート，(-)-エピガロカテキン，(-)-ガロカテキン，(-)-エピカテキン，(-)-カテキンなど 8 種を関与成分とする）は肝臓における脂質のβ-酸化を亢進し，脂質の消費を促進することが知られている。茶カテキンのマウスへの長期投与ではアシル-CoA-オキシダーゼ（ACO）mRNA，中鎖アシル-CoA デヒドロゲナーゼ mRNA の発現量が増加傾向，もしくは増加することが知られている。その他，内臓脂肪の蓄積抑制なども認められている。

(8) 骨の健康が気になる方の食品と関与成分

ビタミン K_2 高産生納豆菌を使用した納豆，大豆イソフラボンや MBP（乳塩基性タンパク質）を関与成分とする飲料などがある。ビタミン K_2 はカルシウムを骨に運ぶタンパク質オステオカルシンの生成に必要なビタミンである。大豆イソフラボン（図 6-25）は骨からのカル

> **コラム**
>
> 　ジアシルグリセロール（DAG）を 80% 含む調理用食用油がこれまで販売されていたが，グリシドール脂肪酸エステルの健康上への危惧が否定できないことから，2009 年 10 月 8 日，特定保健用食品としての許可について失効届けが提出された。DAG は食用油の主成分トリアシルグリセロール（TAG）から 2 位の脂肪酸 1 分子が外れた構造をしており，オリーブなどの一般油にも数パーセント含まれている。高温下で油脂を精製するさい，グリシドール脂肪酸エステルが生成することが知られている。この化合物は体内で発がん性物質（グリシドール：2,3-エポキシ-1-プロパノール）に変換することが懸念されており，2009 年 12 月現在，厚生労働省がグリシドール脂肪酸エステルの毒性などについて検討を行っている。
>
> **食用油脂の化学構造とグリシドールの化学構造との関連**

シウム溶出を抑制し，MBP には骨吸収の抑制と骨形成の促進作用がある。

引用・参考文献

津田洋幸　他，FFI ジャーナル 211, 9（2008）．

『栄養・食糧学データハンドブック』，同文書院（2006.）

寺尾純二，芦田　均：化学と生物．44, 10（2006.）

大庭理一郎，五十嵐喜治，津久井亜紀夫：『アントシアニン』，建帛社（2000.）

阿部　郁朗，FFI ジャーナル，**204**（2002）．

立花宏文，化学と生物，**44**, 7（2006）．

立花宏文，矢野和美，山田耕路，**9**（2006）．

寺尾純二，芦田　均：化学と生物．**44**, 10（2006）．

田村　基，食総研ニュース，No.22（2009）．

宮澤陽夫，仲川清隆，浅井　明，化学と生物，**38**, 2（2000）．

宮下和夫,化学と生物,**46**,7（2008）.

安達達彦,萩谷祐一郎,仲川　大,石川　智久,FFIジャーナル,214,1（2008）.

安達達彦,萩谷祐一郎,仲川　大,石川智久,FFIジャーナル,214,1（2008）.

Wang et al : Life Sciences,**83**,176-184（2008）.

久保田紀久枝・森光康次郎　編,『食品学』,東京化学同人（2008）.

食品安全委員会,新開発食品専門委員会,p.1-6（2006）.

村松敬一郎,小国伊太郎,伊勢村護,杉山公雄,山本万里編,『茶の機能』,学会出版センター（2002）.

独立法人　国立健康・栄養研究所　監修:『健康・栄養食品アドバザリースタッフ・テキストブック』,第一出版（2008）.

吉田　勉　監修:『わかりやすい食品化学』,三共出版（2008）.

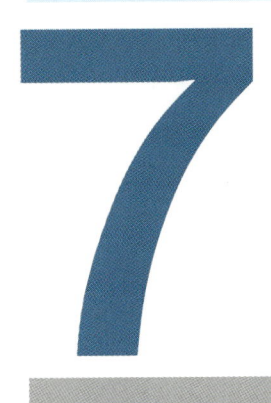

7 腸管のはたらきと腸管免疫

7-1 栄養における腸管機能の重要性

　腸管は言うまでもなく，栄養素吸収の場として重要である。これには様々な細胞，分子が関わっている。トランスポーター，消化酵素，消化管ホルモンの発現・機能，さらには，バリアー機能の調節も重要である。バリアー機能には，タイトジャンクションによって接合された上皮層の物理的バリアーだけでなく，異物排出機構や免疫系のバリアーも関係する。さらには，腸管内には，腸内共生菌が生息しており，腸管機能に様々な形で影響している。

7-2 腸管の構造と機能

　小腸の表面には長さ 0.5〜1.5 mm の無数の絨毛がある。この絨毛の表面には単層の腸管上皮細胞層がある。腸管上皮細胞は，絨毛の基部にあたるクリプトとよばれるくぼみに存在する幹細胞から分化する。幹細胞は増殖し，絨毛の表面を移動しながら機能を持ったいくつかの細胞群に分化する（図 7-1）。絨毛の先端でこれら細胞ははく離し，ターンオーバーは 1〜3 日とされている。吸収上皮細胞は，上皮全体の 80％を占める大型の細胞で，栄養素の消化吸収を担う。パネート細胞は，クリプトの下部に存在し，分解酵素，抗菌ペプチドを分泌する。また杯細胞は，

① 吸収上皮細胞

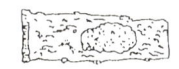

② パネート細胞

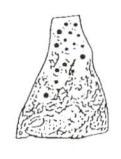

③ 杯細胞

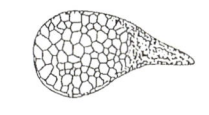

④ 受容内分泌細胞

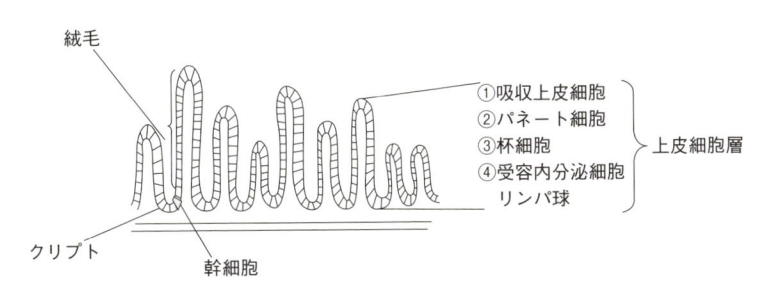

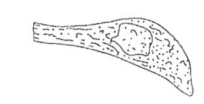

図 7-1　腸管の構造と上皮細胞層の細胞構成

吸収上皮細胞中に散在し，粘液を分泌する。また受容内分泌細胞は，上皮細胞全体の1％以下であるが，消化管ホルモンを分泌する。細胞内顆粒を有し，さまざまなペプチドホルモン，セロトニンなどの生理活性物質を含む。食品成分は，腸管管腔でこれらの受容内分泌細胞によって認識され，その結果として基底膜側にホルモンが分泌される。たとえば，胃，十二指腸のG細胞は，ペプチドやアミノ酸に応答して，ガストリンを，十二指腸，空腸のS細胞は，酸に応答してセクレチンを分泌する。

一方で，腸管は，最大級の免疫器官として機能する（図7-2）。上皮層には，T細胞（Tリンパ球）が入り込んでいる。その他，腸にはパイエル板とよばれる免疫器官が存在し，さらに孤立リンパ小節が存在する。基底膜の下は，粘膜固有層とよばれ，主に結合組織からなる。これらの器官，組織には樹状細胞，T細胞，B細胞などの免疫担当細胞が存在する。

> **word　セロトニン**
> 神経伝達物質の一種で，トリプトファンから合成される。消化管の運動に作用するとされる。

> **word　ガストリン**
> 胃腺に作用し，塩酸とペプシノーゲンの分泌を促進する。

> **word　セクレチン**
> 膵臓の外分泌腺に作用し，膵液の分泌を促進する。

> **word　T細胞（Tリンパ球）**
> リンパ球にはT細胞とB細胞があり，免疫系において抗原を抗原レセプターにより特異的に認識する。遺伝子の再編成により多様な抗原に反応できるリンパ球が体内で生産される。

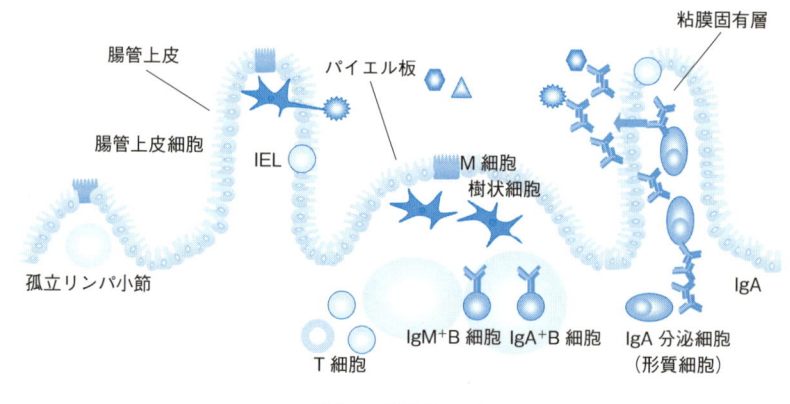

図7-2　腸管免疫系

7-3　栄養素の消化吸収

腸管からの栄養素の吸収経路として以下のものがある（図7-3）。

① 特異的に認識して輸送するトランスポーター（輸送担体）を介した経路
② 小胞輸送によるトランスサイトーシスの経路
③ 細胞間の隙間（小孔）を拡散により移動する細胞間輸送経路
④ 脂溶性物質を細胞膜へ取込み，キャリアー（結合タンパク質）を介して細胞内を輸送する細胞内輸送経路

(1) トランスポーターを介した経路

トランスポーターは上皮細胞の細胞膜に取込まれているチャネル様の

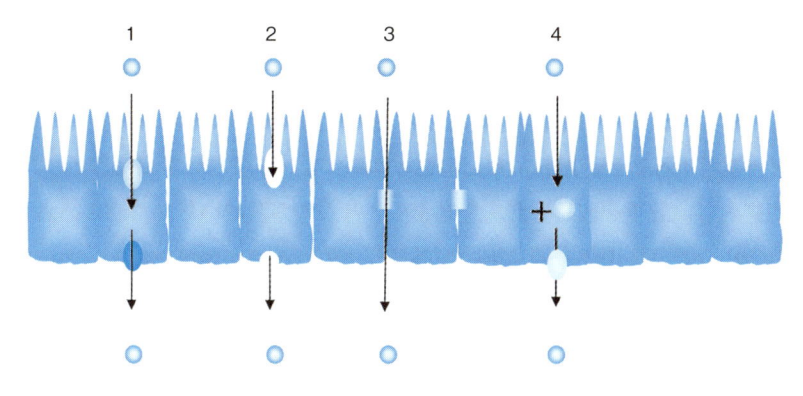

図 7-3　栄養素の消化吸収

タンパク質である。腸管上皮細胞は様々なトランスポーターを発現している。

デンプンなどの多糖類は唾液などのアミラーゼ，腸管上皮のグルコシダーゼなどにより分解されて，単糖となる。糖の輸送に関わるのがグルコーストランスポーターであり，小腸では SGLT1, GLUT5 が主に働く。細胞内に入った単糖は基底膜 GLUT2, GLUT5 の促進拡散型トランスポーターにより血液側に放出される。

タンパク質はペプシンやトリプシンなどにより消化されてオリゴペプチドとなり，さらに腸管上皮細胞に発現しているペプチダーゼ類により分解されてアミノ酸となる。アミノ酸の上皮細胞への輸送は，それぞれのアミノ酸トランスポーターによって行われる。これまでアミノ酸トランスポーターが数十種類同定されている。ただし1種類のアミノ酸が複数のトランスポーターにより輸送されたり，複数のアミノ酸が1種類のトランスポーターにより輸送されたりする。細胞内に入ったアミノ酸は，基底膜側のアミノ酸トランスポーターにより血液側へ輸送されるが，細胞内で代謝される場合もある。またタンパク質はすべてアミノ酸になってから吸収されるわけではなく，一部ペプチドとして吸収される。PepT1 はジペプチド，トリペプチドを輸送する。細胞内に入ったペプチドは，細胞内のペプチダーゼにより分解されてアミノ酸になり，アミノ酸トランスポーターで血液側に移行する。

ビタミンやミネラルもトランスポーターで吸収される。ビタミンCは SVCT（ナトリウム依存性ビタミンCトランスポーター）によって吸収される。カルシウムはカルシウム結合タンパク質によって上皮細胞内を移動することが知られているが，上皮細胞への吸収には EcaC や CaT1 というチャネル，トランスポーターが同定されている。さらに酢酸，乳酸などの有機酸類はモノカルボン酸トランスポーター（MCT）

> **word　トランスサイトーシス**
>
> 細胞外からエンドサイトーシス（外部の物質を形質膜が陥入し小胞を形成して細胞内へ取込む作用）により，細胞内に取込まれ，小胞のまま，細胞層の反対側に輸送されること。

により輸送される。

（2）トランスサイトーシスによる経路

一方，タンパク質などの高分子が，腸管上皮をトランスサイトーシスで，透過することがある。特に免疫担当細胞として知られるM細胞は，管腔内の高分子を取込む機能を有することが知られている。これらの高分子成分を直下の免疫担当細胞が処理し，免疫応答が誘導される。

（3）細胞間輸送経路

タイトジャンクションとは，細胞表面にループを突き出している2種類のタンパク質，オクルディンとクローディンと，それらの細胞質内ドメインに結合するZO-1, 2, 3によって構成される。ZOタンパク質はアクチンフィラメントと結合している。タイトジャンクションには，ある種の小孔が形成され，カルシウムイオンなどは通るとされる。この小孔は，細胞の状態によってその大きさがかわる。すなわちある意味で開閉が調節でき，開いた状態ではさまざまな食品成分が吸収される。

（4）結合タンパク質などによる細胞内輸送経路

脂質成分は，細胞膜に溶け込み吸収される。トリグリセリロールは，リパーゼによる分解をうけ，モノグリセロールと脂肪酸となる。これらはコレステロールやリン脂質などと混合ミセルをつくって上皮細胞に到達し，細胞内に取込まれる。細胞内に入った脂肪酸は，脂肪酸結合タンパク質（FABP）を介して上皮細胞内を輸送される。脂肪酸やモノグリセロールは，細胞内でトリグリセリロールに再合成され，キロミクロンのようなリポタンパク質粒子として血液側に輸送される。またコレステロールやリン脂質が，細胞外へ輸送される場合ABCトランスポーターファミリーが関与することが明らかになっている。また脂溶性ビタミンにも特異的な結合タンパク質が存在し，細胞内輸送に関わることが知られている。

7-4　腸管免疫

（1）腸管リンパ装置とIgA抗体産生応答

> **word　抗体（免疫グロブリン）**
>
> B細胞（Bリンパ球）の産生する生体防御タンパク質。細胞膜上に発現している抗体分子は，抗原レセプターの役割を有する。遺伝子の再構成により，あらゆる抗原に特異的に結合できる抗体が生産される。定常領域の違いによりIgM，IgG，IgD，IgA，IgEの異なる機能を有するクラスが存在する。

前述したように腸管は最大級の免疫器官となっている。腸管の免疫器官は総称して腸管リンパ装置（gut-associated lymphoid tissue：GALT）と呼ばれる。GALTはパイエル板，腸間膜リンパ節，粘膜固有層，腸管上皮などからなる（図7-2）。GALTのはたらきにより，腸管管腔に抗体が分泌されるが，この抗体は主にIgA抗体であり，病原菌の腸管粘膜からの侵入阻止，毒素の中和，アレルゲンの侵入阻止などの働きを担う細菌では，腸内共生菌の制御にも関わることが示されてい

る。GALT の中で，外来異物の進入ルートとして重要であり，主要な IgA 抗体応答の誘導部位となっているのがパイエル板である。管腔の抗原はパイエル板の M 細胞に取り込まれ，パイエル板内に存在する樹状細胞をはじめとする抗原提示細胞により T 細胞に提示されると同時に，パイエル板 B 細胞もその抗原を認識し，T 細胞などの作用を受けて表面に膜型 IgA を発現する sIgA$^+$ 細胞へ分化する。sIgA$^+$ B 細胞はパイエル板より出て，粘膜固有層へ移動（ホーミング）すると考えられている。粘膜固有層には多数の IgA 分泌細胞が存在し，上皮層を介して IgA が管腔側に排出される。なお，最近，T 細胞以外に B 細胞の IgA 産生を促進する作用がある細胞が存在すること，IgA$^+$ 細胞への分化がパイエル板より小さい孤立リンパ小節でも誘導されることが示されている。

外来異物は，パイエル板だけでなく，腸管上皮からも侵入する。上皮細胞は，サイトカインを産生することなどにより，免疫調節機能があることが知られている。樹状細胞が，上皮細胞間から管腔側の抗原を取り込むこと，絨毛に M 細胞が存在することが示されている。また，小腸絨毛の上皮層内には独特な T 細胞集団である腸管上皮内リンパ球（intraepithelial lymphocyte : IEL）が存在する。IEL は多くの種類の T 細胞亜集団（サブセット）から構成され，例えばマウスでは他の免疫器官では希な $\gamma\delta$ T 細胞抗原レセプター（TCR）を発現する T 細胞が多く存在し（通常は $\alpha\beta$ TCR を発現する），IEL の一部は胸腺外で分化した T 細胞（通常の T 細胞は胸腺で分化する）であるとされる。

(2) 経口免疫寛容

腸管免疫系のもう 1 つの大きな特徴は，腸管から吸収されるタンパク質に対し，免疫抑制機構がはたらくことである。この現象は経口免疫寛容とよばれ，食物アレルギーの抑制機構とされている。実験的に特異抗体産生応答，遅延型過敏反応などが低下するが，主に CD4$^+$ T 細胞によるものである。経口免疫寛容の誘導にはパイエル板や腸間膜リンパ節の樹状細胞や制御性 T 細胞が関わるとされる。

(3) 腸内細菌と腸管免疫応答

大腸腸管内には数百種以上，100 兆個もの常在細菌が生息し，様々な生理作用を有している。特にこの腸内細菌叢（フローラ）が腸管免疫系の発達と応答に重要な役割を果たしている。例えば，無菌マウスでは通常マウスよりも IgA 産生量が低く，経口免疫寛容が誘導されにくいことが知られる。また細菌，腸内常在細菌に対する IgA 抗体産生応答が実際誘導され，その制御に重要であることが示されている。

---

word　抗原提示細胞と樹状細胞

一般に T 細胞は抗原ペプチドを他の細胞上の MHC 分子に結合した形でしか認識できない。樹状細胞は未感作な T 細胞に対しての主要な抗原提示細胞である。

word　T 細胞抗原レセプター（TCR）

T 細胞の抗原レセプターで，B 細胞の抗原レセプターである抗体（免疫グロブリン）分子同様，遺伝子の再編成により，多様な抗原を認識する T 細胞が生産される。ヒトやマウスの大部分の T 細胞の TCR は $\alpha\beta$ 型であるが，腸管などに少数の $\gamma\delta$ 型 TCR を発現する T 細胞が存在する。

> **word　炎症性腸疾患（inflammatory bowel disease, IBD）**
> 消化管の粘膜に炎症が生じ，びらんや潰瘍を引き起こし，免疫学的異常の関与が示唆される，慢性の腸疾患で，具体的には潰瘍性大腸炎とクローン病を指す。

腸内細菌とアレルギーの関係についても注目されている。近年の先進国におけるアレルギー患者の増加には，衛生改善に伴う感染症の減少や正常なフローラの形成されていないことが影響している可能性が指摘されており，「衛生仮説」と呼ばれている。実際，アレルギー患者の腸内フローラの構成が，非患者と異なることが報告されている。

(4) プロバイオティクス

腸管内では，多数の腸内細菌が存在することを述べたが，免疫系だけでなく，様々な生理応答に関わっている。このため，腸内フローラを調節することにより，有益な生理効果が期待される。これに関連して，「腸内フローラのバランス改善を介して宿主に有益にはたらく生菌添加物」としてFullerによってプロバイオティクスが定義された。その後，腸内フローラを介さない場合も含める形でSalminenらにより「生体に保健効果をもたらす生菌剤」と定義されるに至った。乳酸菌，ビフィズス菌が代表的なものである。

プロバイオティクスには，感染防御，炎症性腸疾患軽減，整腸作用，血圧降下作用など様々な効果が報告されている（図7-4）。プロバイオティクスの腸管機能対する効果としては，整腸機能とともに，免疫調節機能が，アレルギー，炎症性腸疾患，感染症，がんなどをはじめとする

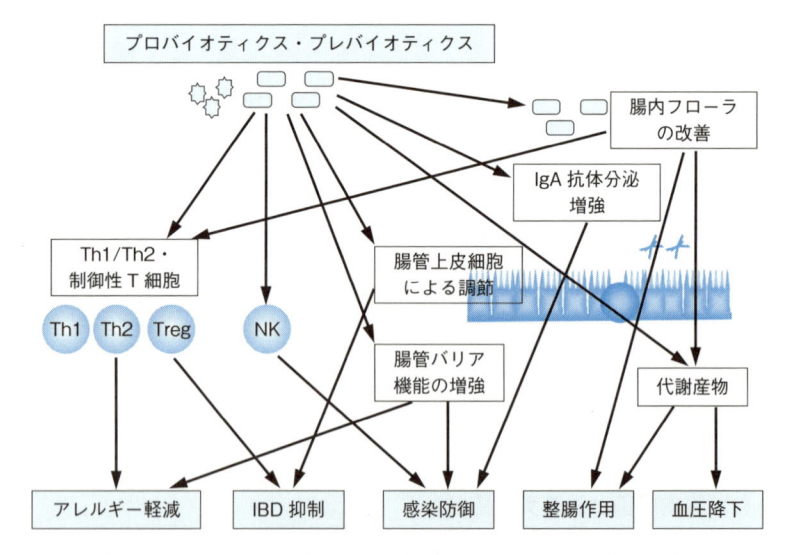

図7-4　プロバイオティクス・プレバイオティクスによる整理調節作用

種々の疾患の予防や軽減につながるものとして重要である。

プロバイオティクスによる免疫調節として第一にあげられるのがアレルギーの調節である。前述の腸内細菌に関する知見および乳酸菌等を用いた実験動物，培養細胞を用いた実験を背景に，アトピー性皮膚炎を中

心にヒトの臨床試験が行われ，アレルギー予防，軽減効果が示されるようになった。T細胞は，IFN-γを産生するTh1細胞と，IL-4を産生するTh2細胞に分類されるが，その作用機序として特にプロバイオティクスのTh1増強効果について動物実験で多くの報告がなされている。Th1増強によるTh1/Th2バランスの改善はIgE抗体応答抑制，アレルギー抑制につながる。また，Th1応答の増強の他に制御性T細胞の誘導，T細胞アポトーシス（細胞死）の誘導，腸内フローラの改善，腸管上皮細胞による調節，腸管バリア機能の強化をはじめとしてさまざまな機構が働いている可能性がある。

　また，プロバイオティクス菌が腸管上皮細胞や樹状細胞に作用して，サイトカインの分泌などを調節することが知られている。特に，炎症性サイトカイン産生の抑制あるいは，抗炎症性サイトカイン産生の促進により炎症性腸疾患の抑制等の効果が期待される。

　プロバイオティクスにより，感染防御において重要な粘膜面におけるIgA産生抗体量が上昇することが報告されている。関連して，プロバイオティクスの感染防御効果について多くの報告がある。乳幼児期に発症するロタウィルス性下痢症に対する効果をはじめ抗生物質下痢症に対する効果，またインフルエンザについても感染防御効果も示されている。近年注目されているのはピロリ菌（*H. pylori*）に対する効果である。*H. pylori*は胃炎，潰瘍の原因であると考えられており，胃がんのリスクファクターである可能性が示されているが，いくつかヒト試験においてプロバイオティクスの抑制効果が認められている。

　また，乳酸菌の摂取によるNK活性の増強についても動物実験系のみならず，ヒトにおいても報告されている。NK活性の増強は，感染防御に加え，ガン抑制効果にもつながることが期待されている。

　以上のようにプロバイオティクスに多彩な生体調節効果があることが明らかとなっている。特に整腸作用，血圧効果作用に関して，特定保健用食品として上市されており，今後免疫調節機能等に関しても期待される。その機構については，特に生菌での効果の場合，腸管各細胞への直接作用の他，消化管での動態（腸管への到達，付着性），他の細菌などとの競合，代謝産物の作用が関係し，複雑である。

(5) プレバイオティクス

　プレバイオティクスは，消化管に存在する有用微生物を選択的に増殖させたり活性を高めたりする食品成分であり，難消化性オリゴ糖に代表される。特に種々の難消化性オリゴ糖が，ビフィズス菌を選択的に増殖させ，様々な保健効果を発揮することが知られる。抗アレルギー作用が，

---

word IFN-6（インターフェロン6）とIL-4（インターロイキン4）

T細胞などから産生されるサイトカイン（細胞間情報伝達タンパク質）。IFN-γはマクロファージの活性化，IL-4はTh2細胞の分化誘導およびB細胞の抗体産生誘導が主な作用。

word 制御性T細胞

免疫抑制能を有するT細胞，T細胞には，その他に免疫応答を促進するTh1，Th2などのヘルパーT細胞，細胞死を誘導する細胞傷害性T細胞がある。

| word | CD4⁺T細胞 |

T細胞には一般にCD4分子を細胞表面上に発現し，抗原ペプチドをMHCクラスII分子と結合した形で認識するCD4$^+$T細胞と，CD8分子を細胞表面上に発現し，抗原ペプチドをMHCクラスI分子と結合した形で認識するCD8$^+$T細胞がある。CD4$^+$T細胞は主に抗原提示細胞が細胞外より取込んだ抗原を認識する。ヘルパーT細胞は，基本的にCD4$^+$T細胞であり，その他，制御性T細胞がある。

| word | TCRトランスジェニックマウス |

特定の抗原を認識するTCR（T細胞抗原レセプター）の遺伝子を導入したトランスジェニックマウス。特定の抗原（左のコラムではOVA）を認識するT細胞の頻度が著しく高くなる。

Th1/Th2バランスの改善や，免疫寛容促進によることが動物実験の結果から示唆される。便通の改善は，ビフィズス菌により代謝され，生じた有機酸や蠕動運動促進によるものと考えられている。また詳細なメカニズムはわかっていないものの，ミネラルの吸収促進，脂質代謝改善作用についても報告されている。最近では，プロバイオティクスとプレバイオティクスを組み合わせが注目されており，術後の感染防御効果，腸炎抑制について報告されている。

コラム

「経口免疫寛容」食物に対しての免疫抑制機構は必然？

腸管免疫系の大きな特徴は，腸管から吸収されるタンパク質に対し，免疫抑制機構がはたらくことである。この現象は経口免疫寛容とよばれ，摂取した食物由来タンパク質に対する過剰な免疫応答を防ぐ，食物アレルギーの抑制機構の1つと考えられている。経口摂取されたタンパク質はほとんどが消化酵素により分解され，免疫系により認識されないが，ごく一部が免疫系により認識される十分の大きさを保ったまま体内に入る。この抗原タンパク質に対して，経口免疫寛容が誘導される。動物実験としては図1のように示される（抗原として卵白アルブミン（OVA）を用いた場合について示した）。マウスをタンパク質抗原で免疫した場合，特異抗体産生などの免疫応答が認められるが，あらかじめこの抗原を十分量マウスに経口投与しておくと，免疫後もこれらの免疫応答がほとんど認められなくなる（A）。経口免疫寛容では条件により様々な抗原特異的免疫応答が低下するが，この免疫寛容はT細胞依存的で，主にCD4$^+$T細胞によるものである。最近は，CD4$^+$T細胞のTCRを発現するトランスジェニックマウス（B）に抗原を経口投与し，新たな免疫を行わず，CD4T細胞の応答性を評価する系が多く用いられる。経口免疫寛容における経口抗原特異的T細胞の応答低下の機序として，次の3つの機構が知られている（図2）。(1) 経口抗原を認識したT細胞がサイトカイン分泌能，増殖能の低い状態に変化する。このようなT細胞は，T細胞抗原レセプターからのシグナル伝達経路に変化があることが示されている。(2) 経口抗原により免疫反応を抑制する制御性T細胞が誘導される。このような制御性T細胞の産生する抑制因子としてTGF-βやIL-10が報告されている。また制御性T細胞のマスター遺伝子とされるFoxp3を発現するT細胞も誘導される。(3) 経口抗原により抗原特異的T細胞のアポトーシスが誘導される。パイエル板などで示されているが不明な点が多い。なお，これらの機構は，同時に起きたりする。例え

ば，制御性T細胞は，低応答化していることが知られる。

　経口免疫寛容は腸管免疫系から離れた部位における抗原特異的免疫応答能低下を意味するが，パイエル板や腸間膜リンパ節など，腸管免疫系の器官や細胞がその誘導に関与することが示されている。一方で，経口抗原が血流に入り，あるいは，抗原を取り込んだ抗原提示細胞が移動することにより，肝臓をはじめ腸管免疫系外部位で免疫寛容が誘導される可能性もある。経口免疫寛容は，無菌マウスでは誘導されにくいことが知られ，腸内フローラも関係する。「経口免疫寛容」という呼称から特別な免疫寛容という印象を受けてしまうが，進化の過程で，食物に対する過剰な免疫応答を抑制するしくみを獲得したのは，むしろ必然なのかもしれない。

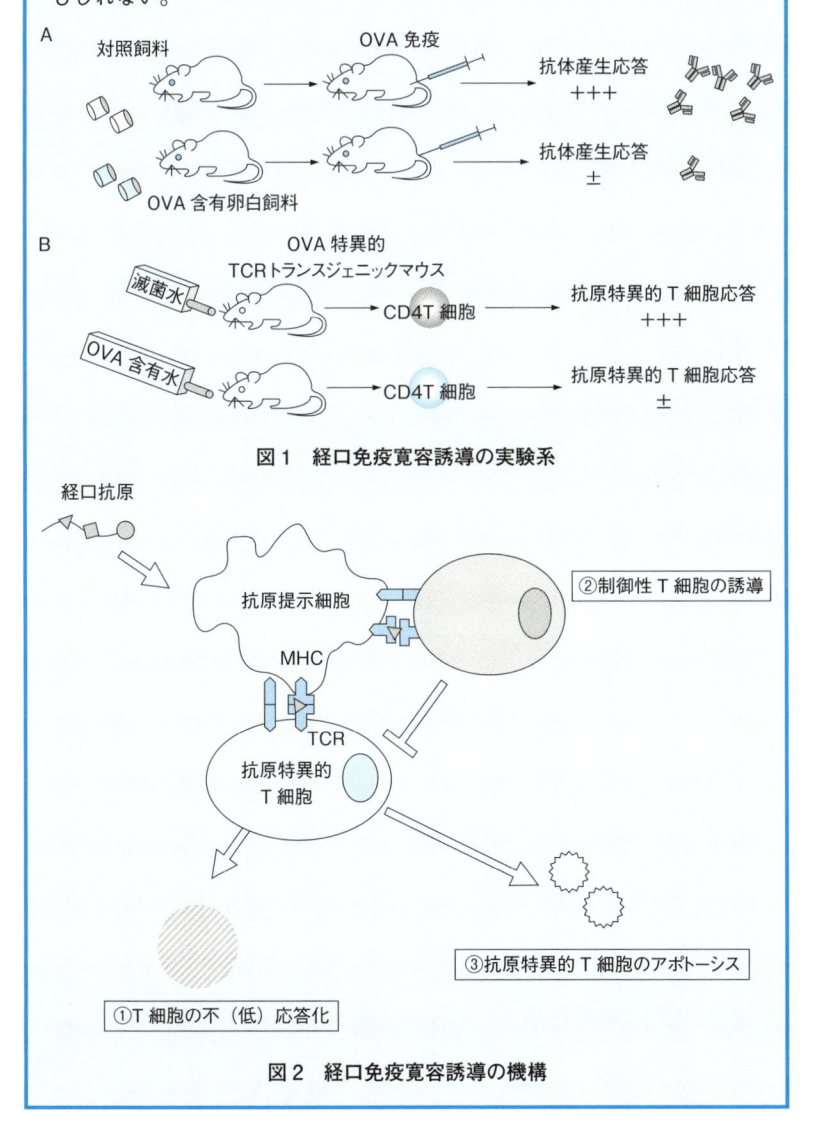

図1　経口免疫寛容誘導の実験系

図2　経口免疫寛容誘導の機構

引用・参考文献

上野川修一編,『食品とからだ−免疫・アレルギーのしくみ』,朝倉書店(2005).

索　引

■あ行

亜鉛　107
悪性貧血　84
アグリコン　127
アシドーシス　30
アシルグリセロール　24
アスコルビン酸　88
アディポサイトカイン　41, 42
アディポネクチン　42
アデノシル-コバラミン　83
アドレナリン　5, 84
アミノ基転移酵素　64
アミノ酸スコア　71
γ-アミノ酪酸（ギャバ）　83, 146
α-アミラーゼ　2
アミロース　1
アミロペクチン　1
アリール炭化水素受容体　128
アルカプトン尿症　74
アルドース還元酵素　14
アルドステロン　104
アレルギー　158
Ⅰ型アレルギー　123
アンジオテンシンⅠ変換酵素　146
アンタゴニスト　130
アントシアニン　121

硫黄　105
胃切除　117
イソチオシアネート　146
イソフラボン　124, 128, 150
1次機能　137
一価不飽和脂肪酸　34
一酸化窒素　146
イヌリン　17
インスリン　4, 11, 62, 112
　――依存型糖尿病　12
　――応答　20
　――拮抗ホルモン　4
　――抵抗性　11
　――非依存型糖尿病　12

ウィルソン病　108

エイコサノイド　37
エイコサペンタエン酸　47, 148
栄養機能食品　114
エコール　125, 126, 131
エストロゲン欠乏　102
エストロゲン作用　125, 130
エストロゲンレセプター　124
エピガロカテキンガレート　136
炎症性大腸炎　18
塩素　105

オキザロ酢酸　64
2-オキソグルタル酸　64
オステオカルシン　92, 112, 150
オリゴ糖　141
オリゴフラクトース類　17

■か行

壊血病　88
解糖系　6, 9
介入研究　21
カイロミクロン　26, 46
カーウェオール　136
化学修飾デンプン　15
核内受容体　13, 26, 93, 96
核内転写因子　133
可欠アミノ酸　70
過剰症　94, 95
カシン-ベック病　109
ガストリン　154
カゼインホスホペプチド　76, 115, 147
家族性高コレステロール血症　39
活性型ビタミンD　90
活性酸素　132
カテキン　123, 130
カテプシン　60
果糖　14
ガラクトオリゴ糖　118
カリウム　105
カルシウム　102
カルシトニン　102, 103
カルパイン　61
カルビンディン　111
カルビンディンD9K　100
ガレート型カテキン　145

ガロイル基　123
カロテノイド　121, 131
β-カロテン　89, 132
環境ホルモン　130
管腔内消化　2
冠状動脈心疾患　19
関節リウマチ　112
乾癬　85
関与成分　141

規格基準型特定保健用食品　139
キサンチンオキシダーゼ　121
キシリトール　118
機能性食品　139
σ-キノン　122
キノンレダクターゼ　135
キモトリプシン　54
吸収上皮細胞　153
共役リノール酸　47
虚血性心疾患　11
魚油　47
許容上限摂取量　114
キレート化合物　100

クエン酸リンゴ酸カルシウム　116, 147
クラブトリー効果　7
グリコーゲン蓄積症　6
グリコーゲン　1
グリシドール　151
グリセミックインデックス　20
クリプト　153
β-クリプトキサンチン　133
グルカゴン　5
クルクミン　130, 136
グルクロン酸抱合体　127
グルコース6-ホスファターゼ　5
グルコース6-リン酸　5
グルコース-アラニン回路　6
グルココルチコイド　63
α-グルコシダーゼ　2, 147
グルコース　1
グルコース-アラニンサイクル　67
グルタチオン-S-トランスフェラーゼ　135
γ-グルタミルカルボキシラーゼ　91
グルタミン　76

クル病　91, 111
クロム　109
クワシオコール　73

経口免疫寛容　157
形質転換　130
ケイ皮酸　121
克山病　108
血液凝固　92
血漿LDL-コレステロール濃度　34
血漿コレステロール濃度低下作用　49
血清フェリチン濃度　112
結腸がん　19
血糖応答　20
ケト原性アミノ酸　67
ケトーシス　30
ケトン体　8, 29
嫌気的過程　7
嫌気的代謝　10
原発性高脂血症　38
倹約（節約）遺伝子仮説　22
倹約遺伝子　13

好気的代謝　10
高血圧　113
　――, 食塩感受性　113
抗酸化作用　91, 93
甲状腺肥大　108
抗体　156
高ホモシステイン血症　87
高密度リポタンパク質　27
コエンザイムQ10　93
骨芽細胞　112
骨吸収　102, 111
骨形成　102, 111
　――不全　117
骨質　112
骨折　111
骨粗鬆症　102, 111
　――, カルシウムと　140
　――, 原発性　111
　――, ステロイド性　112
　――, 続発性　111
　――, 閉経後I型（高回転型）　111
　――, 老人性II型（低回転型）　111
骨軟化症　91, 111
コバルト　109
個別評価型　140
コラーゲン　108, 111
コリ回路　6
コレステロール　19, 30, 43, 123, 144
　――異化　32
　――過飽和胆汁　43
　――胆石　44
　――の生合成　30
LDL-コレステロール　38
　――濃度　38

■さ 行

最大骨量　102
サイトカイン　159
酢酸　17
サプリメント飲料　95
サルコペニア　74
3次機能　137
3大合併症　14

ジアシルグリセロール　45, 148
脂質異常症　38
疾病リスク低減表示　115
疾病リスクの低減効果　139
シトクロムP450　123, 129
β-シトステロール　39, 144
視物質　89
脂肪細胞　41
脂肪酸　24, 27
　――合成　28
　――生合成　85
　――のβ酸化（分解）　85
　――の酸化　28
脂肪組織　9, 41
シュウ酸　102
絨毛　153
樹状細胞　157
受容内分泌細胞　154
条件付き特定保健用食品　139
上限量　94, 95
掌蹠膿疱症性骨関節炎　85
小腸　153
食事摂取基準　33, 95
植物ステロール　144
食物繊維　1, 16, 141
　――, 高粘性　20
　――, 非粘性　20
心筋　8
神経管障害　86
心臓疾患　104
シンバイオティクス　17

推奨量　80, 95
膵臓ランゲルハンス島β細胞　12
水溶性食物繊維　16
スクロース　2

鈴木梅太郎　82
ステロイド薬　112
スフィンゴ脂質　25
スルフォラファン　136, 146

制御性T細胞　159
生物価　70
セクレチン　154
赤血球　9
　――亜鉛プロトポルフィリン　113
　――平均容積　112
　――ヘモグロビン濃度　112
σ-セミキノンラジカル　122
セルロプラスミン　108
セレン　108
セロトニン　83
潜在性鉄欠乏　112

ソルビトール　14
　――脱水素酵素　14

■た 行

第2相酵素　135
ダイオキシン　129
　――受容体　129
体脂肪蓄積抑制作用　45, 48
大豆イソフラボン　117
大豆タンパク質　49, 75
ダイゼイン　125
大赤血球性貧血　86
大腸内pH　23
大腸内細菌叢　17
タイトジャンクション　156
ダイフラクトースアンヒドリドIII　118
耐容上限量　80
n-3系多価不飽和脂肪酸　35, 36, 37
n-6系多価不飽和脂肪酸　35, 36, 37
短鎖脂肪酸　11, 17, 142
胆汁　44, 127
胆汁酸　19, 25, 32, 43, 144
胆汁酸ミセル　145
単純脂質　24
胆石症　43
タンパク質　53
　――, Ca結合　100, 111
　――, Gla　92
　――節約作用　11

索引

チアミン　81
チアミン-二リン酸　81
チモーゲン　54
茶カテキン　150
中鎖脂肪酸　45
腸管　153
腸肝循環　33
腸管上皮細胞　153
腸管免疫　153
腸管免疫系　154
腸管リンパ装置　156
超低密度リポタンパク質　26
腸内細菌　157
　　──叢　157
　　──フローラ　125
直腸がん　19
貯蔵鉄　112
チロキシン　108
チロシン　108

テアフラビン　130
低K血症　105
低密度リポタンパク質　27
鉄　105
鉄欠乏性貧血　106, 107
鉄プール　112
テトラヒドロ葉酸　86
電解質　109
転　写　58
　　──因子　59

銅　108
糖化ヘモグロビン　12
糖原性アミノ酸　67
糖質エネルギー比率　9
糖質偏重型　9
糖新生　6
糖尿病　11, 111
　　──, I 型　112
　　──, II 型　112
2 型糖尿病患者　20
糖尿病性神経障害　14
糖尿病性腎症　14
糖尿病性網膜症　14
動脈硬化　40
特定保健食品　44
特定保健用食品　115, 137
ドコサヘキサエン酸　47, 148
ドーパミン　84
トランス酸　50, 51
トランスフェリン飽和率　112
トランスポーター　154

トリアシルグリセロール　25, 41
トリプシン　54
トリヨードチロニン　108

■な 行

ナイアシン　87
内臓脂肪　150
ナトリウム　104
ナトリウムリン共輸送体　101
難消化性オリゴ糖　16, 116

ニコチンアミド　88
ニコチン酸　87, 88
ニコチン酸アミド　87
2 次機能　137
乳果オリゴ糖　117
乳酸菌　18, 141
乳タンパク分解物　118
乳　糖　102
乳糖不耐症　14
尿素サイクル　66
尿　糖　15
妊婦糖尿病　12

脳　8
脳卒中　11
ノルアドレナリン　84

■は 行

パイエル板　154
杯細胞　153
配糖体　1
破骨細胞　112
パスツール効果　7
発　酵　17
パネート細胞　153
パラコート　123
パラチノース　147
パンテチン製剤　86
パントテン酸　85, 86

ピークボーンマス　102
非栄養素　120
ビオチン　84
ビタミン　79
　　──A　89
　　──B_1　81, 82
　　──B_2　82
　　──B_6　83
　　──B_{12}　83, 84, 112

　　──C　88
　　──C の抗酸化作用　94
　　──D　90, 102, 103
　　──D, 活性型　102, 112
　　──E　91, 132
　　──K　91
　　──K_1　92
　　──K_2　117
　　──飲料　93, 94
　　──剤　95
　　──, 脂溶性　79, 89, 96
　　──, 水溶性　79, 80, 96
　　──類の分類　79
必須アミノ酸　70
必須脂肪酸　35, 36
ヒドロキシアパタイト　111
非必須アミノ酸　70
ビフィズス菌　18
非ヘム鉄　106, 115
肥満症　40
ピリドキサール-リン酸　83
ピリドキシン　83
ピルビン酸　64
ピルビン酸キナーゼ　6
ピロリ菌　107
貧　血　112
　　──, 悪性　112
　　──, 鉄欠乏性　112, 117

フィチン酸　102
フィトエストロゲン　124
フィトケミカル　120
フィードバック機能　32
フィロキノン　92
フェーズ I　133
フェーズ II　133
フェーズ III　133
フェニルケトン尿症　74
フェリチン　105
不可欠アミノ酸　70
複合脂質　24
副甲状腺ホルモン　102
副作用非発現量　114
フコキサンチン　133
プテロイルグルタミン酸　86
フノラン　118, 147
部分水素添加　50
Δ6 不飽和化酵素　50
不溶性食物繊維　16
フラクタン類　17
フラクトオリゴ糖　17, 116
ブラジキニン　146

フラビン・アデニン・ジヌクレオチド　81
フラビン・モノ・ヌクレオチド　81
フラボノイド　121, 126, 128
フリーラジカル　132
フルクトース　2, 14
プレバイオティクス　17, 117, 159
フローラ　157
プロテアソーム　60
　——系　135
プロバイオティクス　17, 158
プロピオン酸　17
プロビタミンA　89
プロビタミンD　90
分岐鎖アミノ酸　65

ヘキソキナーゼ　6
ペプシン　54
ペプチド　49, 141, 146
ヘマトクリット　112
ヘム鉄　106, 115
ヘモグロビン　105, 112
ヘモグロビン合成　108
ヘモクロマトージス　107
ヘモシデリン　105
ペラグラ　87

飽和脂肪　34
保健機能食品　113
保健効果　95
補酵素　79
　——ビタミン　81
ホスホフルクトキナーゼ-1　6
骨の脆弱性　112
ホモビスフラバン　148
ポリグルタミン酸　116
ポリデキストロース　118
ポリフェノール　99, 121, 126
翻訳　58

■ま 行

前向き観察研究　21
膜消化　2, 54
マグネシウム　103
マクロオートファジー　61
マラスムス　73
マルトース　2
マンガン　109

ミオシン軽鎖　131
ミオシン結合サブユニット　131

ミネラル吸収　22
ミネラル利用度　22
ミュータンス連鎖球菌　15

メタ分析　20
メタボリックシンドローム　40
メタロポルフィリン　115
メチルエステル　127
メチル化カテキン　131
メチル-コバラミン　83
S-メチルシステインスルホキシド　145
メナキノン-4　92
メープルシロップ尿症　75
目安量　80, 95
メラニン合成　108
免疫グロブリン　156
メンケス病　108

モリブデン　109

■や 行

夜盲症　90

有酸素過程　7
ユビキチン　60
　——化　135

葉酸　86, 87, 112
　——と神経管閉鎖障害　140
ヨウ素　108

■ら 行

酪酸　17
　——産生細菌　18
ラクトース　2
ラフィノース　118
ラミニン受容体　128, 131

リソソーム　60
リノール酸　36
リポタンパク質　19, 26
リボフラビン　81, 83
リポプロテインリパーゼ　148
硫酸抱合体　127
リン　102
リン酸塩　103
リン酸化オリゴ糖カルシウム　118
リン酸カルシウム　103
リン酸水素カルシウム　118

レジスタントスターチ　15
レシチンコレステロールアシル転移酵素　27
レスベラトロール　130, 136
レチナール　89
レチノイドX受容体　89, 90
レチノイン酸　90
　——受容体　89
レチノール　89
レプチン　41, 42

老化デンプン　15
ロドプシン　89

■アルファベット

β酸化　29, 45, 46
　——亢進作用　47
ABCG5　39
ABCG8　39
AhR　128
ATP binding cassette transporter（ABC）　145
BMI　21
B細胞　157
CaBP　111
CaT_1　100
Ca輸送体　100, 102
CCM　116
CDF/ZNT　101
CLA　47
CPP　115
CPP-ACP　118
CYP7a1　32
DFA　118
DHA　148
DMT-1　101, 106
EPA　148
ER-α　124
ER-β　124
FAD　81, 82
Fe輸送体　101
FMN　81, 82
FOS　116
GABA　83, 85
GLUT2　3
GLUT5　3
Glutathione Peroxidase　109
gut-associated lymphoid tissue：GALT　156
GX　117
Hb　112

HDL　27	M 細胞　156	TCA 回路　10
HMG-CoA 還元酵素　31	Na/K 摂取比　105	Tf レセプター　113
IFN-γ　159	Na^+-K^+ ポンプ　110	Th1 細胞　159
IgA 抗体　156	NAD^+　87	Th2 細胞　159
IGF-I　62	$NADP^+$　87	TNFα　42
IL-4　159	NOAEL　114	TPP　81
ILSI ヨーロッパ　11	PLP　83	TRPM6　101
Keap 1　135	Pos-Ca　118	TRPM7　101
LCAT　27	PPARs　113	TRPV6　100
LDL　27	PTh　102, 103, 111	T 細胞　154
MBP　118	P 輸送体　101	T リンパ球　154
Mg　113	SGLT1　3, 101	UL　114
Mg 欠乏症　104	SMCS　145	VLDL　26
Mg 輸送体　101	SOD　108, 109	XOD　121
MK-4　92, 93	sTfR　113	ZIP　101
MK-7　92	T3　108	Zn 輸送体　101
mTOR　62	T4　108	ZPP　113

監修者

吉田　勉
1952年　東京大学農学部卒業
現　在　東京都立短期大学名誉教授
　　　　農学博士
専　攻　食品栄養学・栄養化学

編著者

佐藤隆一郎
1985年　東京大学大学院農学系研究科博士課程修了
現　在　東京大学大学院農学生命科学研究科特任教授
　　　　農学博士
専　攻　食品生化学　分子生物学

長澤孝志（3章）
1982年　東京大学大学院農学系研究科農芸化学専門
　　　　課程修了
現　在　岩手大学名誉教授
　　　　農学博士
専　攻　栄養生化学

執筆者

五十嵐喜治（6章）
1969年　山形大学農学部農芸化学科卒業
現　在　山形大学名誉教授
　　　　農学博士
専　攻　食品機能化学

上原万里子（5章）
1988年　東京農業大学大学院農学研究科農学専攻
　　　　博士後期課程修了
現　在　東京農業大学教授
　　　　農学博士
専　攻　栄養生理学

長田恭一（2章）
1994年　九州大学大学院農学研究科博士課程修了
現　在　明治大学農学部農芸化学科教授
　　　　博士（農学）
専　攻　食品栄養学，食品機能学，食品安全学

駒井三千夫（4章）
1981年　東北大学大学院農学研究科博士課程修了
現　在　東北大学大学院農学研究科名誉教授
　　　　農学博士
専　攻　ビタミン学，栄養生理学，味覚生理学，食品機能科学

八村敏志（7章）
1991年　東京大学大学院農学系研究科博士課程中退
現　在　東京大学大学院農学生命科学研究科
　　　　食の安全研究センター准教授
　　　　博士（農学）
専　攻　食品免疫学，腸管免疫

福島道広（1章）
1985年　帯広畜産大学大学院畜産学研究科修士課程修了
現　在　帯広畜産大学食品科学研究部門教授
　　　　博士（農学）
専　攻　栄養生化学，食品栄養学

わかりやすい食品機能栄養学

2010年 4月10日　初版第1刷発行
2022年10月 1日　初版第6刷発行

　　　ⓒ　監修者　吉　田　　　勉
　　　　　発行者　秀　島　　　功
　　　　　印刷者　横　山　明　弘

発行所　**三共出版株式会社**　東京都千代田区神田神保町3の2
　　　　　　　　　　　　　　　振替　00110-9-1065
郵便番号　101-0051　電話　03-3264-5711㈹　FAX　03-3265-5149

一般社団法人 日本書籍出版協会・一般社団法人 自然科学書協会・工学書協会　会員

Printed in Japan　　　　　　　　　　　　印刷・製本　横山印刷

JCOPY〈(一社)出版者著作権管理機構　委託出版物〉
本書の無断複写は著作権法上での例外を除き禁じられています。複写される場合は、そのつど事前に、(一社)出版者著作権管理機構（電話 03-5244-5088, FAX 03-5244-5089, e-mail:info@jcopy.or.jp）の許諾を得てください。

ISBN 978-4-7827-0575-9